高职高专"十三五"规划教材

药事管理实务

段立华 主编　　李　群 副主编

U0205705

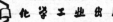 化学工业出版社

·北京·

本书共分六章，详细系统地介绍了药品与药品安全、药品监督管理体制与法律体系、药品研制与药品生产、药品经营与使用管理、特殊管理药品管理、中药管理等内容。通过"导入案例"引入教学内容，设计"技能实训"增强学生应用知识能力，通过"考考你"加深学生对知识的理解，增加"知识拓展"扩展学生思维。全书内容翔实丰富，具有较强理论性、实践性。

本书适合高职高专药品经营与管理专业、函授及自学考试等相同层次不同办学形式的教学使用，尤其可作为执业药师考试、药学技术人员培训用书。

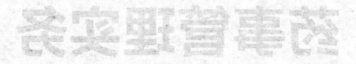

图书在版编目（CIP）数据

药事管理实务/段立华主编 . —北京：化学工业出版社，2016.12（2023.8重印）
高职高专"十三五"规划教材
ISBN 978-7-122-28534-8

Ⅰ.①药… Ⅱ.①段… Ⅲ.①药政管理-高等职业教育-教材 Ⅳ.①R95

中国版本图书馆 CIP 数据核字（2016）第 277050 号

责任编辑：于 卉　　　　　　　　　　文字编辑：李 瑾
责任校对：吴 静　　　　　　　　　　装帧设计：关 飞

出版发行：化学工业出版社（北京市东城区青年湖南街 13 号　邮政编码 100011）
印　　装：天津盛通数码科技有限公司
787mm×1092mm　1/16　印张 13¼　字数 341 千字　2023 年 8 月北京第 1 版第 4 次印刷

购书咨询：010-64518888　　　　　　　售后服务：010-64518899
网　　址：http：//www.cip.com.cn
凡购买本书，如有缺损质量问题，本社销售中心负责调换。

定　　价：29.80 元

前　言

　　《药事管理实务》是 20 世纪 80 年代初在我国兴起的一门介于药学与管理学之间的边缘学科，至今已有 20 多年历史。它是一门新近发展起来的边缘学科，是药学、法学、管理学、经济学、社会学等的交叉边缘学科，涉及药品的研发、生产、经营、使用以及行政监督等环节，已经作为高职、高专药品类专业的主干课程之一，同时也是执业药师考试必考课程之一。

　　本教材在编写过程中，一方面针对职业院校学生情况，以够用、实用为度；另一方面又考虑学生参加职业药师考试的需求，精心编排了"导入案例"等教学内容，并设计了"技能实训"模块以增强学生应用知识能力，通过"考考你"加深学生对知识的理解，教材设置了"知识拓展"可以扩展学生思维。

　　本教材由河北化工医药职业技术学院段立华担任主编，长春职业技术学院李群任副主编，河北化工医药职业技术学院王芳、江苏食品药品职业学院张二飞参编。具体分工为：段立华编写第一~第三章；王芳编写第四章；李群编写第五章；张二飞编写第六章。参与编写的教师都具有较为丰富的授课经验，编写过程中融入了编者多年的教学经验和教学成果。

　　本书适合高职高专药品经营与管理专业、药学专业、函授及自学考试等相同层次不同办学形式的教学使用，尤其可作为执业药师考试、药学技术人员培训用书。各学院可根据不同专业、培训要求及培训工种，选取适当内容，构建具有职业特色的课程体系。

　　由于药事管理实务在我国的历史不长，有许多理论和时间问题还有待研究和探讨。药事法规的政策性、时效性极强，对许多问题的处理还存在许多不同的见解。加上编者水平有限，本书疏漏之处在所难免，敬请专家、学者不吝赐教。

编者

2016 年 10 月

目 录

第一章　药品与药品安全 /1

第二章　药品监督管理体制与法律体系 /36

第三章　药品研制与药品生产 / 50

第四章　药品经营与使用管理 / 74

第五章　特殊管理药品的管理 / 113

第六章　中药管理 / 145

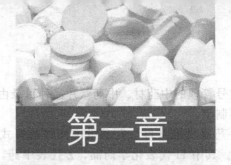

第一章

药品与药品安全

📝 **知识目标：** 掌握药品的定义、质量特征；熟悉药品不良反应；了解药品特殊性；掌握药品的批准文号。

☆ **技能目标：** 根据药品的定义，及药品包装、标签和说明书的有关规定，分析药品包装、标签和说明书上的有关项目，判断是药品、医疗器械还是保健品。根据药品标准，药品包装、标签和说明书有关规定，《药品管理法》有关规定，判断是合格药品还是假劣药，对生产经营假劣药行为作出处理。能配合完成药品不良反应报告、药品召回。

⚙ **素质目标：** 培养学生认真、科学的从业精神，对于药品，要按照国家有关药品的规定规范从业，生产经营的药品必须是合格品。能合理使用药品，尤其不能介绍药品能包治百病、没有毒副作用。培养学生药学职业道德。

第一节 药 品

🔍 **导入案例**

执法人员在对保健品市场的检查中发现，一些食品冒充保健品甚至药品。如某品牌胶囊并无保健品标识，却称可"预防大脑病变、脑动脉硬化和肿瘤"，还可"有效防治老年性痴呆、经常性头痛、高血压、记忆力减退"；而某厂家生产的瓶装片剂，则声称"对消除关节炎症和肌肉炎症有着显著效果"。怎样区分药品和保健品呢？

一、药品、医疗器械、保健食品

1. 药品

（1）药品 《中华人民共和国药品管理法》（以下简称《药品管理法》）第一百条规定：药品是指用于预防、治疗、诊断人的疾病，有目的地调节人的生理机能并规定有适应证或者功能主治、用法和用量的物质，包括中药材、中药饮片、中成药、化学原料药及其制剂、抗生素、生化药品、放射性药品、血清、疫苗、血液制品和诊断药品等。

《药品管理法》第三十一条规定：生产新药或者已有国家标准的药品的，须经国务院药品监督管理部门批准，并发给药品批准文号；但是，生产没有实施批准文号管理的中药材和中药饮片除外。实施批准文号管理的中药材、中药饮片品种目录由国务院药品监督管理部门会同国务院中医药管理部门制定。

（2）药品合法证明——药品批准文件　药品批准文号的格式为：国药准字 H（Z、S、J）＋4 位年号＋4 位顺序号。其中 H 代表化学药品，Z 代表中药，S 代表生物制品，J 代表进口药品分包装。

《进口药品注册证》证号的格式为：H（Z、S）＋4 位年号＋4 位顺序号，符号含义同上。

《医药产品注册证》证号的格式为：H（Z、S)C＋4 位年号＋4 位顺序号，符号含义同上。

对于境内分包装用大包装规格的注册证，其证号在原注册证号前加字母 B。

新药证书号的格式为：国药证字 H（Z、S）＋4 位年号＋4 位顺序号，符号含义同上。

国家药品监督管理部门核发的药品批准文号、《进口药品注册证》或者《医药产品注册证》的有效期为 5 年。有效期届满，需要继续生产或者进口的，申请人应当在有效期届满前 6 个月申请再次注册。

知识拓展

有药品批准文号就一定是药品吗？有没有假冒的药品批准文号，如何核实？

答：一定要登录国家食品药品监督管理总局的官方网页，核实药品批准文号。有些药品可能已经被撤销药品批准文号，但包装上依旧有药品批准文号。有些药品批准文号是假冒其他药品批准文号。核实的步骤如下。

第一步：登录 www.cfda.gov.cn。

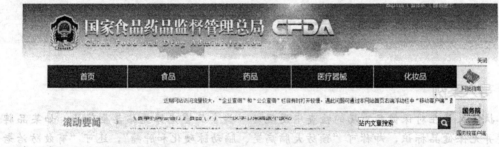

第二步：点击"企业查询"。

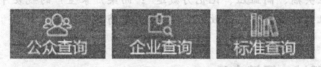

进入界面：

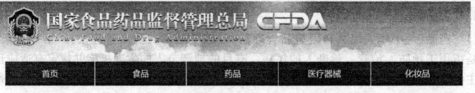

第三步：点击"国产药品"。

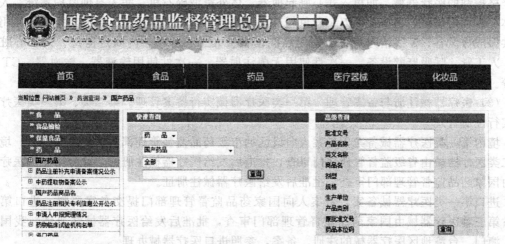

◎ 药　品		
国产药品(164145)	药品注册补充申请备案情况公示(187251)	中药提取物备案公示(2022)
国产药品商品名(6997)	药品注册相关专利信息公开公示(1935)	申请人申报受理情况(144603)
药物临床试验机构名单(822)	进口药品(3935)	药品生产企业(8437)
进口药品商品名(5038)	GMP认证(27576)	药品经营企业(140612)
批准的药包材(4992)	药品注册批件发送信息(128212)	GSP认证(152952)
中药保护品种(290)	OTC化学药品说明书范本(1194)	OTC中药说明书范本(4674)
基本药物生产企业入网目录(3919)	进口药品电子监管工作代理机构(390)	麻醉药品和精神药品品种目录(386)
国家基本药物（2012年版）(520)		

进入：

第四步：输入待核实的药品名称或批准文号，点击"查询"。显示信息即为合格药品，否则为不合格品。

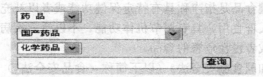

2. 医疗器械

（1）医疗器械　医疗器械是指直接或者间接用于人体的仪器、设备、器具、体外诊断试剂及校准物、材料以及其他类似相关的物品，包括所需要的计算机软件。其效用主要通过物理等方式获得，不是通过药理学、免疫学或者代谢的方式获得，或者虽然有这些方式参与但是只起辅助作用。其目的是：

① 疾病的诊断、预防、监护、治疗或者缓解；

② 损伤的诊断、监护、治疗、缓解或者功能补偿；

③ 生理结构或者生理过程的检验、替代、调节或者支持；

④ 生命的支持或者维持；

⑤ 妊娠控制；

⑥ 通过对来自人体的样本进行检查，为医疗或者诊断目的提供信息。

（2）医疗器械的分类　为了有效地监督管理医疗器械产品，国家对这些产品实行一、二、三类的分类管理。

第一类：为通过常规管理足以保证其安全性、有效性的医疗器械。如大部分手术器械、听诊器、医用 X 线胶片、医用 X 线防护装置、全自动电泳仪、医用离心机、切片机、牙科椅、煮沸消毒器、纱布绷带、弹力绷带、橡皮膏、创可贴、拔罐器、手术衣、手术帽、口罩、集尿袋等。

第二类：为对其安全性、有效性应当加以控制的医疗器械。如体温计、血压计、助听器、制氧机、避孕套、针灸针、心电诊断仪器、无创监护仪器、光学内窥镜、便携式超声诊断仪、全自动生化分析仪、恒温培养箱、牙科综合治疗仪、医用脱脂棉、医用脱脂纱布等。

第三类：用于植入人体或支持维持生命，对人体具有潜在危险，对其安全性、有效性必须严格控制的医疗器械。如植入式心脏起搏器、体外震波碎石机、病人有创监护系统、人工晶体、有创内窥镜、超声手术刀、彩色超声成像设备、激光手术设备、微波治疗仪、医用核磁共振成像设备、X线治疗设备、医用高能设备、人工心肺机、内固定器材、人工心脏瓣膜、人工肾、呼吸麻醉设备、一次性使用无菌注射器、一次性使用输液器、输血器、CT设备等。

（3）医疗器械注册与备案管理　第一类医疗器械实行备案管理。第二类、第三类医疗器械实行注册管理。

境内第一类医疗器械备案，备案人向设区的市级药品监督管理部门提交备案资料。境内第二类医疗器械由省级监督管理部门审查，批准后发给医疗器械注册证，境内第三类医疗器械由国家药品监督管理部门审查，批准后发给医疗器械注册证。

进口第一类医疗器械备案，备案人向国家药品监督管理部门提交备案资料。进口第二类、第三类医疗器械由国家药品监督管理部门审查，批准后发给医疗器械注册证。我国香港、澳门、台湾地区医疗器械的注册、备案，参照进口医疗器械办理。

3. 保健食品

（1）保健食品　保健食品是指声称具有特定保健功能或者以补充维生素、矿物质为目的的食品。即适用于特定人群食用，具有调节机体功能，不以治疗疾病为目的，并且对人体不产生任何急性、亚急性或者慢性危害的食品。

按照《中华人民共和国食品安全法》（以下简称《食品安全法》）第五十一条规定，声称具有特定保健功能的食品不得对人体产生急性、亚急性或者慢性危害，其标签、说明书不得涉及疾病预防、治疗功能，内容必须真实，应当载明适宜人群、不适宜人群、功效成分或者标志性成分及其含量；产品的功能和成分必须与标签、说明书相一致。

知识拓展

经国家食品药品监督管理部门批准的保健食品功能有27种。2003年5月1日起实施的《保健食品检验与评价技术规范》（2003年版）将保健食品功能调整为：

增强免疫力；辅助降血脂；辅助降血糖；抗氧化；辅助改善记忆；缓解视疲劳；清咽；辅助降血压；促进排铅；改善睡眠；促进泌乳；缓解体力疲劳；提高缺氧耐受力；对辐射危害有辅助保护功能；减肥；改善生长发育；增加骨密度；改善营养性贫血；对化学性肝损伤的辅助保护作用；祛痤疮；祛黄褐斑；改善皮肤水分；改善皮肤油分；调节肠道菌群；促进消化；通便；对胃黏膜损伤有辅助保护功能。

（2）保健食品批准文号管理　由于政府机构改革和职能的调整，目前保健食品批准文号存在卫生行政部门和食品药品监督管理部门批准的两种形式。

原卫生部批准的保健食品：1996～2003年7月，卫生行政部门颁发保健食品批准证书，批准文号在有效期内仍然有效。

国产保健食品批准文号格式：卫食健字＋4位年代号第××××号。

进口保健食品批准文号格式：卫食健字＋4位年代号第××××号（2000年以前的批准文号格式：卫进食健字＋4位年代号第××××号）。

食品药品监督管理部门批准的保健食品：自2003年11月起，由食品药品监督管理部门颁发保健食品批准证书，发给批准文号。

国家保健食品批准文号格式：国食健字G＋4位年代号＋4位顺序号；进口保健食品批准文号格式：国食健字J＋4位年代号＋4为顺序号。保健食品批准证书有效期为5年。保健食品的经营遵循普通食品经营的管理要求。

技能实训

多媒体展示图片或展示实物包装。

（一）黄金搭档是药品吗？如何判断是否为药品？

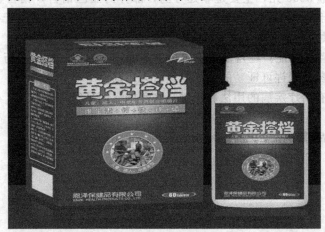

答：黄金搭档不是药品，商品包装上没有药品批准文号。取而代之的是保健食品标识与批准文号：国食健字G20070097。

（二）善存是药品吗？

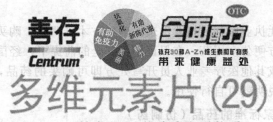

答：善存是药品。其有药品批准文号：国药准字H10950026。

考考你

单选题

1. 下列保健食品的批准文号，符合国家食品药品监督管理部门批准的进口保健食品批准文号格式的是（　　）。

A. 国食健字 G2012×××× 　　　　B. 国食健字（2000）第××××号

C. 国食健字 J2013××××号　　　　D. 国食健进字（2004）第××××号

2. 产品上市需要办理备案手续，经营不需要备案和许可手续的是（　　）。

A. 第二类医疗器械　　　　　　　B. 第一类医疗器械

C. 第三类医疗器械　　　　　　　D. 特殊用途医疗器械

3. 某市食品药品监督管理局接到举报，反映该市甲兽药店销售人用药品。实地调查发现甲兽药店药柜上摆放有多个品种的人用药品。经查实，兽药店所经营的人用药品达30 余种，货值金额5000 元，主要是非处方药，部分药品已销售，销售金额已达到1000元。当事的兽药店有《兽药经营许可证》，无《药品经营许可证》。关于兽药与《药品管理法》中的药品关系的说法，正确的是（　　）。

A. 《药品经营许可证》经营范围中包括兽药的，可以同时经营兽药

B. 取得《兽药经营许可证》的，可以经营人用药品

C. 兽药规定有治疗疾病的用法和用量，在我国《药品管理法》中，也是将其作为药品进行参照管理

D. 我国《药品管理法》中药品特指人用药品，不包括兽药

【答案】1. A　2. B　3. D

二、药品的分类

1. 处方药与非处方药

药品分类管理是国际通行的管理办法。它是根据药品的安全性、有效性原则，依其品种、规格、适应证、剂量及给药途径等的不同，将药品分为处方药和非处方药并作出相应的管理规定。

处方药就是必须凭执业医师或执业助理医师处方才可调配、购买和使用的药品。

非处方药是指为方便公众用药，在保证用药安全的前提下，经国家卫生行政部门规定或审定后，不需要医师或其他医疗专业人员开写处方即可购买的药品，一般公众凭自我判断，按照药品标签及使用说明就可自行使用。

2. 新药与已有国家标准的药品（仿制药）

新药系指未曾在中国境内上市销售的药品。

已有国家标准的药品（仿制药）是指收藏在现行《中华人民共和国药典》和国家食品药品监督管理总局（CFDA）颁布的药品标准里的药品。

3. 特殊管理药品与普通药品

狭义的特殊药品，是指麻精毒放，即麻醉药品、精神药品、毒性药品、放射性药品。

广义的特殊药品，即特殊管理的药品。则除上面的 4 类药品外，还包括药品类易制毒化学品、兴奋剂、含特殊药品类复方制剂。

除此以外的药品属于普通药品，不需要进行特殊管理。

三、国家基本药物

基本药物的概念于 1975 年首次由世界卫生组织（World Health Organization，WHO）提出。我国从 1979 年开始引入"基本药物"的概念。基本药物是指适应基本医疗卫生需求、剂型适宜、价格合理、能够保障供应、公众可公平获得的药品。

（1）基本药物管理部门及职能　国家基本药物工作委员会：负责协调、解决、制定相关政策问题，确定国家基本药物制度框架，确定国家基本药物目录遴选和调整的原则、范围、程序和工作方案，审核国家基本药物目录。

（2）基本药物遴选原则　国家基本药物遴选应当按照防治必需、安全有效、价格合理、使用方便、中西药并重、基本保障、临床首选和基层能够配备的原则，结合我国用药特点，参照国际经验，合理确定品种（剂型）和数量。

《国家基本药物目录管理办法》（以下简称《基药办法》）规定下列药品不纳入国家基本药物目录遴选范围：①含有国家濒危野生动植物药材的；②主要用于滋补保健作用，易滥用的；③非临床治疗首选的；④因严重不良反应，国家食品药品监督管理部门明确规定暂停生产、销售或使用的；⑤违背国家法律、法规，或不符合伦理要求的；⑥国家基本药物工作委员会规定的其他情况。

国家基本药物目录在保持数量相对稳定的基础上，实行动态管理，原则上每 3 年调整一次，必要时，经国家基本药物工作委员会审核同意，可适时组织调整。

（3）基本药物采购管理　政府办基层医疗卫生机构使用的基本药物（包括各省区市增补品种，下同）实行以省（区、市）为单位集中采购、统一配送；坚持政府主导与市场机制相结合，发挥集中批量采购优势，招标和采购结合，签订购销合同，一次完成采购全过程，最大限度地降低采购成本，促进基本药物生产和供应。通过建立和规范基本药物采购机制，实现基本药物安全有效、品质良好、价格合理、供应及时，逐步建立起比较完善的基层用基本药物供应保障体系，使群众真正得到实惠。

（4）国家基本药物的报销与补偿　2009 年发布的《中共中央、国务院关于深化医药卫生体制改革的意见》要求"完善基本药物的医保报销政策"，并提出"基本药物全部纳入基本医疗保障药物报销目录，报销比例明显高于非基本药物"。

《关于建立国家基本药物制度的实施意见》要求实施基本药物制度的政府办城市社区卫生服务机构和县（基层医疗卫生机构）要全部配备使用基本药物并实现零差率销售。基本药物零差率销售，降低了基本药物价格，但也使基层医疗卫生机构的收入减少。为维持正常的运行，国务院办公厅下达了《关于建立健全基层医疗卫生机构补偿机制的意见》（国办发〔2010〕62 号），明确提出要建立多渠道补偿机制，落实政府对基层医疗卫生机构的专项补助经费，具备条件的地区可以实行收支两条线，中央财政要通过"以奖代补"等方式进行补助，支持各地实施基本药物制度。

（5）国家基本药物使用管理　2009 年 4 月 6 日《中共中央国务院关于深化医药卫生体制改革的意见》（中发〔2009〕6 号）发布以来，政府出台医药卫生体制改革的相关制度中，国家基本药物使用相关规定包括：①自 2009 年起，政府举办的基层医疗卫生机构全部配备和使用基本药物，其他各类医疗机构也都必须按规定使用基本药物，所有零售药店均应配备和销售基本药物；②建立基本药物优先选择和合理使用制度。政府举办的基层医疗卫生机构全部配备和使用基本药物，其他各类医疗机构也都必须按规定使用基本药物；③卫生行政部门制订临床基本药物应用指南和基本药物处方集，加强用药指导和监管；④医疗机构要按照国家基本药物临床应用指南和基本药物处方集，加强合理用药管理，确保规范使用基本药物；⑤促进基层医务人员合理用药。

考考你

单选题

1. 国家基本药物使用管理中提出的基本药物优先选择和合理使用制度是指（　　）。

A. 公立医院对基本药试行"零差率"销售

B. 政府举办的医疗卫生机构全部配备和优先使用基本药物

C. 政府举办的基层医疗卫生机构全部配备和使用基本药物，其他医疗机构按照规定使用基本药物

D. 所有零售药店均配备基本药物，并对基本药物实行"零差率"销售

2. 基本药物纳入基本医疗保障药品报销目录的比例是（　　）。

A. 60%　　B. 80%　　C. 90%　　D. 100%

【答案】1. C　2. D

四、医疗保障用药

医疗保障制度是指当人们生病或受到伤害后，为了确保其获得必要的医疗服务，而由国家（地区）或社会给予物质帮助以保障或恢复其健康的费用保障制度。医疗保障制度作为社会保障制度的重要组成部分，对促进人民身体健康、经济发展和社会进步有着重要的意义。医疗保障制度由多种形式组成，医疗保险是最主要的形式。

经过多年的改革和探索，我国基本建立起了具有特色的"三纵三横"的医疗保障体系框架。三纵，即城镇职工基本医疗保险、城镇居民基本医疗保险和新型农村合作医疗，分别覆盖城镇就业人员、城镇未就业居民和农村居民，从重点保障大病起步，逐步向门诊小病延伸，"三纵"是基本医疗保障体系的主体部分。"三横"即主体层、保底层和补充层，三项基本医疗保险制度构成了主体层；城乡医疗救助和社会慈善捐助等制度对困难群众参保和个人负担给予帮助，构成保底层；对于群众在基本医疗保险之外更高的、多样化的医疗需求，通过补充医疗保险和商业健康保险来满足。

《基本医疗保险药品目录》（以下简称《药品目录》）的确定原则和条件如下。

确定《药品目录》中药品品种时既要考虑临床治疗的基本需要，也要考虑地区间的经济差异和用药习惯，中西药并重。纳入《药品目录》的药品，应是临床必需、安全有效、价格合理、使用方便、市场能够保证供应的药品。

不能纳入基本医疗保险用药范围的药品如下：主要起营养滋补作用的药品；部分可以入药的动物及动物脏器，干（水）果类；用中药材和中药饮片泡制的各类酒制剂；各类药品中的果味制剂、口服泡腾剂；血液制品、蛋白类制品（特殊适应证与急救、抢救除外）；劳动保障部规定基本医疗保险基金不予支付的其他药品。

《药品目录》中的西药和中成药在《国家基本药物目录》的基础上遴选，并分为"甲类目录"和"乙类目录"。"甲类目录"的药品是临床治疗必需、使用广泛、疗效好、同类药品中价格低的药品。《国家基本药物目录》内的治疗性药品已全部列入 2009 年版《药品目录》甲类药品。"乙类目录"的药品是可供临床治疗选择使用、疗效好，同类药品中比"甲类目录"药品价格略高的药品。"甲类目录"由国家定，各地不得调整。"乙类目录"由国家制定，各省、自治区、直辖市可根据当地经济水平、医疗需求和用药习惯，适当进行调整，增

加和减少的品种数之和不得超过国家制定的"乙类目录"药品总数的 15％。

考考你

单选题

下列关于《基本医疗保险药品目录》的说法，错误的是（　　）。

A. 目录新增补工作每年进行一次，各地不得自行进补新药补增

B. "甲类目录"和"乙类目录"由国家统一制定，各地不得调整

C. 目录中的"甲类目录"的药品是临床必需、疗效好，同类药品中价格低的药品

D. 目录中的"乙类目录"的药品是可供临床治疗选择、疗效好，同类药品中价格略高的药品

【答案】B

第二节　药品质量与药品质量监督检验

导入案例

2007年七八月份，国家药品不良反应监测中心分别接到上海、广西、北京、安徽、河北、河南等地报告，反映部分医院在使用上海医药（集团）有限公司华联制药厂部分批号的鞘内注射用甲氨蝶呤和阿糖胞苷后，一些白血病患者出现行走困难等神经损害症状。同年 9 月 14 日，原国家食品药品监督管理局和卫生部联合公布这一药物损害事件的调查结果，证实与两种药品的部分批号产品中混入了微量硫酸长春新碱有关。

一、药品质量

药品是一种特殊的商品。药品的特殊性表现在以下 4 个方面。

（1）专属性　药品的专属性表现在对症治疗，患什么病用什么药。

（2）两重性　药品的两重性是指药品有防病治病的一面，也有不良反应的另一面。

（3）质量的重要性　由于药品与人们的生命有直接关系，因此确保药品质量尤为重要。

（4）时限性　人们只有防病治病时才用药，一旦生病，只能药等病，不能病等药。另外药品均有有效期。

药品质量特性主要表现在以下 4 个方面。

（1）有效性　药品的有效性是指在规定的适应证、用法和用量的条件下，能满足预防、治疗、诊断人的疾病，有目的地调节人的生理机能的要求。

（2）安全性　药品的安全性是指按规定的适应证和用法、用量使用药品后，人体产生毒副反应的程度。

（3）稳定性　药品的稳定性是指在规定的条件下保持其有效性和安全性的能力。所谓规定的条件是指在规定的有效期内，以及生产、储存、运输和使用的条件。

（4）均一性　药品的均一性是指药物制剂的每一单位产品都符合有效性、安全性的规定要求。

二、药品标准

1. 药品标准定义

药品标准分为法定标准和非法定标准两种。法定标准是包括《中华人民共和国药典》（以下简称《中国药典》）在内的国家药品标准；非法定标准有行业标准、企业标准等。法定标准属于强制性标准，是药品质量的最低标准，企业标准各项指标均不得低于国家药品标准。

但考虑到各地中药习惯用法不同和医疗机构制剂的特殊性，国家规定中药饮片和医疗机构制剂标准作为省级地方标准仍允许保留，可以作为有法律效力的药品标准。

但对中药饮片，有国家药品标准的，必须按照国家药品标准炮制；国家药品标准没有规定的，才可以按照省级药品标准炮制。

2. 国家药品标准的定义

国家药品标准是国家对药品质量要求和检验方法所做的技术规定，是药品生产、供应、使用、检验和管理共同遵循的法定依据。通常，国家药品标准由政府或政府授权的权威机构组织编撰，政府统一颁布。

国家药品标准包括国家药品监督管理部门颁布的《中华人民共和国药典》和药品标准，以及经国家药品监督管理部门批准的药品注册标准，其内容一般包含药品质量指标、生产工艺和检验方法等相关的技术指导原则和规范。

中药饮片必须按照国家药品标准炮制，国家药品标准没有规定的，必须按照省级药品监督管理部门制定的炮制规范炮制。省级药品监督管理部门制定的炮制规范应当报国家药品监督管理部门备案。

3. 国家药品标准的类别

（1）《中国药典》　由国家药典委员会编纂，国家药品监督管理部门批准并颁布。《中国药典》是国家药品标准的核心，具有法律地位，拥有最高的权威性。

《中国药典》于1953年编纂出版第一版以后，相继于1963年、1977年分别编纂出版。从1985年起每5年修订颁布新版药典。

（2）国家药品监督管理部门颁布的其他药品标准　为了促进药品生产，提高药品质量和保证用药安全，除《中国药典》规定了国家药品标准外，尚有《国家食品药品监督管理局　国家药品标准》（简称"局颁药品标准"，或"局颁标准"）。标准的性质与《中国药典》相似，也具有法律约束力，同样是检验药品质量的法定依据。

（3）药品注册标准　是指国家药品监督管理部门批准给申请人特定药品的标准，生产该药品的生产企业必须执行该注册标准。药品注册标准不得低于《中国药典》规定。

4. 药品标准的制定原则

药品标准的制定原则包括以下方面。

① 坚持质量第一，体现"安全有效、技术先进、经济合理"的原则，尽可能与国际标准接轨，起到促进质量提高、择优发展的作用。

② 充分考虑生产、流通、使用各环节对药品质量的影响因素，有针对性地制定检测项目，切实加强对药品内在质量的控制。

③ 根据"准确、灵敏、简便、迅速"的原则选择并规定检测、检验方法，既要考虑现阶段的实际水平和条件，又要体现新技术的应用和发展。

④ 标准规定的各种限量应结合实践，要保证药品在生产、储运、销售和使用过程中的质量。

三、药品质量监督检验

1. 药品质量监督检验

药品质量监督检验是指国家药品检验机构按照国家药品标准对需要进行质量监督的药品进行抽样、检查和验证，并发出相关质量结果报告的药品技术监督过程。

2. 药品质量监督检验的性质

药品监督检验具有第三方检验的公正性，因为它不涉及买卖双方的经济利益，不以盈利为目的。药品监督检验是代表国家对研制、生产、经营、使用的药品质量进行的检验，具有比生产或验收检验更高的权威性。

3. 药品质量监督检验机构

药品检验所是执行国家对药品监督检验的法定技术监督机构，分为四级：

① 中国食品药品检定研究院；

② 省级药品检验所；

③ 市级药品检验所；

④ 县级药品检验所。

省和省以下各级药品检验所受同级药品监督管理部门领导，业务上受上一级药品检验所领导。

4. 药品质量监督检验的类型

药品质量监督检验根据其目的和处理方法不同，可以分为抽查检验、注册检验、指定检验和复验等类型。

（1）抽查检验 是由国家的药品检验机构依法对生产、经营和使用的药品质量进行抽查检验。抽查检验分为评价抽验和监督抽验。

评价抽验是药品监督管理部门为掌握、了解辖区内药品质量总体水平与状态而进行的抽查检验工作。

监督抽验是药品监督管理部门在药品监督管理工作中，为保证人民群众用药安全而对监督检查中发现的质量可疑药品所进行的有评价性的抽验。

药品抽查检验分为国家和省（自治区、直辖市）两级。国家药品抽验以评价抽验为主，省级药品抽验以监督抽验为主。抽查检验结果由国家和省级药品监督管理部门发布药品质量公告，国家药品质量公告应当根据药品质量状况及时或定期发布。

药品监督管理部门在开展药品抽样工作时，应当由药品监督管理部门派出 2 名以上药品抽样人员完成。药品抽查检验不向被抽样的企业或单位收取费用，所需费用由财政列支。

（2）注册检验 注册检验包括样品检验和药品标准复核。

样品检验是指药品检验所按照申请人申报或者国家食品药品监督管理总局核定的药品标准对样品进行的检验。

药品标准复核是指药品检验所对申报的药品标准中检验方法的可行性、科学性、设定的项目和指标能否控制药品质量等进行的实验室检验和审核工作。其目的是为了证明原检验数据和结果的可靠性和真实性，以确保药品的质量。

药品注册检验由中国食品药品检定研究院或者省、自治区、直辖市药品检验所承担。进口药品的注册检验由中国食品药品检定研究院组织实施。

（3）指定检验 指定检验是指国家法律或国务院药品监督管理部门规定某些药品在销售前或者进口时，指定药品检验机构进行检验。《药品管理法》规定下列药品在销售前或者进口时，必须经过指定药品检验机构进行检验，检验不合格的，不得销售或者进口：

①国务院药品监督管理部门规定的生物制品；

②首次在中国销售的药品；

③国务院规定的其他药品。

（4）复验　药品被抽检者对药品检验机构的检验结果有异议而向药品检验机构提出的复核检验。当事人对药品检验所的检验结果有异议的，可以自收到药品检验结果之日起7日内提出复验申请，逾期不再受理复验。

复验申请应向原药品检验所或原药品检验所的上级药品检验所提出，也可以直接向中国食品药品检定研究院提出，除此以外的其他药品检验所不得受理复验申请。

考考你

一、单选题

1. 下列关于药品质量抽查检验和质量公告的说法，错误的是（　　）。

A. 药品抽查检验只能按照检验成本收取费用

B. 国家药品质量公告应当根据药品质量状况及时或定期发布

C. 抽样人员在药品抽样时应当认真检查药品储存条件是否符合要求

D. 当事人对药品检验机构的药品检验结果有异议，可以向相关的药品检验机构提出复验

2. 药品上市销售前需经指定的药品检验所进行的检验属于（　　）。

A. 抽查检验　B. 注册检验　C. 生产检验　D. 指定检验

【答案】1. A　2. D

二、多选题

《中华人民共和国药品管理法实施条例》规定，药品在销售前或者进口时，应当按照国务院药品监督管理部门的规定进行检验或者审核批准的是（　　）。

A. 疫苗类制品

B. 血液制品

C. 用于血源筛查的体外诊断试剂

D. 抗生素

E. 国务院药品监督管理部门规定的其他生物制品

【答案】ABCE

第三节　药品包装、标签和说明书

导入案例

痛风反复发作，让李先生痛不欲生，他到处看病，到处买药、吃药。一两年前，有熟人推荐他吃"痛风灵"，说网上就有，一瓶也就几十块钱。还说自己一直在吃这个药，吃了一个星期就完全不痛了，坚持吃还能断根。李先生听后大喜，一次就网购了一打12瓶。

几天后，"痛风灵"寄到了。李先生打开包装一看，感觉蛮好。"药是香港产的，据说是一个老字号，外包装上写的都是繁体字，成分都是些中药，我也就没疑心，吃了。开始的时候效果确实好的，一天吃3次，一次吃1颗。吃了一个多星期，疼痛真的就缓解了。半个多月后，基本上就不痛了。后来，不知道什么时候起，感觉效果没这么好了，差不多一天要吃十几颗。"

2013年7月25日的《厦门日报》报道说，厦门警方查获一起患者因服用香港产公牛牌"痛风灵"，导致急性肾衰竭的特大假药案。犯罪嫌疑人林某在网上将假药销售到广东、上海等全国多个省市，涉案金额达1000余万元。查获的"痛风灵"包装上宣传含杜仲、鸡血藤、雪松果、天麻、沉香、玉桂、田七、麝香等三十多种名贵中草药，但药检结果发现，这些所谓的名贵中草药成分，变成了13种西药：阿司匹林、地塞米松、双氯芬酸钠等。其中吲哚美辛成分含量高达72mg/g，吲哚美辛是一种止痛药，长期使用可导致视觉改变等。

一、药品包装

1. 药品包装及分类

药品包装是指为药品在运输、储存、管理过程和使用中提供保护、分类和说明作用，选用适宜的包装材料或容器，采用适宜的包装技术对药品或药物制剂进行分（罐）、封、装、贴签等加工过程的总称。广义的药品包装包括对药品包装材料的研究、生产和利用包装材料实施包装过程所需要进行的一系列工作。

药品包装主要分为单剂量包装、内包装和外包装三类。

（1）单剂量包装　指对药品按照用途和给药方法进行分剂量包装的过程。如将颗粒剂装入小包装袋，注射剂的玻璃安瓿包装，将片剂、胶囊剂装入泡罩式铝塑材料中的分装过程等，此类包装称为分剂量包装。

（2）内包装　指将数个或数十个药品装于一个容器或材料内的过程。如将数粒成品片剂或胶囊包装入泡罩式铝塑包装材料中，然后装入纸盒、塑料袋、金属容器等，以防止潮气、光、微生物、外力撞击等因素对药品造成破坏和影响。

（3）外包装　将已完成内包装的药品装入箱中或袋、桶和罐等容器中的过程称为外包装。进行外包装的目的是将小包装的药品进一步集中于较大的容器内，以便药品的储存和运输。

2.药品包装的作用

药品的包装有几个方面的作用。

（1）保护药品　绝大多数药品受温度、湿度、氧气、光线等因素影响，其质量会下降，为此要使用防潮、密封、避光的容器，例如针剂放入内衬黑纸的纸盒可形成避光的内环境，以防止药品的劣化。为防止破损、防止异物（包括昆虫、微生物）进入，药品外包装要求牢固，设计要美观合理，密封性能好。

（2）方便使用　不同的药物及其剂型要选用合适的剂量包装，才能方便用药者的使用。

（3）保障药品的可靠性　包装具有品质保证、情报信息介绍的功能，有名称、规格、含量、使用方法、生产批号、使用期限（包括有效期或厂方负责期，但后者不需要在药品包装上或标签上注明）、保存方法等说明，起到保证安全有效用药的作用。

（4）便于流通和构成商品　有了药品包装，可以保证药品流通迅速便利，降低物流费用。药品进行包装后便于计算价值，方便买卖双方和直接消费者。

3. 药品包装材料

药品包装材料主要是指药品生产企业生产的药品和医疗机构配制的制剂所使用的直接接触的包装材料和容器。它是药品不可分割的一部分，伴随药品生产、流通及使用的全过程。

药品包装材料可分为Ⅰ、Ⅱ、Ⅲ类：Ⅰ类药品包装材料指直接接触药品且直接使用的药品包装用材料、容器；Ⅱ类药品包装材料指直接接触药品，但便于清洗，在实际使用过程中，经清洗后需要并可以消毒灭菌的药品包装用材料、容器；Ⅲ类药品包装材料指Ⅰ、Ⅱ类以外其他可能直接影响药品质量的药品包装用材料、容器。

二、药品标签

药品说明书和标签，是药品外在质量的主要体现，是传递药品信息，指导医师用药和消费者购买使用药品，是药师开展合理用药咨询的主要依据之一。

《药品管理法》规定，药品包装必须按照规定印有或贴有标签并附有说明书。标签或者说明书上必须注明药品的通用名称、成分、规格、生产企业、批准文号、产品批号、生产日期、有效期、适应证或者功能主治、用法、用量、禁忌、不良反应和注意事项。

《药品说明书和标签管理规定》对在中国境内上市销售的药品说明书和标签作出了明确的规定。

1. 说明书、标签的印制和文字表述

（1）核准内容　药品说明书和标签由国家药品监督管理部门予以核准，药品生产企业印制时，应当按照国家药品监督管理部门规定的格式和要求、根据核准的内容印制说明书和标签，不得擅自增加或删改原批准的内容。药品的标签应当以说明书为依据，其内容不得超出说明书的范围，不得印有暗示疗效、误导使用和不适当宣传产品的文字和标识。

药品包装必须按照规定印有或者贴有标签，不得夹带其他任何介绍或者宣传产品、企业的文字、音像及其他资料。

因此，药品标签不得印刷"××省专销""原装正品""进口原料""驰名商标""专利药品""××监制""××总经销""××总代理"等字样。但是，"企业防伪标识""企业识别码""企业形象标志"等文字图案可以印制。以企业名称等作为标签底纹的，不得以突出显示某一名称来弱化药品通用名称。"印刷企业""印刷批次"等与药品的使用无关的，不得在药品标签中标注。

（2）规范文字　药品说明书和标签应当使用国家语言文字工作委员会公布的规范化汉字，增加其他文字对照的，应当以汉字表述为准。

（3）科学表述　药品说明书和标签的文字表述应当科学、规范、准确，并跟踪药品上市后的安全性和有效性情况，及时提出修改药品说明书的申请。非处方药说明书还应当使用容易理解的文字表述，以便患者自行判断、选择和使用。

（4）明晰标识　药品说明书和标签中的文字应当清晰易辨，标识应当清楚醒目，不得有印字脱落或者粘贴不牢等现象，不得以粘贴、剪切、涂改等方式进行修改或者补充。

麻醉药品、精神药品、医疗用毒性药品、放射性药品、外用药品和非处方药品等国家规定其说明书和标签必须印有规定的标识（图1-1）。

（5）加注警示　为达到保护公众健康和指导正确合理用药的目的，药品生产企业可以主

麻醉药品　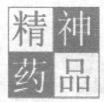精神药品　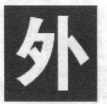外用药品　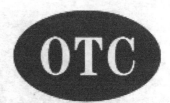甲类非处方药品

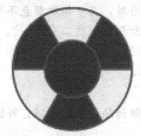放射性药品　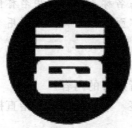毒性药品　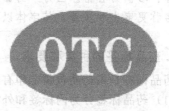乙类非处方药品

图 1-1　药品标识示例

动提出在药品说明书或者标签上加注警示语，国家药品管理部门也可以要求药品生产企业在说明书或者标签上加注警示语。

药品中含有兴奋剂目录所列禁用物质的，其说明书或者标签应当注明"运动员慎用"字样。

2. 说明书和标签中药品名称的使用

药品说明书和标签中标注的药品名称必须符合国家药品监督管理部门公布的药品通用名称和商品名称的命名原则，并与药品批准证明文件的相应内容一致。

（1）药品通用名称应当显著、突出，其字体、字号和颜色必须符合以下要求。

① 对于横版标签，必须在上三分之一范围内显著位置标出；对于竖版标签，必须在右三分之一范围内显著位置标出；除因包装尺寸的限制而无法同行书写的，不得分行书写。

② 不得选用草书、篆书等不易识别的字体，不得使用斜体、中空、阴影等形式对字体进行修饰。

③ 字体颜色应当使用黑色或者白色，不得使用其他颜色。浅黑、灰黑、亮白、乳白等黑、白色号均可使用，但要与其背景形成强烈反差。

（2）**药品商品名称**　药品商品名称不得与通用名称同行书写，其字体和颜色不得比通用名称更突出和显著，其字体以单字面积计不得大于通用名称所用字体的二分之一。

自 2006 年 6 月 1 日起，新化学结构、新活性成分且在保护期、过渡期或者监测期内的药品；在我国具有化合物专利，且该专利在有效期内的药品，可以申请使用商品名称。2006年 6 月 1 日前批准使用的商品名称可以继续使用。

（3）**注册商标**　药品说明书和标签中禁止使用未经注册的商标以及其他未经国家药品监督管理部门批准的药品名称。药品标签使用注册商标的，应当印刷在药品标签的边角，含文字的注册商标，其字体以单字面积计不得大于通用名称所用字体的四分之一。

▰▰▰　技能实训　▰▰▰

多媒体展示图片或展示实物包装。

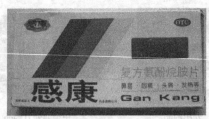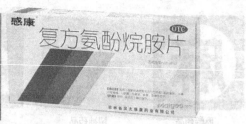

以上图片或包装，判断哪个药品包装合格？

答：右侧为合格。因为"药品商品名称不得与通用名称同行书写，其字体和颜色不得比通用名称更突出和显著，其字体以单字面积计不得大于通用名称所用字体的二分之一"。

3. 药品标签的种类和要求

药品标签是指药品包装上印有或者贴有的内容。

(1) 药品标签分为内标签和外标签　药品内标签是指直接接触药品包装的标签；外标签是指内标签以外的其他包装标签。

药品的内标签应当包含药品通用名称、适应证或者功能主治、规格、用法用量、生产日期、产品批号、有效期、生产企业等内容。包装尺寸过小无法全部标明上述内容的，至少应当标注（4 项）：药品通用名称、规格、产品批号、有效期等内容。

药品外标签应当注明药品通用名称、成分、性状、适应证或者功能主治、规格、用法用量、不良反应、禁忌、注意事项、储藏、生产日期、产品批号、有效期、批准文号等内容。适应证或者功能主治、用法用量、不良反应、禁忌、注意事项不能全部注明的，应当标出主要内容并注明"详见说明书"字样；不得仅注明"详见说明书"，而不标注"主要内容"，"主要内容"应当与说明书中的描述用药一致。

(2) 用于运输、储藏包装的标签，至少应当注明（8 项）：药品通用名称、规格、储藏、生产日期、产品批号、有效期、批准文件、生产企业，也可以根据需要注明包装数量、运输注意事项或者其他标记等必要内容。对储藏有特殊要求的药品，应当在标签的醒目位置注明。

(3) 原料药包装的标签应当注明（8＋2 项）：药品名称、储藏、生产日期、产品批号、有效期、执行标准、批准文号、生产企业，同时还需注明包装数量以及运输注意事项等必要内容。

(4) 中药饮片的包装标签（6～7 项）必须注明：品名、规格、产地、生产企业、产品批号、生产日期，实施批准文号管理的中药饮片还必须注明药品批准文号。

4. 同品种药品标签的规定

同一药品生产企业生产的同一药品，药品规格和包装规格相同的，其标签的内容、格式及颜色必须一致；药品规格或者包装规格不同的，其标签应当明显区别或者规格项明显标注。同一药品生产企业生产的同一药品，分别按处方药与非处方药管理的，两者的包装颜色应当明显区别。

5. 药品标签上药品有效期的规定

药品标签中的有效期应当按照年、月、日的顺序标注，年份用四位数字表示，月、日各用两位数表示。其具体标注格式为"有效期至××××年××月"或者"有效期至××××年××月××日"；也可以用数字和其他符号表示为"有效期至××××.××."或者"有效期至××××/××/××"等。预防用生物制品有效期的标注按照国家药品监督管理部门批准的注册标准执行，治疗用生物制品有效期的标注应自分装日期计算，其他药品有效期的标注以生产日期计算。有效期若标注到日，应当为起算日期对应年月日的前一天；若标注到月，应当为起算月份对应年月的前一月。

例如生产日期为 2015 年 7 月 31 日的产品，有效期为 2 年，可标注为 2017 年 7 月 30 日。如果由于包装尺寸或者技术设备等原因有效期确实难以标注为"有效期某年某月"的，可以标注有效期实际期限，如"有效期 2 个月"。

三、药品说明书

药品说明书是指药品生产企业印制并提供的，包含药理学、毒理学、药效学、医学等药品安全性、有效性重要科学数据和结论的，用以指导临床正确使用药品的技术资料。药品说明书是指导医师、药师和患者选择和使用的主要依据，具有科学上、医学上和法律上的意义。

上市销售药品的最小包装中应附有药品说明书。

1. 药品说明书的编写要求

药品说明书对疾病名称、药学专业名词、药品名称、临床检验名称和结果的表述，应当采用国家统一颁布或规范的专用词汇，度量衡单位应当符合国家标准的规定。

药品说明书应当列出全部活性成分或者组方中的全部中药药味。注射剂和非处方药还应当列出所用的全部辅料名称。

药品处方中含有可能引起严重不良反应的成分或者辅料的，应当予以说明。

2. 药品说明书的编写要点

药品说明书可以帮助患者了解药品的主要成分、适应证、用法用量、副作用、储藏条件及注意事项。但是，如果是处方药，仅凭说明书还难以全面了解、正确使用该药品，病人切不可凭借一份处方药说明书擅自"对号入座"、乱用药，必须在医务人员指导下使用。

（1）药品名称　有时一种药品可以有通用名、商品名。

（2）批准文号、生产批号、有效期或失效期　批准文号是鉴别假药、劣药的重要依据。目前药品批准文号为"国药准字"＋"字母"＋"八位数字"（如国药准字 H20050903），生产批号表示具体生产日期，有效期或失效期为药品质量可以保证的期限。

（3）药品成分　若是复方制剂则标明主要成分。

（4）适应证或功能主治　化学药品标"适应证"，中药标"功能主治"。它是药品生产企业在充分的动物药效学实验及临床人体实验的基础上确定的，并经药品监督管理部门审核后才允许刊印，往往包含很多各适应证或功能和主治，有的也标明药理作用和用途。

（5）用法用量　如果没有特别说明，一般标明的剂量为成年人的常用剂量，并以药品的含量为单位，若小儿或老人使用须按规定折算使用。

（6）药品不良反应及副作用　药品的各种不良反应包含在这一栏中。

（7）注意事项或禁忌　安全剂量范围小的药品必标此栏，注意事项还包括孕妇、哺乳期、慢性病等特殊患者应注意的内容，以及与其他药品合用的禁忌等。

（8）储存　若为需特殊储藏条件的药品，则在此栏标明，如避光、冷藏等。

（9）规格　包括药品最小计算单位的含量及每个包装所含药品的数量。

3. 药品说明书的格式和书写要求

将国家药品监督管理部门规定的化学药品和治疗用生物制品说明书，预防用生物制品说明书，中药、天然药物处方药说明书，化学药品非处方药说明书和中成药非处方药说明书五类药品说明书的格式与书写要求综述如下。

（1）核准和修改日期　核准日期为国家药品监督管理部门批准该药品注册的时间。修改日期为此后历次修改的时间。核准和修改日期应当印制在说明书首页左上角。修改日期位于核准日期下方，按时间顺序逐行书写。

（2）特殊药品、非处方药、外用药品标识等专用标识在说明书首页右上方标注。

凡国家药品标准中用法项下规定只可外用，不可口服、注射、滴入或吸入，仅用于体表或某些特定黏膜部位的液体、半固体或固体中药、天然药物，均需标注外用药品标识。

对于既可内服，又可外用的中药、天然药物，可不标注外用药品标识。

（3）说明书标题"×××说明书"，其中的"×××"是指该药品的通用名称。

如果是处方药，则必须标注："请仔细阅读说明书并在医师指导下使用"，并印制在说明书标题下方。

如果是非处方药，则必须标注："请仔细阅读说明书并按说明使用或在药师指导下购买和使用"，并印制在说明书标题下方，该忠告语采用加粗字体印刷。

（4）警示语是指对药品严重不良反应及其潜在的安全性问题的警告，还可以包括药品禁忌、注意事项及剂量过量等需提示用药人群特别注意的事项。有该方面内容的，应当在说明书标题下以醒目的黑体字注明。无该方面内容的，不列该项。含有化学药品（维生素类除外）的中药复方制剂，应注明本品含××（化学药品通用名称）。

（5）【药品名称】按下列顺序列出。

通用名称：

商品名称：

英文名称：

汉语拼音：

（6）【成分】

① 化学药品和治疗用生物制品说明书。列出活性成分的化学名称、化学结构式、分子式、分子量。

复方制剂可以不列出每个活性成分的化学名称、化学结构式、分子式、分子量等内容。本项可以表达为"本品为复方制剂，其组分为："。组分按一个制剂单位（如每片、粒、支、瓶等）分别列出所含的全部活性成分及其量。

多组分或者化学结构尚不明确的化学药品或者治疗用生物制品，应当列出主要成分名称，简述活性成分来源。

处方中含有可能引起严重不良反应的辅料的，该项下应当列出该辅料名称。

注射剂应当列出全部辅料名称。

② 预防用生物制品说明书。包括该制品的主要成分（如生产用毒株或基因表达提取物等）和辅料、生产用细胞，并简述制备工艺、成品剂型和外观等。冻干制品还应增加冻干保护剂的主要成分。

③ 中药、天然药物处方药说明书。应列出处方中所有的药味或有效部位、有效成分等。注射剂还应列出所用的全部辅料名称。处方中含有可能引起严重不良反应的辅料的，在该项下也应列出该辅料名称。成分排序应与国家批准的该品种药品标准一致，辅料列于成分之后。对于处方已列入国家秘密技术项目的品种，以及获得中药一级保护的品种，可不列此项。

④ 化学药品非处方药说明书。处方组成及各成分含量应与该药品注册批准证明文件一

致。成分含量按每一个制剂单位（如每片、粒、包、支、瓶等）计。单一成分的制剂须写明成分通用名称及含量，并注明所有辅料成分。表达为"本品每×含×××××××。辅料为：×××××××"。复方制剂须写明全部活性成分组成及各成分含量，并注明所有辅料成分。表达为"本品为复方制剂，每×含××××××××。辅料为：×××××××"。

⑤ 中成药非处方药说明书。除《中药品种保护条例》规定的情形外，必须列出全部处方组成和辅料，处方所含成分及药味排序应与药品标准一致。处方中所列药味其本身为多种药材制成的饮片，且该饮片为国家药品标准收载的，只需写出该饮片名称。

（7）【性状】 包括药品的外观、臭、味、溶解度以及物理常数等，依次规范描述；性状应符合国家药品标准。

（8）【作用类别】（仅化学药品非处方药说明书有此项） 按照国家药品监督管理部门公布的该药非处方药类别书写，如"解热镇痛类"。

（9）【适应证】（化学药）/【功能主治】（中成药） 处方药应当根据该药品的用途，采用准确的表述方式，明确用于预防、治疗、诊断、缓解或者辅助治疗某种疾病（状态）或者症状；与国家批准的该品种药品标准中的功能主治或适应证一致。

非处方药应按照国家药品监督管理部门公布的非处方药功能主治内容书写，并不得超出国家药品监督管理部门公布的该药品非处方药适应证（功能主治）范围。

预防用生物制品说明书则标注为【接种对象】：注明适宜接种的易感人群、接种人群的年龄、接种的适宜季节等，以及【作用与用途】明确该制品的主要作用，如"用于×××疾病的预防"。

（10）【用法用量】

化学药品和治疗用生物制品应当包括用法和用量两部分。需按疗程用药或者规定用药期限的，必须注明疗程、期限；详细列出该药品的用药方法，准确列出用药的剂量、计量方法、用药次数以及疗程期限，并应当特别注意与规格的关系。

中药、天然药物处方药应与国家批准的该品种药品标准中的用法用量一致。

化学药品非处方药用量按照国家药品监督管理部门公布的该药品非处方药用量书写。老年人或儿童等特殊人群的用法用量不得使用"儿童酌减"或"老年人酌减"等表述方法，可在【注意事项】中注明"儿童用量（或老年人用量）应咨询医师或药师"。

中成药非处方药用量按照国家药品监督管理部门公布的该药品非处方药用量书写。数字以阿拉伯数字表示，所有重量或容量单位必须以汉字表示。用法可根据药品的具体情况，在国家药品监督管理部门公布的该药品非处方药用法用量和功能主治范围内描述，用法不能对用药人有其他方面的误导或暗示，需提示用药人注意的特殊用法用量应当在【注意事项】中说明。

预防用生物制品则标注【免疫程序和剂量】，明确接种部位、接种途径（如肌内注射、皮下注射、划痕接种等）。特殊接种途径的应描述接种的方法、全程免疫程序和剂量（包括免疫针次、每次免疫的剂量、时间间隔、加强免疫的时间及剂量）。每次免疫程序因不同年龄段而异的，应当分别作出规定。冻干制品应当规定复溶量及复溶所用的溶剂。

（11）【不良反应】 处方药应当实事求是地详细列出该药品不良反应，并按不良反应的严重程度、发生的频率或症状的系统性列出；尚不清楚有无不良反应的，可在该项下以"尚不明确"来表述。

预防用生物制品应包括接种后可能出现的偶然或者一过性反应的描述，以及对于出现的不良反应是否需要特殊处理的建议。

非处方药在本项目下应当实事求是地详细列出该药品已知的或者可能发生的不良反应，

并按不良反应的严重程度、发生的频率或症状的系统性列出。国家药品监督管理部门公布的该药品不良反应内容不得删减。同时，标注"不良反应"的定义。

（12）【禁忌】 处方药应当列出该药品不能应用的各种情况，例如禁止应用该药品的人群、疾病等情况；尚不清楚有无禁忌的，可在该项下以"尚不明确"来表述。

预防用生物制品列出禁止使用或者暂缓使用该制品的各种情况。

非处方药应列出该药品不能应用的各种情况，如禁止应用该药品的人群或疾病等情况，【禁忌】内容应采用加重字体印刷。

（13）【注意事项】 处方药应当列出使用时必须注意的问题，包括需要慎用的情况（如肝、肾功能的问题），影响药物疗效的因素（如食物、烟、酒），用药过程中需观察的情况（如过敏反应、定期检查血象、肝功能、肾功能）及用药对临床检验的影响等。如有药物滥用或者药物依赖性内容，应在该项下列出；如有与中医理论有关的证候、配伍、妊娠、饮食等注意事项，应在该项下列出；处方中如含有可能引起严重不良反应的成分或辅料，应在该项下列出；注射剂如需进行皮内敏感试验的，应在该项下列出。

非处方药应列出使用该药必须注意的问题，包括需要慎用的情况（如肝、肾功能的问题），影响药物疗效的因素（如食物、烟、酒等），孕妇、哺乳期妇女、儿童、老人等特殊人群用药，用药对临床检验的影响，滥用或药物依赖情况，以及其他保障用药人自我药疗安全用药的有关内容。必须注明"对本品过敏者禁用，过敏体质者慎用""本品性状发生改变时禁止使用""如正在使用其他药品，使用本品前请咨询医师或药师""请将本品放在儿童不能接触的地方"。对于可用于儿童的药品必须注明"儿童必须在成人监护下使用"。处方中含兴奋剂的品种应注明"运动员应在医师指导下使用"。对于是否用于孕妇、哺乳期妇女、儿童、老人等特殊人群尚不明确的，必须注明相应人群应在医师指导下使用。如有与中医理论有关的证候、配伍、饮食等注意事项，应在该项下列出。中药和化学药品组成的复方制剂，应注明××（化学药品通用名称），并列出成分中化学药品的相关内容及注意事项。国家药品监督管理部门公布的该药品注意事项内容不得删减。【注意事项】内容应采用加重字体印刷。

预防用生物制品列出使用的各种注意事项。以特殊接种途径进行免疫的制品，应明确接种途径，如注明"严禁皮下或肌内注射"。使用前检查包装容器、标签、外观、有效期是否符合要求。还包括疫苗包装容器开启时，对制品使用的要求（如需振摇），冻干制品的重溶时间等。疫苗开启后应在规定的时间内使用，以及由于接种该制品而出现的紧急情况的应急处理办法等。减毒活疫苗还需在该项下注明：本品为减毒活疫苗，不推荐在该疾病流行季节使用。

（14）【孕妇及哺乳期妇女用药】（仅处方药有此项） 着重说明该药品对妊娠、分娩及哺乳期母婴的影响，并写明可否应用本品及用药注意事项。未进行该项实验且无可靠参考文献的，应当在该项下予以说明。如中成药未进行该项相关研究，可不列此项。如有该人群用药需注意的内容，应在【注意事项】项下予以说明。

（15）【儿童用药】（仅处方药有此项） 主要包括儿童由于生长发育的关系而对于该药品在药理、毒理或药代动力学方面与成人的差异，并写明可否应用本品及用药注意事项。未进行该项实验且无可靠参考文献的，应当在该项下予以说明。如中成药进行过该项相关研究，应说明儿童患者可否应用该药品，可应用者应说明用药须注意的事项。如未进行该项相关研究，可不列此项。如有该人群用药需注意的内容，应在【注意事项】项下予以说明。

（16）【老年用药】（仅处方药有此项） 主要包括老年人由于机体各种功能衰退的关系而对于该药品在药理、毒理或药代动力学方面与成人的差异，并写明可否应用本品及用药注意事项。未进行该项试验且无可靠参考文献的，应当在该项下予以说明。如中成药进行过该项相关研究，应对老年患者使用该药品的特殊情况予以说明，包括使用限制、特定监护需要、与老年患者用药相关的危险性，以及其他与用药有关的安全性和有效性的信息。如未进行该项相关研究，可不列此项。如有该人群用药需注意的内容，应在【注意事项】项下予以说明。

（17）【药物相互作用】　化学药品处方药应列出与该药产生相互作用的药品或者药品类别，并说明相互作用的结果及合并用药的注意事项。未进行该项实验且无可靠参考文献的，应当在该项下予以说明。

中成药处方药如进行过该项相关研究，应详细说明哪些或哪类药物与本药品产生相互作用，并说明相互作用的结果。如未进行该项相关研究，可不列此项，但注射剂除外，注射剂必须以"尚无本品与其他药物相互作用的信息"来表述。

非处方药应列出与该药产生相互作用的药物及合并用药的注意事项。未进行该项实验且无可靠参考文献的，应当在该项下予以说明。必须注明"如与其他药物同时使用可能会发生药物相互作用，详情请咨询医师或药师"。

（18）【药物过量】（仅化学药品和治疗用生物制品有此项）　详细列出过量应用该药品可能发生的毒性反应、剂量及处理方法，未进行该项实验且无可靠参考文献内，应当在该项下予以说明。

（19）【临床试验】（仅处方药具有）

① 化学药。为本品临床试验概述，应当准确、客观地进行描述。包括临床试验的给药方法、研究对象、主要观察指标、临床试验的结果包括不良反应等。没有进行临床试验的药品不书写该项内容。

② 中成药。对于 2006 年 7 月 1 日之前批准注册的中药、天然药物，如在申请药品注册时经国家药品监督管理部门批准进行过临床试验的应当描述为"本品于××××年经批准进行过临床试验"。对于 2006 年 7 月 1 日之后批准注册的中药、天然药物，如申请药品注册时，经国家药品监督管理部门批准进行过临床试验的，应描述该药品临床试验的概况，包括研究对象、给药方法、主要观察指标、有效性和安全性结果等。未按规定进行过临床试验的，可不列此项。

（20）【药理毒理】（仅处方药具有）　化学药包括药理作用和毒理研究两部分内容。药理作用为临床药理中药物对人体作用的有关信息，也可列出与临床适应证有关或有助于阐述临床药理作用的体外试验和（或）动物实验的结果。复方制剂的药理作用可以为每一组成成分的药理作用。毒理研究所涉及的内容是指与临床应用相关，有助于判断药物临床安全性的非临床毒理研究结果。应当描述动物所属类型，给药方法（剂量、给药周期、给药途径）和主要毒性表现等重要信息。复方制剂的毒理研究内容应当尽量包括复方给药的毒理研究结果，若无该信息，应当写入单药的相关毒理内容。未进行该项实验且无可靠参考文献的，应当在该项下予以说明。

中成药申请药品注册时，按规定进行过系统相关研究的，应列出药理作用和毒理研究两部分内容。药理作用是指非临床药试验结果，应分别列出与已明确的临床疗效密切相关的主要药效和试验结果。毒理研究是指非临床安全性试验结果，应分别列出主要毒理试验结果。未进行相关研究的，可不列此项。

（21）【药代动力学】（仅处方药具有）　化学药应当包括药物在体内吸收、分布、代谢和排泄的全过程及其主要的药代动力学参数，以及特殊人群的药代动力学参数或特征。说明药物是否通过乳汁分泌、是否通过胎盘屏障及血脑屏障等。应以人体临床试验结果为主，如缺乏人体临床试验结果，可列出非临床试验的结果，并加以说明。未进行该项实验且无可靠参考文献的，应当在该项下予以说明。

中成药包括药物在体内的吸收、分布、代谢和排泄过程以及药代动力学的相关参数，一般应以人体临床试验结果为主，如缺乏人体临床试验结果，可列出非临床试验结果，并加以说明。未进行相关研究的，可不列此项。

(22)【储藏】　应与国家批准的该品种药品标准【储藏】项下的内容一致。需要注明具体温度的，应按《中国药典》中的要求进行标注。如：置阴凉处（不超过20℃）。有特殊要求的应注明相应温度。生物制品应当同时注明制品保存和运输的环境条件，特别应明确具体温度。

(23)【包装】　包括直接接触药品的包装材料和容器及包装规格，并按该顺序表述。包装规格一般是指上市销售的最小包装的规格。

(24)【有效期】　有效期应以月为单位描述，可以表述为：××个月（×用阿拉伯数字表示）。

(25)【执行标准】　应列出目前执行的国家药品标准的名称、版本及编号，或名称及版本，或名称及编号。如《中国药典》2015年版二部；或者药品标准编号，如 WS-10001(HD-0001)-2002。

(26)【批准文号】　是指国家批准该药品的药品批准文号、进口药品注册证号或者医药产品注册证号。麻醉药品、精神药品、蛋白同化制剂和肽类激素还需注明药品准许证号。

(27)【生产企业】　国产药品该项应当与《药品生产许可证》载明的内容一致，进口药品应当与提供的政府证明文件一致。按下列方式列出。

企业名称：
生产地址：
邮政编码：
电话号码：（须标明区号）
传真号码：（须标明区号）
网址：（如无网址可不写，此项不保留）
如有问题可与生产企业联系。
注：该内容必须标注，并采用加重字体印刷在【生产企业】项后。

考考你

一、单选题

1. 下列药品有效期标注格式，错误的是（　　　）。

A. 有效期至××/××/××××

B. 有效期至××××年××月××日

C. 有效期至××××××

D. 有效期至×××/××/××

2. 药品说明书中应当列出所用的全部辅料名称的是（　　　）。

A. 中成药　B. 处方药　C. 抗生素　D. 非处方药

3. 药品内标签可以不标注（　　　）。

A. 药品通用名称　B. 批准文号　C. 产品批号　D. 有效期

4. 说明书【药品名称】项中内容及排列顺序的要求是（　　　）。

A. 只需要列明通用名称和英文名称

B. 只需要注明通用名称和汉语拼音

C. 应按通用名称、商品名称、英文名称、汉语拼音顺序排列

D. 应按通用名称、拉丁名称、商品名称、汉语拼音顺序排列

5. 一般不在说明书【注意事项】中说明的是（　　）。

A. 需要慎重的情况　　　　　　　B. 影响药物疗效的因素

C. 禁止应用该药品的疾病情况　　D. 用药过程中需观察的情况

【答案】1. A　2. D　3. B　4. C　5. C

二、配伍题

A. 有效期至 2016/31/08

B. 有效期至 2016 年 08 月

C. 有效期至 2016 年 09 月

D. 有效期至 2016.09.01

1. 某药品的生产批号为 140031，生产日期为 2014 年 9 月 1 日，有效期为 2 年，其有效期可以标注为（　　）。

2. 某药品的生产批号为 140051，生产日期为 2014 年 9 月 20 日，有效期为 2 年，其有效期可以标注为（　　）。

【答案】1. B　2. B

第四节　药品安全

导入案例

2016 年 3 月 11 日，山东省济南市公安局食品药品与环境犯罪侦查支队二大队副大队长翟金亮告诉澎湃新闻，2010 年以来，庞某卫与其医科学校毕业的女儿孙某，从上线疫苗批发企业人员及其他非法经营者处非法购进 25 种儿童、成人用二类疫苗，未经严格冷链存储运输销往全国 18 个省市，涉案金额达 5.7 亿元。

落网时，庞某卫在租住屋内还在通过网络联系"生意"，其女正在囤放疫苗的仓库分装疫苗，准备给下线发货。

该起特大非法经营人用疫苗案，因涉及地方众多、社会危害性极大，被公安部、国家食药监总局列为督办案件，且入选 2015 年度公安部打击食品药品犯罪十大典型案例。

据济南警方介绍，庞某卫所贩卖疫苗虽然是正规疫苗生产厂家生产的，但其未按规定进行冷链存储和运输，部分属于临期疫苗，流通过程中存在过期、变质的风险。

办案民警陈波向澎湃新闻回忆，抓捕庞某卫母女当天下着小雨，气温比平时低好几摄氏度。但囤放疫苗的仓库内温度计显示室温已接近 14℃，"按规定，疫苗存储运输要求在 2～8℃，仓库温度已经高出很多"。

警方发现，在该仓库内有两台用来冻冰块的冰柜。庞某卫将整件的疫苗未经冷藏裸放在仓库内，向下线发货时，用泡沫箱将疫苗配货分装，放入冰块，包裹好后通过快递公司发往全国各地。

在北京大学医学部免疫学系副主任王月丹看来，庞某卫这样贩卖疫苗等于是在"杀人"。

王月丹向澎湃新闻表示，接种未经 2～8℃存储冷链运输的疫苗或过期疫苗，首要风险是无效免疫，例如狂犬病这类致命性传染病，本可通过接种疫苗免疫来避免死亡，但接种问题疫苗导致免疫无效，接种者可能会感染发病死亡。

此前国内曾发生过接种狂犬病疫苗免疫无效导致接种者死亡的事件。

2014 年 7 月，安徽省无为县 5 位村民在接种狂犬病疫苗后，狂犬病病毒抗体仍为阴性，未达到免疫效果，其中一位 63 岁村民在一个月后因患狂犬病死亡。

一、药品安全与药品风险

民以食为天，药以安为先，这深刻道出了食品药品对人类生存发展的重要性。药品作为一种特殊的商品，直接关系着人民群众的身体健康和生命安全，确保药品安全就是最大的民生。近几年的"齐二药"事件、欣弗药品不良事件、乌苏里江双黄连注射液致死事故等，不仅表明了药品安全方面存在很多问题，更重要的是对人民的生命造成了损失。

药品安全风险为人们使用药品后，产生能引起人体生理与生化机能紊乱等有害反应的可能性，以及损害发生的严重性。药品安全风险客观存在，这主要是由于药品具有两重性，一方面可以防病治病，另一方面也可能引起不良反应，使用不当会危害人体健康。任何药品的安全性都是相对的，药品本身就具有不可避免的安全风险。

1. 药品安全风险的特点、分类

药品安全风险大致有以下几方面特点。

① 复杂性。一方面，药品安全风险存在于药品生命周期的各个环节，受多种因素影响，任何一个环节出现问题，都会破坏整个药品安全链；另一方面，药品安全风险主体多样化，即风险的承担主体不只是患者，还包括药品生产者、经营者、医生等。

② 不可预见性。由于受限于当代的认识水平与人体免疫系统的个体差异，以及有些药品存在蓄积毒性的特点，药品的风险往往难以预计。

③ 不可避免性。由于人类对药品认识的局限性，药品不良反应往往会伴随着治疗作用不可避免地发生，这也是人们必须要承担的药物负面作用。

药品安全风险可分为自然风险和人为风险。

自然风险，又称"必须风险""固有风险"，是药品的内在属性，属于药品设计风险。

人为风险，属于"偶然风险"范畴，属于药品的制造风险和使用风险，主要来源于不合理用药、用药差错、药品质量问题、政策制度设计及管理导致的风险，是我国药品安全风险的关键因素。

2. 药品安全风险管理的主要措施

加强药品安全风险管理可以从三个方面着手。

首先，需要健全药品安全监管的各项法律法规。现有的对药品上市前的注册审评，药品上市后的不良反应监测，以及对存在安全隐患的药品实行召回，对已上市药品进行再评价等法律法规，是我国药品安全风险管理的法律基础。

其次，要完善药品安全监管的相关组织体系建设。目前国家食品药品监督管理总局下设有药品化妆品注册管理司、药品化妆品监管司、药品评价中心、药品不良反应监测中心等机构，形成了我国药品安全监管的行政和技术支撑体系。

最后，要加强药品研制、生产、经营、使用环节的管理。

我国药品安全管理的目标任务如下。为进一步提高我国药品安全水平，国务院发布了《国家药品安全"十二五"规划》。

（1）总体目标　经过5年努力，药品标准和药品质量大幅提高，药品监管体系进一步完善，药品研制、生产、流通秩序和使用行为进一步规范，药品安全保障能力整体接近国际先进水平，药品安全水平和人民群众用药安全满意度显著提升。

（2）规划指标　全部化学药品、生物制品标准达到或接近国际标准，中药标准主导国际标准制定。医疗器械采用国际标准的比例达到90％以上。

2007年修订的《药品注册管理办法》施行前批准生产的仿制药中，国家基本药物和临床常用药品质量达到国际先进水平。

药品生产100％符合2010年修订的《药品生产质量管理规范》要求；无菌和植入性医疗器械生产100％符合《医疗器械生产质量管理规范》要求。

药品经营100％符合《药品经营质量管理规范》要求。

新开办零售药店均配备执业药师。2015年零售药店和医院药全部实现营业时有执业药师指导合理用药。

二、假劣药与生产销售假劣药的法律责任

生产、销售假药、劣药的行为具有严重的社会危害性，可能为此承担行政责任乃至刑事责任。从事药品生产、经营和使用的单位和个人等都可能成为此类行为的违法主体。

《中华人民共和国刑法》《中华人民共和国刑法修正案（九）》《中华人民共和国药品管理法》《中华人民共和国药品管理法实施条例》及最高人民法院、最高人民检察院的司法解释中，对于生产、销售假药、劣药应当承担的法律责任均有明确规定。

（一）假药

1. 假药的认定

（1）有下列情形之一的，为假药：

① 药品所含成分与国家药品标准规定的成分不符的；

② 以非药品冒充药品或者以其他药品冒充此种药品的。

（2）有下列情形之一的药品，按假药论处：

① 国务院药品监督管理部门规定禁止使用的；

② 依照本法（《药品管理法》，下同）必须批准而未经批准生产、进口，或者依照本法必须检验而未经检验即销售的；

③ 变质的；

④ 被污染的；

⑤ 使用依照本法必须取得批准文号而未取得批准文号的原料药生产的；

⑥ 所标明的适应证或者功能主治超出规定范围的。

擅自委托或者接受委托生产药品的，对委托方和受托方均依照生产、销售假药的法律责任给予处罚。

2. 生产、销售假药的行政责任

（1）单位承担的行政责任　生产、销售假药的，没收违法生产、销售的药品和违法所得，并处违法生产、销售药品货值金额二倍以上五倍以下的罚款；有药品批准证明文件的予以撤销，并责令停产、停业整顿；情节严重的，吊销《药品生产许可证》《药品经营许可证》

或者《医疗机构制剂许可证》。

（2）相关人员承担的行政责任　根据《药品管理法》第七十五条的规定，从事生产、销售假药的企业或者其他单位，其直接负责的主管人员和其他直接责任人员十年内不得从事药品生产、经营活动。

（3）从重处罚的情节　生产、销售假药，有下列行为之一的，从重处罚：

① 以麻醉药品、精神药品、医疗用毒性药品、放射性药品冒充其他药品，或者以其他药品冒充上述药品的；

② 生产、销售以孕产妇、婴幼儿及儿童为主要使用对象的假药的；

③ 生产、销售的生物制品、血液制品属于假药的；

④ 生产、销售假药，造成人员伤害后果的；

⑤ 生产、销售假药，经处理后重犯的；

⑥ 拒绝、逃避监督检查，或者伪造、销毁、隐匿有关证据材料的，或者擅自动用查封、扣押物品的。

3. 生产、销售假药的刑事责任

《刑法》第一百四十一条规定，生产、销售假药的，处三年以下有期徒刑或者拘役，并处罚金；对人体健康造成严重危害或者有其他严重情节的，处三年以上十年以下有期徒刑，并处罚金；致人死亡或者有其他特别严重情节的，处十年以上有期徒刑、无期徒刑或者死刑，并处罚金或者没收财产。

根据最高人民法院、最高人民检察院 2014 年 11 月 3 日发布的《关于办理危害药品安全刑事案件适用法律若干问题的解释》（法释〔2014〕14 号）的规定，生产、销售假药，具有下列情形之一的，应当认定为"对人体健康造成严重危害"：

① 造成轻伤或者重伤的；

② 造成轻度残疾或者中度残疾的；

③ 造成器官组织损伤导致一般功能障碍或者严重功能障碍的；

④ 其他对人体健康造成严重危害的情形。

生产、销售假药，具有下列情形之一的，应当认定为有"其他严重情节"：

① 造成较大突发公共卫生事件的；

② 生产、销售金额二十万元以上不满五十万元的；

③ 生产、销售金额十万元以上不满二十万元，并具有本解释第一条规定的应当酌定从重处罚情形之一的；

④ 根据生产、销售的时间、数量、假药种类等，应当认定为情节严重的。

生产、销售假药，具有下列情形之一的，应当认定为有"其他特殊严重情节"：

① 致人重度残疾的；

② 造成三人以上重伤、中度残疾或者器官组织损伤导致严重功能障碍的；

③ 造成五人以上轻度残疾或者器官组织损伤导致一般功能障碍的；

④ 造成十人以上轻伤的；

⑤ 造成重大、特别重大突发公共卫生事件的；

⑥ 生产、销售金额五十万元以上的；

⑦ 生产、销售金额二十万元以上不满五十万元，并具有本解释第一条规定的应当酌定从重处罚情形之一的；

⑧ 根据生产、销售的时间、数量、假药种类等，应当认定为情节特别严重的。

（二）劣药

1. 劣药的认定

药品成分的含量不符合国家药品标准的，为劣药。

有下列情形之一的药品，按劣药论处：

① 未标明有效期或者更改有效期的；

② 不注明或者更改生产批号的；

③ 超过有效期的；

④ 直接接触药品的包装材料和容器未经批准的；

⑤ 擅自添加着色剂、防腐剂、香料、矫味剂及辅料的；

⑥ 其他不符合药品标准规定的。

根据《药品管理法实施条例》第七十一条的规定，按照生产劣药论处的行为还包括：

① 生产没有国家药品标准的中药饮片，不符合省、自治区、直辖市人民政府药品监督管理部门制定的炮制规范的；

② 医疗机构不按照省、自治区、直辖市人民政府药品监督管理部门批准的标准配制制剂的。

2. 生产、销售劣药的行政责任

（1）单位承担的行政责任　生产、销售劣药的，没收违法生产、销售的药品和违法所得，并处违法生产、销售药品货值金额一倍以上三倍以下的罚款；情节严重的，责令停产、停业整顿或者撤销药品批准证明文件，吊销《药品生产许可证》《药品经营许可证》或者《医疗机构制剂许可证》。

（2）个人承担的行政责任　根据《药品管理法》第七十五条的规定，从事生产、销售劣药情节严重的企业或者其他单位，其直接负责的主管人员和其他直接责任人员十年内不得从事药品生产、经营活动。

（3）从重处罚的情节　根据《药品管理法实施条例》第七十九条的规定，生产、销售劣药，有下列行为之一的，由药品监督管理部门在《药品管理法》和《药品管理法实施条例》规定的处罚幅度内从重处罚：

① 生产、销售以孕产妇、婴幼儿及儿童为主要使用对象的劣药的；

② 生产、销售的生物制品、血液制品属于劣药的；

③ 生产、销售劣药，造成人员伤害后果的；

④ 生产、销售劣药，经处理后重犯的；

⑤ 拒绝、逃避监督检查，或者伪造、销毁、隐匿有关证据材料的，或者擅自动用查封、扣押物品的。

3. 生产、销售劣药的刑事责任

《刑法》第一百四十二条规定，生产、销售劣药，对人体健康造成严重危害的，处三年以上十年以下有期徒刑，并处销售金额百分之五十以上二倍以下罚金；后果特别严重的，处十年以上有期徒刑或者无期徒刑，并处销售金额百分之五十以上二倍以下罚金或者没收财产。

具有下列情形之一的，应当认定为"对人体健康造成严重危害"：

① 造成轻伤或者重伤的；

② 造成轻度残疾或者中度残疾的；

③ 造成器官组织损伤导致一般功能障碍或者严重功能障碍的；

④ 其他对人体健康造成严重危害的情形。

4. 为生产、销售假、劣药品提供运输、保管、仓储等便利条件的主体应承担的法律责任

根据《药品管理法》第七十六条规定，知道或者应当知道属于假劣药品而为其提供运输、保管、仓储等便利条件的，没收全部运输、保管、仓储的收入，并处违法收入百分之五十以上三倍以下的罚款；构成犯罪的，依法追究刑事责任。

技能实训

在一个研讨班上，学员对假劣药情形、使用法律和法律责任展开了讨论。讨论的情形主要包括四个：

一是采用多加矫味剂生产儿童退热药；

二是多加药用淀粉少用主药生产降压药；

三是部分药品超过有效期；

四是某抗菌药物的外包装上标示的适应证与批准的药品说明书中适应证表述不一致，其外包装上添加了可以用于治疗前列腺炎的二线用药的适应证等。

单选题

1. 上述信息中所指的四种情形，应按假药或假药论处的是（　）。

A. 多加矫味剂生产儿童退热药

B. 多加药用淀粉生产降压药

C. 药品超过有效期

D. 外包装上标示的适应证超过批准的说明书内容的

2. 上述信息中所指的生产假劣药情形，属于在处罚幅度内从重处罚的是（　　）。

A. 多加药用淀粉生产降压药

B. 药品超过有效期

C. 外包装上标示的适应证超过批准的说明书内容的

D. 多加矫味剂生产儿童退热药

3. 针对第四种情形，如果所在企业生产金额达到 100 余万元，已经销售金额达到 15 万元，但尚未造成人员的伤害和死亡，应该认定为（　　）。

A. 足以危害人体健康

B. 其他特别严重情节

C. 对人体健康造成严重危害

D. 其他严重情节

4. 针对第四种情形，如果所在的药品生产企业生产金额达到 100 余万元，已经销售金额达到 15 万元，但尚未造成人员的伤害和死亡，关于企业和相关责任人法律责任的说法，错误的是（　　）。

A. 药品监督管理部门应吊销所在企业的《药品生产许可证》

B. 本案属于单位犯罪，单位负刑事责任，直接责任人员只需承担行政责任

C. 本案应移交公安机关，追究刑事责任

D. 本案中直接负责的主管人员和其他直接责任人员的刑事责任是"处 10 年以上有期徒刑、无期徒刑或者死刑，并处罚金或者没收财产"

【答案】1. D　2. D　3. B　4. B

考考你

一、单选题

1、某药厂生产的参麦注射液被微生物污染，该药品应（　　）。

A. 确认为假药　　B. 确认为劣药

C. 按假药论处　　D. 按劣药论处

2. 某医疗机构使用的盐酸林可霉素注射液澄明度不符合规定，该药品应（　　）。

A. 确认为假药　　B. 确认为劣药

C. 按假药论处　　D. 按劣药论处

3. 下列情形应按假药论处的是（　　）。

A. 在适应证项下删除"治疗感冒引发的鼻塞"的表述

B. 生产批号"110324"改为"110328"

C. 以淀粉片冒充感冒片

D. 片剂外表霉迹斑斑

4. 应认定为"对人体健康造成严重危害"的是（　　）。

A. 生产、销售假药，以孕产妇、婴幼儿、儿童或者危重病人为主要使用对象的

B. 生产、销售假药，依照国家药品标准不应含有有毒有害物质而含有的

C. 生产、销售的假药被使用后，造成重度残疾、10人以上轻伤的

D. 生产、销售的假药被使用后，造成轻度残疾、中度残疾的

5. 生产、销售假药，对人体健康造成严重危害的（　　）。

A. 处3年以下有期徒刑或者拘役，并处或单处罚金

B. 处3年以上10年以下有期徒刑，并处罚金

C. 处10年以上有期徒刑、无期徒刑或者死刑，并处罚金

D. 处2年以下有期徒刑或者拘役，并处或单处罚金

【答案】1. C　2. D　3. D　4. D　5. B

二、多选题

药品监督管理部门应在规定的处罚幅度内从重处罚的有（　　）。

A. 以维生素C注射液冒充哌替啶注射液

B. 生产销售含量为0.02％的白蛋白注射液

C. 销售已过有效期的板蓝根颗粒

D. 生产以淀粉为原料的幼儿补钙颗粒

【答案】ABD

三、药品不良反应

知识拓展

2012年6月的一天，陈某某的妻子张某某因感冒不适独自到连云港第一人民医院就诊，医生开出了包括复方氨基比林针在内的处方。用药后，张某某开始咽喉疼痛、口腔化脓，手足口全面出疹。

当医生欲第三次开出复方氨基比林处方时，未被张某某采纳。毕业于中国药科大学药物

学专业的陈某某开始对氨基比林产生怀疑。果然，后经过皮肤科医生及眼科专家会诊，认为是由复方氨基比林造成的重症多形红斑型药疹。

但此时，陈某某妻子的身体状况已经急剧恶化，全身皮肤开始大面积脱落，咽喉、食管、呼吸系统损毁，直至视力丧失。曾休克濒临死亡，经过两个月的治疗，张某某脱离了生命危险，但容貌和视力的损毁被认为难以逆转。

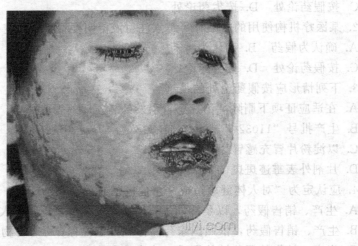

重症多形红斑型药疹

1. 药品不良反应的界定和分类

（1）WHO对药品不良反应的定义　WHO对药品不良反应的定义是：人们为了预防、诊断、治疗疾病，或为了调整生理功能，正常地使用药物而发生的任何有害的、非预期的反应。

（2）我国与药品不良反应相关的定义　新修订的《药品不良反应报告和监测管理办法》对药品不良反应及其相关术语作了如下定义。

① 药品不良反应是指合格药品在正常用法用量下出现的与用药目的无关的有害反应。

② 严重药品不良反应是指因使用药品引起以下损害情形之一的反应：导致死亡；危及生命；致癌、致畸、致出生缺陷；导致显著的或者永久的人体伤残或者器官功能的损伤；导致住院或者住院时间延长；导致其他重要医学事件，如不进行治疗可能出现上述所列情况的。

③ 新的药品不良反应是指药品说明书中未载明的不良反应。说明书中已有描述，但不良反应发生的性质、程度、后果或者频率与说明书描述不一致或者更严重的，按照新的药品不良反应处理。

④ 药品群体不良事件是指同一药品在使用过程中，在相对集中的时间、区域内，对一定数量人群的身体健康或者生命安全造成损害或者威胁，需要予以紧急处置的事件。药品不良事件不同于药品不良反应，它通常指药品作用于机体，除发挥治疗功效外，有时还会产生某些与药品治疗目的无关的对人体有损害的反应，它不以"合格药品"为前提条件。

2. 药品不良反应报告主体、报告范围、监督主体

药品生产企业（包括进口药品的境外制药厂商）、经营企业和医疗机构是我国药品不良反应报告制度的法定报告主体，应当建立药品不良反应报告和监测管理制度。药品生产企业应当设立专门机构并配备专职人员，药品经营企业和医疗机构应当设立或者指定机构并配备

专（兼）职人员，承担本单位的药品不良反应报告和监测工作。

我国药品不良反应的报告范围：新药监测期内的国产药品或首次获准进口 5 年以内的进口药品应报告所有不良反应；其他国产药品和首次获准进口 5 年以上的进口药品，报告新的和严重的不良反应。

国家食品药品监督管理部门主管全国药品不良反应报告和监测工作，地方各级药品监督管理部门主管本行政区域内的药品不良反应报告和监测工作。各级卫生行政部门负责本行政区域内医疗机构与实施药品不良反应报告制度有关的管理工作。

各级药品不良反应监测机构应当对本行政区域内的药品不良反应报告和监测资料进行评价和管理。

考考你

单选题

1. 根据《药品不良反应报告和监测管理办法》，药品生产企业应开展药品不良反应重点监测的品种不包括（　　）。

A. 新药监测期内的药品

B. 首次进口 5 年内的药品

C. 省级以上药品监督管理部门要求的特定药品

D. 国家基本药物目录中的药品

2. 应按照规定报告所发现的药品不良反应的机构不包括（　　）。

A. 药品研发机构　　B. 药品生产企业

C. 药品经营企业　　D. 医疗机构

【答案】1. D　2. A

3. 药品不良反应的评价与控制

（1）药品生产企业对药品不良反应的评价与控制　药品生产企业应当对收集到的药品不良反应报告和监测资料进行分析、评价，并主动开展药品安全性研究。对已确认发生严重不良反应的药品，应当通过各种有效途径将药品不良反应、合理用药信息及时告知医务人员、患者和公众；采取修改标签和说明书，暂停生产、销售、使用和召回等措施，减少和防止药品不良反应的发生。对不良反应大的药品，应当主动申请注销其批准证明文件。

（2）药品不良反应监测机构对药品不良反应的评价与控制　省级药品不良反应监测机构应当每季度对收到的药品不良反应报告进行综合分析，提取需要关注的安全性信息，并进行评价，提出风险管理建议，及时报省级药品监督管理部门、卫生行政部门和国家药品不良反应监测中心。省级以上药品不良反应监测机构根据分析评价工作需要，可以要求药品生产、经营企业和医疗机构提供相关资料，相关单位应当积极配合。

省级药品监督管理部门根据分析评价结果，可以采取暂停生产、销售、使用和召回药品等措施，并监督检查，同时将采取的措施通报同级卫生行政部门。

国家药品不良反应监测中心应当每季度对收到的严重药品不良反应报告进行综合分析，提取需要关注的安全性信息，并进行评价，提出风险管理建议，及时报国家食品药品监督管理部门和卫生行政部门。国家食品药品监督管理部门根据药品分析评价结果，可以要求企业开展药品安全性、有效性相关研究。必要时，应当采取责令修改药品说明书，暂停生产、销售、使用和召回药品等措施，对不良反应大的药品，应当撤销药品批准证明文件，并将有关措施及时通报卫生部。

考考你

一、单选题

1. 根据《药品不良反应报告和监测管理办法》，药品生产、经营、使用单位中应当设立专业机构并有专职人员（不得兼职）负责本单位不良反应报告和监测管理工作的是（   ）。

A. 药品批发企业

B. 药品零售企业

C. 药品生产企业

D. 医疗机构

2. 国家药品不良反应监测中心报告，某省药品生产企业生产的某药品疗效不确切，不良反应大，对该药品应当（   ）。

A. 按假药处理

B. 按劣药处理

C. 撤销其药品批准文号

D. 已上市的药品可以继续销售

【答案】1. C 2. C

二、配伍题

A. 首次进口 5 年以内的进口药品

B. 已受理注册申请的新药

C. 已过新药检测期的国产药品

D. 处于Ⅲ期临床试验的药物

1. 根据《药品不良反应报告和监测管理办法》，应报告所有不良反应的是（   ）。

2. 根据《药品不良反应报告和监测管理办法》，应报告新的和严重的不良反应的是（   ）。

【答案】1. A 2. C

四、药品召回

1. 药品召回的由来与意义

召回的药品是指存在安全隐患的药品，即发现有可能对健康带来危害的药品。药品召回可以有效降低缺陷药品所导致的风险，最大限度保障公众用药安全；还可降低行政执法成本，简化由严重药品不良反应造成的复杂经济纠纷，降低可能发生的更大数额的赔偿；同时维护了企业的良好形象，维护消费者对企业的信赖，为广大消费者安全用药建立了一道保护屏障。除企业实施召回外，为确保药品召回的效果，需要监管部门的指导和监督，也需要公众的参与。

《药品召回管理办法》（局令第 29 号）的发布，标志我国药品召回制度正式开始实施。

2. 药品召回的有关概念

（1）定义 药品召回是指药品生产企业，包括进口药品的境外制药厂商，按照规定程序收回已上市销售的存在安全隐患的药品，已经确认为假药劣药的，不适用召回程序。

安全隐患是指由于研发、生产等原因可能使药品具有的危及人体健康和生命安全的不合理危险。

（2）药品召回分类

① 主动召回。是指药品生产企业对收集的信息进行分析，对可能存在安全隐患的药品进行调查评估，发现药品存在安全隐患的，由该药品生产企业决定召回。

② 责令召回。是指药品监管部门经过调查评估，认为存在安全隐患，药品生产企业应当召回药品而未主动召回的，责成药品生产企业召回药品。必要时，药品监督管理部门可要求药品生产企业、经营企业和使用单位立即停止销售和使用该药品。

（3）药品召回分级 根据药品安全隐患的严重程度，药品召回分为三级：对使用该药品可能引起严重健康危害的实施一级召回；对使用该药品可能引起暂时的或者可逆的健康危害的实施二级召回；对使用该药品一般不会引起健康危害，但由于其他原因需要收回的实施三级召回。

3. 药品生产企业、药品经营企业和使用单位的义务

（1）药品召回的责任主体 药品生产企业是药品召回的责任主体。药品生产企业应当保存完整的购销记录，建立和完善药品召回制度，收集药品安全的相关信息，对可能具有安全隐患的药品进行调查、评估，召回存在安全隐患的药品。

进口药品的境外制药厂商与境内药品生产企业一样也是药品召回的责任主体，履行相同的义务。进口药品需要在境内进行召回的，由进口的企业负责具体实施。

（2）销售与使用单位的职责 药品经营企业、使用单位发现其经营、使用的药品存在安全隐患的，应当立即停止销售或者使用该药品，通知药品生产企业或者供货商，并向药品监督管理部门报告。药品经营企业和使用单位应当建立和保存完整的购销记录保证销售药品的可溯源性。

在药品生产企业实施药品召回时，药品经营企业、使用单位应当协助药品生产企业履行召回义务，按照召回计划的要求及时传达、反馈药品召回信息，控制和收回存在安全隐患的药品。

4. 主动召回和责令召回

（1）主动召回

① 生产企业药品召回的时间规定。药品生产企业在作出药品召回决定后，应当制订召回计划并组织实施。一级召回在 24 小时内，二级召回在 48 小时内，三级召回在 72 小时内，通知到有关药品经营企业、使用单位停止销售和使用，同时向所在地省级药品监督管理部门报告。

药品生产企业在启动药品召回后，一级召回在 1 日内，二级召回在 3 日内，三级召回在 7 日内，应当将调查评估报告和召回计划提交给所在地省级药品监督管理部门备案。省级药品监督管理部门应当将收到的一级药品召回的调查评估报告和召回计划报告国家药品监督管理部门。

药品生产企业在实施召回的过程中，一级召回每日，二级召回每 3 日，三级召回每 7 日，向所在地省级药品监督管理部门报告药品召回进展情况。

② 药品调查评估报告。调查评估报告内容包括：a. 召回药品的具体情况，包括名称、批次等药品信息；b. 实施召回的原因；c. 调查评估结果；d. 召回分级。

③ 召回计划。召回计划的主要内容包括：a. 药品生产销售情况及拟召回的数量（一级销售明细单）；b. 召回措施的具体内容（包括实施的组织、召回的范围和时限等）；c. 召回

信息的公布途径与范围（企业对外网站、报纸、电台、电视等媒体）；d. 召回的预期效果（根据拟召回与可召回比例得出，部分/基本/彻底消除安全隐患）；e. 药品召回后的处理措施（如外包装不符合标准要求的，可经重新检验，确认符合质量标准后，进行返工；药品浓度、纯度等内在质量不符合药品质量标准的，应当在药品监督管理部门监督下销毁）；f. 联系人的姓名及联系方式（为实现有效召回，对于全国范围性的召回，可提供各省或主要地区的召回联系人及联系方式）。

④ 召回的监管。省级药品监督管理部门可以根据实际情况组织专家对药品生产企业提交的召回计划进行评估，认为药品生产企业所采取的措施不能有效消除安全隐患的，可以要求药品生产企业采取扩大召回范围、缩短召回时间等更为有效的措施。

药品生产企业对召回药品的处理应当有详细的记录，并向药品生产企业所在地省级药品监督管理部门报告。必须销毁的药品，应当在药品监督管理部门监督下销毁。

药品生产企业在召回完成后，应当对召回效果进行评价，向所在地省级药品监督管理部门提交药品召回总结报告。省级药品监督管理部门对报告进行审查，并对召回效果进行评价，必要时组织专家进行审查和评价。经过审查和评价，认为召回不彻底或者需要采取更为有效的措施的，药品监督管理部门应当要求药品生产企业重新召回或者扩大召回范围。

（2）责令召回

① 责令召回通知书。药品监督管理部门作出责令召回决定，应当将责令召回通知书送达药品生产企业，通知书包括以下内容：a. 召回药品的具体情况，包括名称、批次等基本信息；b. 实施召回的原因；c. 调查评估结果；d. 召回要求，包括范围和时限等。

② 召回的时间规定。药品生产企业被要求执行药品召回决定后，应当制订召回计划并组织实施。一级召回在 24 小时内，二级召回在 48 小时内，三级召回在 72 小时内，通知到有关药品经营企业、使用单位停止销售和使用，同时向所在地省级药品监督管理部门报告。

药品生产企业应当向药品监督管理部门报告药品召回的相关情况，进行召回药品的后续处理。药品监督管理部门应当对企业提交的药品召回总结报告进行审查，并对召回效果进行评价。经过审查和评价，认为召回不彻底或者需要采取更为有效的措施的，药品监督管理部门可以要求药品生产企业重新召回或者扩大召回范围。

5. 药品召回的监督管理

国家药品监督管理部门监督全国药品召回的管理工作。

召回药品的生产企业所在地省级药品监督管理部门负责药品召回的监督管理工作，其他省级药品监督管理部门应当配合、协助做好药品召回的有关工作。国家药品监督管理部门和省级药品监督管理部门应当建立药品召回信息公开制度，采用有效途径向社会公布存在安全隐患的药品信息和药品召回的情况。

药品监督管理部门对药品可能存在的安全隐患开展调查时，药品生产企业应当予以协助。药品经营企业、使用单位应当配合药品生产企业或者药品监督管理部门开展有关药品安全隐患的调查，提供有关资料。

药品监督管理部门对药品可能存在的安全隐患开展调查时，药品生产企业应当予以协助。药品经营企业、使用单位应当配合药品生产企业或者药品监督管理部门开展有关药品安全隐患的调查，提供有关资料。

━━━━━━ 技能实训 ━━━━━━

单选题

甲省乙医院经过招标，从丙医药公司采购丁药品生产企业生产的某注射液，在临床应用

过程中，发生死亡病例

1. 应制订召回计划并组织实施的主体是（　　）。

A. 甲省药品监督管理部门　B. 乙医院　C. 丙医药公司　D. 丁药品生产企业

2. 对该注射液应实施几级召回。（　　）

A. 一级召回　B. 二级召回　C. 三级召回　D. 四级召回

3. 作出召回决定后，向所在地省级药品监督管理部门报告的时限为（　　）。

A. 12 小时　B. 24 小时　C. 48 小时　D. 72 小时

4. 启动药品召回后，应当将调查评估报告和召回计划提交给所在地省级药品监督管理部门备案的时限为（　　）。

A. 1 日内　　B. 3 日内　C. 7 日内　D. 15 日内

5. 在实施召回的过程中，向所在地省级药品监督管理部门报告药品召回进展情况的频率为（　　）。

A. 每日　　B. 每 3 日　C. 每 7 日　D. 每 15 日

【答案】1. D　2. A　3. B　4. A　5. A

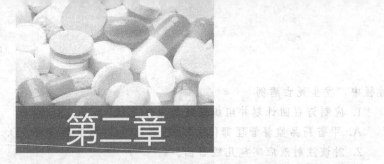

第二章

药品监督管理体制与法律体系

✏️ **知识目标：**掌握国家药品监督管理部门及相关卫生计生部门、发展改革宏观调控部门、人力资源和社会保障部门、工业和信息化管理部门、商务管理部门的职责；熟悉药品监督管理技术支撑机构的职责；了解地方药品监督管理部门的职责。

☆ **技能目标：**能根据药品监督管理部门的职责判断具体药事工作的管理部门。

⚙️ **素质目标：**培养学生法律、法规意识，自觉遵守相关规定，提高药事工作办事效率，降低药事实务时间成本。

第一节　药品监督管理机构

🔍 **导入案例**

2003年4月，某工商部门在日常执法时发现，辖区内袁某（个人）涉嫌无营业执照经营药品，该工商部门对袁某的药品进行了扣押。由于工商部门对扣押的药品质量不能鉴定，便请药品监督管理部门协助。药监部门在鉴定药品质量时，发现袁某经营药品未取得《药品经营许可证》。经进一步调查，袁某无证批发经营药品已长达5年之久。鉴于此种情况，药监部门向工商部门提出，此案应属于药监部门的查处范围。

案例分析：该案件涉及谁是案件行政处罚的实施主体。

一、我国药品监督管理的历史沿革

新中国成立后，药品管理工作开始起步。1950年卫生部成立了第一届中国药典编纂委员会，组织编印了第一部《中国药典》（1953年）。

1963年颁布了综合性药政管理行政法规《关于药政管理的若干规定》，对药厂进行了第一次全国范围的大整顿。改革开放以后，医药购销政策放开，生产流通体制逐步完善，外资进入医药领域，医药产业迅猛发展，我国政府职能也不断转变，先后进行了三次行政管理体制改革，组建了国家医药管理局等专业管理部门，出台了《药品管理法》等法律法规，逐步规范药品管理。

1998年，我国进行了第四次行政管理体制改革。此次改革的重要措施之一是，将原卫生部下属的药政管理局和原国家经贸委管理的医药管理局合并，组建国家药品监督管理局，为国务院直属机构，划入国家质量技术监督局承担的中西药质量监督管理职能，划入国家中医药管理局的中药流通监管职能，负责对药品（含医疗器械）研究、生产、流通、使用全过程的监督管理，药品集中统一监管体制正式建立。

2000年，国务院批转药品监督管理体制改革方案，明确省级以下药品监督管理机构实行垂直管理。省、自治区、直辖市药品监督管理局领导省级以下药品监督管理机构，履行法定的药品监督管理职能。省级和省级以下药品监督管理机构所属技术机构的设置，按照区域设置、重组联合的原则，统筹规划，合理布局。

2003年，继续围绕转变政府职能这个主题，我国进行了第五次行政管理体制改革。此次改革的重点之一是加强食品安全监管体制建设，在国家药品监督管理局的基础上组建国家食品药品监督管理局，为国务院直属机构，主要职责是继续行使药品监督管理职能，并负责对食品、保健食品、化妆品安全管理的综合监督和组织协调，依法组织开展对重大事故的查处。

2008年第十一届全国人民代表大会第一次会议审议通过的《关于国务院机构改革方案的说明》指出，食品药品直接关系人民群众的身体健康和生命安全，为进一步落实食品安全综合监督责任，理顺医疗管理和药品管理的关系，强化食品药品安全监管，这次改革明确由卫生部承担食品安全综合协调、组织查处食品安全重大事故的责任。同时将国家食品药品监督管理局改由卫生部管理，并相应对食品安全监管队伍进行整合。2008年11月，国务院办公厅印发了《关于调整省级以下食品药品监督管理体制有关问题的通知》（国办发〔2008〕123号），要求将食品药品监督管理机构省级以下垂直管理改为由地方政府分级管理，业务接受上级主管部门和同级卫生部门的组织指导和监督。

2013年，根据第十二届全国人民代表大会第一次会议批准的《国务院机构改革和职能转变方案》和《国务院关于机构设置的通知》（国发〔2013〕14号），设立国家食品药品监督管理总局，为国务院直属机构。2013年11月《中共中央关于全面深化改革若干重大问题的决定》提出，完善统一权威的食品药品安全监管机构，建立最严格的覆盖全过程的监管制度。各省（区、市）参照中央政府机构改革和设置要求，结合各地实际，先后对省以下食品药品监管部门的职责和管理体制进行了调整。

二、药品监督管理部门

1. 国家药品监督管理部门

根据《国家食品药品监督管理总局主要职责内设机构和人员编制的规定》（国办发〔2013〕24号），为加强食品药品监督管理，提高食品药品安全质量水平，将国务院食品安全委员会办公室的职责、国家食品药品监督管理局的职责、国家质量监督检验检疫总局的生产环节食品安全监督管理职责、国家工商行政管理总局的流通环节食品安全监督管理职责整合组建国家食品药品监督管理总局（China Food and Drug Administration，CFDA）。主要职责是，对生产、流通、消费环节的食品安全和药品的安全性、有效性实施统一监督管理等。将工商行政管理、质量技术监督部门相应的食品安全监督管理队伍和检验检测机构划转食品药品监督管理部门。保留国务院食品安全委员会，具体工作由国家食品药品监督管理总局承担。

国家食品药品监督管理总局加挂国务院食品安全委员会办公室牌子。不再保留国家食品药品监督管理局和单设的国务院食品安全委员会办公室。

2. 主要职责

(1) 负责起草食品（含食品添加剂、保健食品，下同）安全、药品（含中药、民族药，下同）、医疗器械、化妆品监督管理的法律法规草案，拟订政策规划，制定部门规章，推动建立落实食品安全企业主体责任、地方人民政府负总责的机制，建立食品药品重大信息直报制度，并组织实施和监督检查，着力防范区域性、系统性食品药品安全风险。

(2) 负责制定食品行政许可的实施办法并监督实施。建立食品安全隐患排查治理机制，制订全国食品安全检查年度计划、重大整顿治理方案并组织落实。负责建立食品安全信息统一公布制度，公布重大食品安全信息。参与制订食品安全风险监测计划、食品安全标准，根据食品安全风险监测计划开展食品安全风险监测。

(3) 负责组织制定、公布国家药典等药品和医疗器械标准、分类管理制度并监督实施。负责制定药品和医疗器械研制、生产、经营、使用质量管理规范并监督实施。负责药品、医疗器械注册并监督检查。建立药品不良反应、医疗器械不良事件监测体系，并开展监测和处置工作。拟订并完善执业药师资格准入制度，指导监督执业药师注册工作。参与制定国家基本药物目录，配合实施国家基本药物制度。制定化妆品监督管理办法并监督实施。

(4) 负责制定食品、药品、医疗器械、化妆品监督管理的稽查制度并组织实施，组织查处重大违法行为。建立问题产品召回和处置制度并监督实施。

(5) 负责食品药品安全事故应急体系建设，组织和指导食品药品安全事故应急处置和调查处理工作，监督事故查处落实情况。

(6) 负责制定食品药品安全科技发展规划并组织实施，推动食品药品检验检测体系、电子监管追溯体系和信息化建设。

(7) 负责开展食品药品安全宣传、教育培训、国际交流与合作。推进诚信体系建设。

(8) 指导地方食品药品监督管理工作，规范行政执法行为，完善行政执法与刑事司法衔接机制。

(9) 承担国务院食品安全委员会日常工作。负责食品安全监督管理综合协调，推动健全协调联动机制。督促检查省级人民政府履行食品安全监督管理职责并负责考核评价。

(10) 承办国务院以及国务院食品安全委员会交办的其他事项。

3. 内设机构

根据上述职责，国家食品药品监督管理总局设 17 个内设机构：办公厅、综合司（政策研究室）、法制司、食品安全监管一司、食品安全监管二司、食品安全监管三司、药品化妆品注册管理司（中药民族药监管司）、医疗器械注册管理司、药品化妆品监管司、医疗器械监管司、稽查局、应急管理司、科技和标准司、新闻宣传司、人事司、规划财务司、国际合作司（港澳台办公室）。

三、药品监督管理相关部门

1. 卫生计生部门

根据《国务院办公厅关于印发国家卫生和计划生育委员会主要职责内设机构和人员编制规定的通知》（国办发〔2013〕50 号），国家设立新的卫生行政部门，即国家卫生和计划生育委员会，为国务院组成部门，不再保留卫生部。

卫生计生部门在职责范围内负责起草中医药事业发展的法律法规草案，拟订政策规划，制定部门规章、标准和技术规范。指导制定中医药中长期发展规划，并纳入卫生和计划生育事业发展总体系规划和战略目标。负责组织推进公立医院改革，建立公益性为导向的绩效考核和评价运行机制，建设和谐医患关系，提出医疗服务和药品价格政策的建议。负责组织制定国家药物政策和国家基本药物制度体系规划和战略目标。组织制定国家基本药物目录，拟订国家基本药物采购、配送、使用的管理制度，会同有关部门提出国家基本药物目录内药品生产的鼓励扶持政策建议，提出国家基本药物价格政策的建议，参与制定药品法典。同时，国家食品药品监督管理总局会同国家卫生和计划生育委员会建立重大药品不良反应和医疗器械不良事件相互通报机制和联合处置机制。

2. 中医药管理部门

国家中医药管理局负责拟定中医药和民族医药事业发展的规划、政策和相关标准；负责指导中药及民族药的发掘、整理、总结和提高；负责中药资源普查，促进中药资源的保护、开发和合理利用。

3. 发展和改革宏观调控部门

国家发展和改革委员会负责监测和管理药品宏观经济；负责药品价格的监督管理工作；依法制定和调整药品政府定价目录，拟定和调整纳入政府定价目录的药品价格。

对于依法实行政府定价、政府指导价的药品，依照《中华人民共和国价格法》规定的定价原则，依据社会平均成本、市场供求状况和社会承受能力合理制定和调整价格，做到质价相符，消除虚高价格，保护用药者的正当利益。

经中编办批准，国家发展和改革委员会成立了药品价格评审中心，主要职责包括：根据国家发展改革委药品价格调控计划，组织开展药品生产经营成本和药品市场实际购销价格调查，测算药品成本和价格；组织专家进行评审，提出药品价格制定或调整的建议。对部分矛盾突出的药品价格，协助开展专家论证工作；配合研究制定药品价格管理的规章、制度及相关政策；研究国内外药品市场价格及成本变化情况；汇总分析药品价格制定和调整信息，提供信息服务，协助开展药品价格政策咨询工作；以及承担国家发改委和其他单位委托的相关工作。

4. 人力资源和社会保障部门

人力资源和社会保障部门统筹建立覆盖城乡的社会保障体系。负责统筹拟订医疗保险、生育保险政策、规划和标准；拟订医疗保险、生育保险基金管理办法；组织拟订定点医疗机构、药店的医疗保险服务和生育保险服务管理、结算办法及支付范围等工作，包括制定并发布《国家基本医疗保险、工伤保险和生育保险药品目录》。

5. 工商行政管理部门

工商行政管理部门负责药品生产、经营企业的工商登记、注册，负责查处无照生产、经营药品的行为；负责药品广告监督，处罚发布虚假违法药品广告的行为。

6. 工业和信息化管理部门

工业和信息化部门负责拟定和实施生物医药产业的规划、政策和标准；承担医药行业管理工作；承担中药材生产扶持项目管理和国家药品储备管理工作。同时，配合药监部门加强对互联网药品广告的整治。

7. 商务管理部门

商务部作为药品流通行业的管理部门，负责研究制定药品流通行业发展规划、行业标准和有关政策，配合实施国家基本药物制度，提高行业组织化程度和现代化水平，逐步建立药品流通行业统计制度，推进行业信用体系建设，指导行业协会实行行业自律，开展行业培训，加强国际合作与交流。

8. 海关

海关负责药品进出口口岸的设置；药品进口与出口的监管、统计与分析。

9. 新闻宣传部门

新闻宣传部门负责加强药品安全新闻宣传和舆论引导工作。

10. 公安部门

公安部门负责组织指导食品药品犯罪案件侦查工作。与国家食品药品监督管理总局建立行政执法和刑事司法工作衔接机制。

11. 监察部门

监察部门负责调查处理药品监督管理人员违反行政纪律的行为；依法加强监督，对拒不执行国家法律法规、违法违规审批，以及制售假劣药品和医疗器械问题严重的地区和部门严肃追究有关领导和人员的责任。

考考你

配伍题

　A. 国家卫生和计划生育委员会

　B. 人力资源和社会保障部

　C. 国家发展和改革会员会

　D. 商务部

1. 制定并发布《国家基本医疗保险、工伤保险和生育保险药品目录》的部门是（　　）。

2. 负责组织制定国家药物政策和国家基本药物制度的部门是（　　）。

3. 负责研究制定药品流通行业发展规划的部门是（　　）。

【答案】1. B　2. A　3. D

第二节　药品监督管理技术支撑机构

导入案例

遭遇食品药品问题怎么办？请拿起手中的电话拨打12331。3月31日是12331全国食品药品主题宣传日，上午9时30分，省食药监局召开12331投诉举报情况新闻发布会。据悉，2014年，共接到投诉举报、咨询12410件，其中投诉举报6812件，办结率达100%。省食药监局科技和标准处处长介绍，目前，公众的投诉举报主要集中在生产、流通领域，反映的问题主要是无证生产、夸大宣传、制售假劣产品、非法寄递等。违法经营，特别是网络售假是药品、医疗器械领域集中反映的问题。此外，药品、保健食品、化妆品非法添加问题较为突出。

一、中国食品药品检定研究院

中国食品药品检定研究院的前身系中国药品生物制品检定所，最初是由原中央人民政府卫生部药物食品检验所和生物制品检定所于 1961 年合并成立的卫生部药品生物制品检定所，1986 年更名为中国药品生物制品检定所，对外使用"中国药品检验总所"的名称。2010 年9 月 26 日，更名为中国食品药品检定研究院，是国家食品药品监督管理总局的直属事业单位，是国家检验药品、生物制品质量的法定机构。

中国食品药品检定研究院的主要职责为：①承担药品、医疗器械的注册审批检验及其技术复核工作，承担保健食品、化妆品审批所需的检验检测工作，负责进口药品注册检验及其质量标准复核工作。②承担药品、医疗器械、保健食品、化妆品和餐饮服务食品安全相关的监督检验、委托检验、抽查检验以及安全性评价检验检测工作，负责药品进口口岸检验工作。③承担或组织药品、医疗器械检验检测的复验及技术检定工作。④承担生物制品批签发相关工作。⑤承担药品、医疗器械和餐饮服务食品安全相关标准、技术规范及要求、检测方法制/修订的技术复核与验证工作，承担保健食品、化妆品技术规范、技术要求及检测方法的制/修订工作。⑥承担药用辅料、直接接触药品的包装材料及容器的注册检验、监督检验、委托检验、复验及技术检定工作，以及承担相关国家标准制/修订的技术复核与验证工作。⑦负责药品、医疗器械国家标准物质的研究、制备、标定、分发和管理工作。⑧负责生产用菌毒种、细胞株的检定工作，承担医用标准菌毒种、细胞株的收集、鉴定、保存、分发和管理工作。⑨承担试验动物质量检测及试验动物保种、育种和供种工作。⑩承担有关药品、医疗器械和保健食品广告以及互联网药品信息服务的技术监督工作。⑪承担全国食品药品监管系统检验检测机构的业务指导、规划和统计等相关工作，组织开展药品研究、生产、经营相关单位以及医疗机构中的药品检验检测机构及人员的业务指导工作。⑫组织开展药品、医疗器械、保健食品、化妆品和餐饮服务食品安全相关标准研究以及安全监测和质量控制新方法、新技术研究。⑬承担严重药品不良反应或事件以及医疗器械不良事件原因的实验研究。⑭组织开展药品、医疗器械、保健食品、化妆品和餐饮服务食品安全相关检验检测工作的国际交流与合作。⑮承办国家食品药品监督管理总局交办的其他事项。

二、国家药典委员会

国家药典委员会成立于 1950 年，是法定的国家药品标准工作专业管理机构。国家药典委员的任务和职责为：①组织编制与修订《中国药典》及其增补本。②组织制定与修订国家药品标准以及药品辅料、直接接触药品的包装材料和容器的技术要求与质量标准。③参与《中国药典》和国家药品标准执行情况的评估。④负责《中国药典》和国家药品标准的宣传培训及技术咨询。⑤参与拟订药品、药用辅料、直接接触药品的包装材料和容器标准的管理制度，建立和完善药品标准管理体系及相关工作机制。⑥组织开展药品标准化战略、药品标准管理政策和技术法规研究，承担药品医学临床信息的分析评估工作。⑦开展药品标准相关国际交流与合作，参与国际药品标准适用性认证合作活动和国际药品标准制/修订工作。⑧负责药品标准信息化建设。

三、国家食品药品监督管理总局药品审评中心

国家食品药品监督管理总局审评中心是国家药品注册技术审评机构，是国家食品药品监

督管理总局的直属事业单位。主要职责为：①负责对药品注册申请进行技术审评；参与起草药品注册管理相关法律法规、部门规章和规范性文件；参与制定我国药品技术审评规范并组织实施。②受国家食品药品监督管理总局委托，组织协调省级药品审评部门对部分注册申请事项进行技术审评，并进行质量监督和技术指导；为基层药品监管机构提供技术信息支撑；为公众用药安全有效提供技术信息服务。③承办国家食品药品监督管理总局交办的其他事项。

四、国家食品药品监督管理总局食品药品审核查验中心

药品审核查验中心是国家食品药品监督管理局的直属机构。主要职责为：①参与制定、修订《药物非临床研究质量管理规范》（GLP）、《药物临床试验质量管理规范》（GCP）、《药品生产质量管理规范》（GMP）、《中药材生产质量管理规范》（GAP）、《药品经营质量管理规范》（GSP）和《医疗器械生产质量管理规范》（医疗器械 GMP）及相应的实施办法。②对依法向国家食品药品监督管理总局申请 GMP 认证的药品、医疗器械生产企业、GAP 认证的企业（单位）和 GCP 认定的医疗机构实施现场检查等相关工作。受国家食品药品监督管理总局委托，对药品研究机构组织实施 GLP 现场检查等相关工作。③受国家食品药品监督管理总局委托，对有关取得认证证书的单位实施跟踪检查和监督抽查；负责对省（自治区、直辖市）食品药品监督管理局药品认证机构的技术指导；协助国家食品药品监督管理总局依法开展医疗器械 GMP 的监督抽查等相关工作。④负责药品 GMP 认证检查员库及其检查员的日常管理工作，承担对药品、医疗器械认证检查员的培训、考核和聘任的具体工作，组织有关企业（单位）的技术及管理人员开展 GLP、GCP、GMP、GAP 等规范的培训工作。⑤承担进口药品 GMP 认证及国际药品认证互认的具体工作。开展药品认证的国内、国际学术交流活动。⑥承办国家食品药品监督管理总局交办的其他事项。

五、国家食品药品监督管理总局药品评价中心

国家食品药品监督管理总局药品评价中心是国家食品药品监督管理总局的直属事业单位。经中央机构编制委员会办公室批准，自 2006 年 6 月起，药品评价加挂"国家药品不良反应监测中心"牌子。

药品评价中心（国家药品不良反应监测中心）的主要职责为：①承担全国药品不良反应、医疗器械不良事件监测与评价的技术工作及其相关业务组织工作，对省（自治区、直辖市）药品不良反应、医疗器械不良事件监测与评价机构进行技术指导。②参与拟订、调整国家基本药物目录的相关技术工作。③承担拟订、调整非处方药目录的技术工作及其相关业务组织工作。④承担发布药品不良反应和医疗器械不良事件警示信息的技术工作。

六、国家中药品种保护审评委员会

国家中药品种保护审评委员会办公室是国家中药品种保护审评委员会的常设办事机构。国家中药品种保护审评委员会与国家食品药品监督管理总局保健食品审评中心实行一套机构、两块牌子管理。

涉及保健食品技术审评事项时，以国家食品药品监督管理总局保健食品审评中心的名义实施。主要职责为：①负责国家中药品种保护审评委员会的日常工作。②负责组织国家中药

保护品种的技术审查和审评工作。③配合国家食品药品监督管理总局制定或修订中药品种保护的技术审评标准、要求、工作程序以及监督管理中药保护品种。④负责组织保健食品的技术审查和审评工作。⑤配合国家食品药品监督管理总局制定或修订保健食品技术审评标准、要求及工作程序。⑥协助国家食品药品监督管理总局制定保健食品检验机构工作规范并进行检查。⑦承办国家食品药品监督管理总局交办的其他事项。

七、国家食品药品监督管理总局行政事项受理服务和投诉举报中心

国家食品药品监督管理总局行政事项受理服务和投诉举报中心为国家食品药品监督管理总局直属事业单位。主要职责为：①负责国家食品药品监督管理总局依法承担的行政许可项目的受理、转办和审批结果送达工作。②受理食品（含食品添加剂、保健食品，下同）生产、流通、消费环节违法行为的投诉举报。③受理药品、化妆品、医疗器械研制、生产、流通、使用方面违法行为的投诉举报。④负责国家食品药品监督管理总局行政许可项目受理及审批网络系统的运行管理，并承担行政许可审批进度查询。⑤参与食品、药品、化妆品、医疗器械行政许可项目受理审批及投诉举报相关法规和规范性文件的起草与制/修订工作。⑥转办食品、药品、化妆品、医疗器械投诉举报案件。⑦开展食品、药品、化妆品、医疗器械投诉举报信息的汇总、分析、上报工作，负责重大投诉举报案件办理工作的组织协调、跟踪督办，并监督处理结构的反馈。⑧指导协调地方食品药品行政许可项目受理及投诉举报工作。⑨开展与食品药品行政许可项目受理及投诉举报工作有关的国际交流与合作。⑩承担国家食品药品监督管理总局交办的其他事项。

食品药品投诉举报机构主要通过 12331 电话、网络、信件、走访 4 个渠道，受理食品、药品、保健食品、化妆品、医疗器械 5 类产品在研制、生产、流通、使用 4 个环节违法行为的投诉举报；全面履行受理、转办、跟踪、协调、汇总、分析、处理、反馈 8 项职能任务。

12331 投诉举报电话作为接收公众投诉举报的主渠道，目前在国家食品药品监督管理总局和各省（自治区、直辖市）食品药品监管部门已全部开通。

八、国家食品药品监督管理总局执业药师资格认证中心

执业药师资格认证中心是国家食品药品监督管理总局的直属事业单位。主要职责为：①承担执业药师资格考试、注册、继续教育等专业技术业务组织工作。②受国家食品药品监督管理总局委托，起草执业药师业务规范。③承办国家食品药品监督管理总局交办的其他事项。

考考你

配伍题
    A. 中国食品药品检定研究院
    B. 药品审评中心
    C. 药品评价中心
    D. 食品药品审核查验中心
    1. 承担互联网药品信息服务技术监督工作的部门是（　　）。
    2. 承担拟订、调整非处方药目录的部门是（　　）。
    【答案】1. A　2. C

第三节　药品管理立法

导入案例

从一起判例看84消毒液的质量监管机关：质监？卫生？药监？

泌阳县质量技术监督局于2003年5月15日对泌阳县人民医院使用的84消毒液进行执法监督抽样，经湖北省枣阳市产品质量监督检验所检验，被抽检的该批84消毒液不符合国家强制性标准。调查核实进货600瓶，每瓶55元，现存540瓶。泌阳县质量技术监督局以此认定泌阳县人民医院违反《中华人民共和国产品质量法》第十三条规定，依据《中华人民共和国产品质量法》第四十九条、第六十二条规定，对泌阳县人民医院作出：①责令停止使用。②处货值金额二倍6600元的行政罚款处罚。于2003年7月18日送达。

泌阳县人民医院称，《药品管理法》是特殊法，《产品质量法》是一般法，认为泌阳县质量技术监督局对其使用的84消毒液监督查处在《药品管理法》中没有规定。《药品管理法》第五条第2款规定"省、自治区、直辖市人民政府药品监督管理部门负责本行政区域内的药品监督管理工作。省、自治区、直辖市人民政府有关部门在各自的职责范围内负责与药品有关的监督管理工作"。第六十四条规定，"药品监督管理部门有权按照法律、行政法规的规定对报经审批的药品研制和药品生产、经营以及医疗机构使用药品的事项进行监督检查，有关单位和个人不得拒绝和隐瞒"。《药品管理法实施条例》第八十一条规定对医疗机构使用的药品是假药、劣药的，有明确的处罚规定。

《产品质量法》是规范产品质量监督和行政执法活动的一般法，按照特殊法优于一般法的原则，《药品管理法》《种子法》等特殊法对产品质量监督和行政执法有规定的，从其规定。根据以上所述相关法律、法规及规范性文件的规定，泌阳县质量技术监督局对查处泌阳县人民医院使用的84消毒液以《药品管理法》没有规定，依照《产品质量法》第六十二条对销售者的处罚规定作出技术监督行政处罚的理由不能成立。

一、法的基本知识

1. 法的概念

法，是由国家制定或者认可，体现统治阶级意志，并由国家强制力保证实施的具有普遍效力的行为规范的总称。根据《中华人民共和国宪法》（以下简称《宪法》）和《中华人民共和国立法法》（以下简称《立法法》），我国的法有宪法、法律、行政法规、地方性法规、自治条例和单行条例以及部门规章、地方政府规章几个层次。

2. 法的特征

（1）法是调整社会关系的规范，具有规范性。法的规范性，是指法所具有的规定人们的行为模式、指导人们行为的性质。法所规定的行为模式包括三种：①人们可以怎样行为（可为模式）；②人们不得怎样行为（勿为模式）；③人们应当或者必须怎样行为（应为模式）。

（2）法是由国家制定或者认可的，体现了国家对人们行为的评价，具有国家意志性。国家的存在是法存在的前提条件。一切法的产生，大体上都是通过制定和认可这两种途径。法的制定，是指国家立法机关按照法定程序创制规范性文件的活动。法的认可，是指国家通过一定的方式承认其他社会规范（道德、宗教、风俗、习惯等）具有法律效力的活动。

（3）法是以国家强制力为最后保证手段的规范体系，具有国家强制性。法不同于其他社会规范，它具有特殊的强制性，即国家强制性。法是以国家强制力为后盾，由国家强制力保证实施的。

在此意义上，法的国家强制性就是指法依靠国家强制力保证实施、强迫人们遵守的性质。也就是说，不管人们的主观愿望如何，都必须遵守法，否则将招致国家强制力的干涉，受到相应的法律制裁。国家的强制力是法实施的最后保障手段。

（4）法在国家权力管辖范围内普遍有效，具有普遍性。法的普遍性，也称"法的普遍适用性""法的概括性"，是指法作为一般的行为规范在国家权力管辖范围内具有普遍适用的效力和特性。具体而言，它包含两方面的内容：其一，法的效力对象的广泛性。在一国范围之内，任何人的合法行为都无一例外地受法的保护；任何人的违法行为，也都无一例外地受法的制裁。法不是为特别保护个别人的利益而制定，也不是为特别约束个别人的行为而设立。其二，法的效力的重复性。这是指法对人们的行为有反复适用的效力。在同样的情况下，法可以反复适用，而不仅适用一次。

法具有普遍性，在国家权力管辖范围内普遍有效，是从法的属性上来讲的。就一个国家的具体法律的效力而言，则呈现出不同的情况，不可一概而论。有些法是在全国范围内生效的（如宪法、民法、刑法），有些则是在部分地区或者仅对特定主体生效（如地方性法规、军事法规）。而那些经国家认可的习惯法，其适用范围则可能更为有限。因此，不能将法的普遍性作片面的理解。

（5）法是有严格的程序规定的规范，具有有序性。法是强调程序、规定程序和实行程序的规范。也可以说，法是一个程序制度化的体系或者制度化解决问题的程序。程序是社会制度化的最重要的基石。

3. 法律渊源

法律渊源，也就是法的效力渊源，指一定的国家机关依照法定职权和程序制定或者认可的具有不同法律效力和地位的法的不同表现形式，即根据法的效力来源不同，而划分的法的不同形式，如制定法（包括宪法、法律、行政法规等）、判例法、习惯法、法理等。在我国，对法的渊源的理解，一般指效力意义上的渊源，主要是各种制定法。

（1）宪法　宪法是由全国人民代表大会依据特别程序制定的根本大法，具有最高效力，由全国人大及其常委会监督实施，并由全国人大常委会负责解释，对违反宪法的行为予以追究。我国现行《宪法》是 1982 年 12 月 4 日由第五届全国人大第五次会议通过的，此后又通过了四个宪法修正案。

（2）法律　法律系指全国人大及其常委会制定的规范性文件，由国家主席签署主席令公布。

分为两大类：一类为基本法律，即由全国人大制定和修改的刑事、民事、国家机构和其他方面的规范性文件，例如全国人大制定的《中华人民共和国刑法》；另一类为基本法律以外的其他法律，即由全国人大常委会制定和修改的规范性文件，例如全国人大常委会制定的《药品管理法》。在全国人大闭会期间，全国人大常委会也有权对全国人大制定的法律在不同该法律基本原则相抵触的条件下进行部分补充和修改。法律的解释权属于全国人大常委会。

（3）行政法规　行政法规是指作为国家最高行政机关的国务院根据宪法和法律所制定的规范性文件，由总理签署国务院令公布。例如，国务院令第 360 号发布的《中华人民共和国药品管理法实施条例》（以下简称《药品管理法实施条例》）。

（4）地方性法规　地方性法规是一定的地方国家权力机关，根据本行政区域的具体情况和实际需要，依法制定的在本行政区域内具有法律效力的规范性文件。

根据《立法法》的规定，省、自治区、直辖市的人民代表大会及其常务委员会根据本行政区域的具体情况和实际需要，在不同宪法、法律、行政法规相抵触的前提下，可以制定地方性法规。

较大的市的人民代表大会及其常务委员会根据本市的具体情况和实际需要，在不同宪法、法律、行政法规和本省、自治区的地方性法规相抵触的前提下，可以制定地方性法规，报省、自治区人民代表大会常务委员会批准后施行。

（5）民族自治条例和单行条例　根据《立法法》规定，民族自治地方的人民代表大会有权依照当地民族的政治、经济和文化的特点，制定自治条例和单行条例。自治区的自治条例和单行条例，报全国人民代表大会常务委员会批准后生效。

自治州、自治县的自治条例和单行条例，报省、自治区、直辖市的人民代表大会常务委员会批准后生效。民族自治法规只在本自治区域有效。

自治条例和单行条例可以依照当地民族的特点，对法律和行政法规的规定作出变通规定，但不得违背法律或者行政法规的基本原则，不得对宪法和民族区域自治法的规定以及其他有关法律、行政法规专门就民族自治地方所作的规定作出变通规定。

（6）部门规章　国务院各部、委员会、中国人民银行、审计署和具有行政管理职能的直属机构，可以根据法律和国务院的行政法规、决定、命令，在本部门的权限范围内，制定规章。

（7）地方政府规章　省、自治区、直辖市和较大的市的人民政府，可以根据法律、行政法规和本省、自治区、直辖市的地方性法规，制定规章，地方政府规章应当经政府常务会议或者全体会议决定，由省长或者自治区主席或者市长签署命令予以公布。

（8）国家条约、国际惯例　国际条约是指我国作为国际法主体同外国缔结的双边、多边协议和其他具有条约、协定性质的文件。我国的缔约权由全国人大常委会、国家主席和国务院共同行使。

国际惯例是指以国际法院等各种国际裁决机构的判例所体现或者确认的国际法规则和国际交往中形成的共同遵守的不成文的习惯。国际惯例是国际条约的补充。

4. 法律效力

（1）法律效力的概念　法律效力是指法律的适用范围，即法律在什么领域、什么时期和对谁有效的问题，也就是法律规范在空间上、时间上和对人的效力问题。

① 空间效力。空间效力是指法律在什么地方发生效力。由国家制定的法律和经中央机关制定的规范性文件，在全国范围内生效。地方性法规只在本地区内有效。

② 时间效力。时间效力是指法律在何时生效和何时终止效力，以及新法律颁布生效之前发生的事件或者行为是否适用该项法规的问题。时间效力一般有三个原则：不溯及既往原则；后法废止前法原则；法律条文到达时间的原则。

③ 对人的效力。对人的效力是指法律适用于什么样的人。对人的效力又分为属地主义、属人主义和保护主义。属地主义：即不论人的国籍如何，在哪国领域内就适用哪国法律。属人主义：即不论人在国内或国外，是哪国公民就适用哪国法律。保护主义：任何人只要损害了本国利益，不论损害者的国籍与所在地如何，都不受到该国法律的制裁。

（2）法律效力的层次　法律效力的层次是指规范性法律文件之间的效力等级关系。法的效力层次可以概括为上位法的效力高于下位法。按《立法法》的规定，下位法违反上位法规定的，由有关机关依照该法规定的权限予以改变或者撤销。

在同一位阶的法之间，特别规定优于一般规定，新的规定优于旧的规定。《立法法》第九十二条规定："同一机关制定的法律、行政法规、地方性法规、自治条例和单行条例、规章，特别规定与一般规定不一致的，适用特别规定；新的规定与旧的规定不一致的，适用新的规定。"

《立法法》规定，法律之间对同一事项的，新的一般规定与旧的特别规定不一致，不能确定如何适用时，由全国人民代表大会常务委员会裁决。行政法规之间对同一事项的新的一般规定与旧的特别规定不一致，不能确定如何适用时，由国务院裁决。同一机关制定的新的一般规定与旧的特别规定不一致时，由制定机关裁决。

5. 法律责任

法律责任是指人们对自己的违法行为所应承担的带有强制性的否定法律后果。它包括：民事责任、行政责任、刑事责任。法律责任的构成有两个部分：①法律责任的前提是人们的违法行为，包括侵权行为、不履行义务行为等等。法律责任总是基于一定的违法行为而产生的。②法律责任的内容是否定性的法律后果，法律负担、强制性法律义务、法律不予等。

二、我国药品管理法律体系

法律体系通常是指一个国家全部现行法律规范分类组合为不同的法律部门而形成的有机联系的统一整体。简单地说，法律体系就是部门法体系。法律部门是根据一定标准、原则所制定的同类规范的总称。药品管理法律体系按照法律效力等级依次包括：法律、行政法规、部门规章、规范性文件。

1. 法律

与药品监督管理职责密切相关的法律主要有两部——《中华人民共和国药品管理法》《中华人民共和国禁毒法》；与药品管理有关的法律有《中华人民共和国刑法》《中华人民共和国广告法》《中华人民共和国价格法》《中华人民共和国消费者权益保护法》《中华人民共和国反不正当竞争法》《中华人民共和国专利法》等。

《药品管理法》是我国药品监管的基本法律依据，1984年9月20日第五届全国人大常委会第七次会议通过，自1985年7月1日起施行。2001年第九届全国人大常委会第二十次会议对其进行了全面修订，自2001年12月1日起施行。现行《药品管理法》共104条，分总则、药品生产企业管理、药品经营企业管理、医疗机构的药剂管理、药品管理、药品包装的管理、药品价格和广告的管理、药品监督、法律责任和附则10章。主要内容包括：

① 规定开办药品生产经营企业的法定条件，明确执行药品生产、经营质量管理规范，严格管理药品生产经营行为。

② 规范医疗机构制剂配制、药品采购、处方调配行为，要求医疗机构必须制定和执行药品保管制度。

③ 规定药品必须在获得批准后方可生产、进口，严格管理新药、仿制药和非临床研究、临床试验，明确假劣药品的认定标准，规范药品包装、价格和广告。

④ 取消药品地方标准，统一上升为国家药品标准。

⑤ 规定了中药品种保护制度、处方药与非处方药分类管理制度、药品储备制度。

⑥ 明确监管部门职权，规范抽查检验等监管行为，实行药品不良反应报告制度，对确认发生严重不良反应的药品规定了紧急控制措施。

随着我国医药产业的快速发展和药品监管力度的不断加大，当时颁布的《药品管理法》

已不完全适应形势发展的需要。《药品管理法》修订工作列入了十二届全国人大常委会五年立法规划及国务院 2013 年立法计划。目前，现行版本为 2015 年 4 月 24 日十二届全国人大常委会第十四次会议修改。

2. 行政法规

国务院制定、发布的药品管理行政法规主要有 10 部，包括《药品管理法实施条例》《中药品种保护条例》《戒毒条例》《易制毒化学品管理条例》《麻醉药品和精神药品管理条例》《反兴奋剂条例》《血液制品管理条例》《医疗用毒性药品管理办法》《放射性药品管理办法》《野生药材资源保护管理条例》等。

3. 地方性法规

药品管理地方性法规主要有：《吉林省药品监督管理条例》《江苏省药品监督管理条例》《山东省药品使用条例》《湖北省药品管理条例》《湖南省药品和医疗器械流通监督管理条例》《云南省药品管理条例》等。

4. 部门规章

药品管理现行有效的主要规章有 20 多部，包括《药品注册管理办法》《药物非临床研究质量管理规范》《药物临床试验质量管理规范》《药品生产监督管理办法》《药品生产质量管理规范》《医疗机构制剂配制质量管理规范（试行）》《医疗机构制剂配制监督管理办法（试行）》《医疗机构制剂注册管理办法（试行）》《药品流通监督管理办法》《药品经营许可证管理办法》《药品经营质量管理规范》《中药材生产质量管理规范》《生物制品批签发管理办法》《处方药与非处方药分类管理办法》《药品进口管理办法》《直接接触药品的包装材料和容器管理办法》《药品说明书和标签管理规定》《药品不良反应报告和监测管理办法》《药品广告审查办法》《互联网药品信息服务管理办法》《药品召回管理办法》《食品药品行政处罚程序规定》等。

5. 地方政府规章

药品管理相关的地方政府规章主要有：《浙江省医疗机构药品和医疗器械使用监督管理办法》《安徽省药品和医疗器械使用监督管理办法》《福建省药品和医疗器械流通监督管理办法》《湖北省药品使用质量管理规定》《陕西省医疗机构药品和医疗器械管理办法》等。

6. 中国政府承认或加入的相关国际条约

1985 年我国加入《1961 年麻醉品单一公约》和《1971 年精神药物公约》等。

考考你

一、单选题

下列规范性文件，法律效率层次最高的是（　　）。

A.《中华人民共和国药品管理法实施条例》

B.《医疗机构药事管理规定》

C.《城镇职工基本医疗保险用药范围暂行办法》

D.《关于禁止商业贿赂行为的暂行规定》

E.《药品注册管理办法》

【答案】A

二、配伍题

A. 行政法规

B. 部门规章

C. 地方性法规

D. 地方政府规章

1. 卫生部部务会议通过的《药品生产质量管理规范（2010 修订）》（卫生部令第 79 号）是（　　）。

2. 福建省人民政府常务会议通过的《福建省药品和医疗器械管理办法》（福建省人民政府令第 112 号）是（　　）。

【答案】1. B　2. D

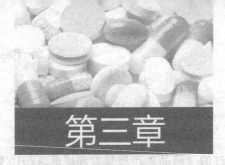

第三章

药品研制与药品生产

📝 **知识目标**：掌握药品生产许可，GMP 有关规定及药品批准文号的格式；理解药品研制的阶段及药品注册分类；了解药品研制的类型。

☆ **技能目标**：能运用药品批准文号格式判断药品与保健品，进口药与国产药，中药、化学药和生化药品；能根据药品注册分类准备药品注册资料。能在具体的药品生产岗位上自觉运用 GMP 有关规定，约束生产行为。

◎ **素质目标**：树立正确的药品质量意识，药事活动的各环节都与药品质量密切相关。要严把药品研制和药品生产质量关，必须按照国家有关规定准备药品注册资料，避免弄虚作假。在药品生产过程中严格遵守《药品生产质量管理规范》，保证药品生产质量。

第一节　药品研制与注册管理

🔍 导入案例

德国制药商 Richardson-Merrell 公司在 1957 年研制上市了一种新镇静剂——沙利度胺（Thalidomide），又名"反应停"，作为非处方用安眠药上市。因声称低毒、无依赖性，又不像巴比妥酸盐可用于自杀，同时还可用于减轻孕妇在怀孕初期的呕吐反应，因此，该药剂很快在欧洲、南美以及加拿大等国上市。

该药于 1960 年以"Kevadon"品牌名申报美国 FDA，是凯尔西医师负责审批的第一件申请。从一开始，凯尔西医师和协助她审评的药理学家和化学家们就对沙利度胺持有疑虑，认为其慢性毒理试验周期时间不够，不足以判断安全性；吸收和排泄的数据不足；生产控制方面也存在问题，于是将这些问题整理成文递交给制药商。制药商又重新呈报附加资料，但仍然未能使凯尔西满意。凯尔西认为所谓临床研究报告实际上属"患者证词"，而不是设计严谨、严格控制实施的临床试验。当时，FDA 的新药上市申请规定是，如果 FDA 在 60 天内没有提出异议，则新药就可以自行上市。凯尔西博士当时顶着众多来自制药商甚至政府部门对催促加快"反应停"上市的压力，不停地每隔 60 天就给制药商回复一封拒绝信，坚持了两年多。

当凯尔西还在向制药商要求该药的安全性资料时，欧洲越来越多的畸形婴儿正在出生，但却无人知晓畸形胎儿产生原因。直到 1961 年 11 月才由德国医生确定"反应停"（Thalidomide）是祸根。于是打算申请该药的 Richardson-Merrell 公司于 1962 年 3 月将其申请从 FDA 撤回。

凯尔西医师用她的认真和执着挽救了成千上万的美国儿童的生命，也因此获得了光荣的总统勋章。此后，FDA 修改了新药申请的法规，在提供药品有效性证据方面提出了更严格的要求。1962 年 FDA 规定临床试验要得到参与病人的首肯，并且医药公司要随时通知 FDA 任何与药物相关的不良反应。凯尔西医师，此后被 FDA 任命为试验性药品部门的主管，负责审核监督临床试验严格按照法规操作。

一、药品研制

1. 药品研制

药品研制是指在化学、生物学、医学、统计学和药学等诸多以生命学科为主的理论指导下，运用先进的科学理论和技术完成药物研究和开发一系列的试验和验证项目，使研究成果最终能够获得批准，供临床诊断、预防和治疗使用的全部活动。

《药品管理法》规定，国家鼓励研究和创制新药，保护公民、法人和其他组织研究、开发新药的合法权益。新药研制是药品的一种创新性研究和制造活动，故也称之为新药创制。通过发现、识别、筛选和测定新的化学或生物物质，分析其有效的生物活性，继而进行成药性研究，按照国家规定，通过临床前和临床研究，获得申请上市所需要的试验数据和资料，经国家药品监督管理部门审评和批准，最终实现新药的问世。

2. 药品研制的类型和阶段

（1）药品研制的类型

① 按照研制的创新程度分类，可以分为：

a. 研究和开发新原料药与制剂；

b. 已知化合物用作新药；

c. 对已上市药品进行结构改造（也叫 me-too drug）；

d. 上市药品的延伸性研究——新剂型、新适应证、新复方制剂；

e. 上市药品的新工艺、新辅料的开发。

② 按照药物的来源分类。从天然产物活性成分中发现新药：a. 植物来源，如解痉药阿托品是从茄科植物颠茄、曼陀罗及莨菪等中分离提取的生物碱；b. 微生物来源，如青霉素；c. 动物来源，如替普罗肽是从巴西毒蛇的毒液中分离出来的，具有降压作用；d. 海洋药物来源，如来源于海洋真菌中的头孢霉菌。

从化学合成物中发现新药，包括从药物合成的中间体发现新药；从代谢产物中发现新药；从临床药物的副作用或者老药新用途中发现新药。

③ 按照研究方法分类。根据发现药物的前体——先导物的方法，可以分为：a. 通过随机机遇发现先导化合物；b. 通过分子生物学途径发现先导化合物；c. 通过药物设计发现先导化合物；d. 通过计算机进行高通量筛选的方式获得先导化合物。

（2）药品研制的阶段　由于不同类型的新药所具有的创新程度各不相同，其研究内容和阶段划分也无法整齐划一。以创新程度最高的新化学实体（先导化合物）为例，可将新药研制分为三个阶段：第一个阶段是临床前研究阶段，主要包括新活性成分的发现与筛选，并开展药理药效研究和毒理试验（安全性评价试验）；第二个阶段是新药的临床试验；第三个阶段是生产和上市后研究。每一个研究阶段的研究内容、目的、对象和侧重点各不相同，见图 3-1。

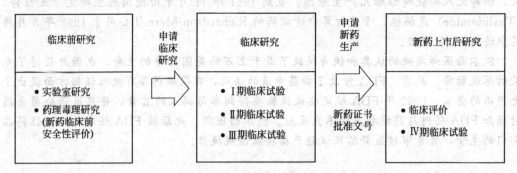

图 3-1　药品研制各阶段示意

① 临床前研究。药物临床前研究包括药物的合成工艺、提取方法、理化性质及纯度、剂型选择、处方筛选、制备工艺、检验方法、质量标准、稳定性、药理、毒理、动物药代动力学研究等。中药新药还包括原药材的来源、加工及炮制等的研究；生物制品还包括菌毒种、细胞株、生物组织等起始原材料的来源、质量标准、保存条件、生物学特征、遗传稳定性及免疫学研究等，也包括立项过程的文献研究。

药物临床前研究应当参照国家发布的有关技术指导原则进行，其中安全性评价研究必须在通过《药物非临床研究质量管理规范》(GLP) 认证的实验室完成，研究者如果采用其他评价方法和技术进行试验的，应当提交证明其科学性的资料。安全性评价的初步目的是通过毒理学试验对受试物的毒性反应进行暴露，在非临床试验中提示受试物的安全性。安全性评价的基本内容包括安全性药理、单次给药毒性、重复给药毒性、急性毒性、慢性毒性、遗传毒性、生殖毒性、致癌性、依赖性、与局部给药相关的特殊毒性试验等。

② 临床试验。临床试验是决定候选药物能否成为新药上市销售的关键阶段，这一阶段必须获得国家药品监督管理部门的批准，在具有药物临床试验资格的机构中实施，并严格遵守《药物临床试验质量管理规范》(GCP) 的规定。

药物临床试验是指任何在人体（患者或健康志愿者）进行的药物系统性研究，以证实或揭示试验药物的作用、不良反应及（或）试验药物的吸收、分布、代谢和排泄，以确定试验药物的疗效与安全性。

临床试验分为 I、II、III、IV 期。新药在批准上市前，申请新药注册应当完成 I、II、III 期临床试验。在某些特殊情况下，经批准也可仅进行 II 期、III 期临床试验或仅进行 III 期临床试验，各期临床试验的目的和主要内容如下。

I 期临床试验是初步的临床药理学及人体安全性评价试验。观察人体对于新药的耐受程度和药代动力学，为制定给药方案提供依据。病例数为 20～30 例。

II 期临床试验是治疗作用初步评价阶段。其目的是初步评价药物对目标适应证患者的治疗作用和安全性，也包括为 III 期临床试验研究设计和给药剂量方案的确定提供依据。此阶段的研究设计可以根据具体的研究目的，采用多种形式，包括随机盲法对照临床试验。病例数应不少于 100 例。

III 期临床试验是治疗作用确证阶段。其目的是进一步验证药物对目标适应证患者的治疗作用和安全性，评价利益与风险关系，最终为药物注册申请的审查提供充分依据。试验一般应为具有足够样本量的随机盲法对照试验。根据不同的病种和剂型要求，病例数不得少于 300 例。

IV 期临床试验是新药上市后的应用研究阶段。其目的是考察在广泛使用条件下药物的疗效和不良反应，评价在普通或者特殊人群中使用的利益与风险关系以及改进给药剂量等。病例数不少于 2000 例。

生物等效性试验，是指用生物利用度研究的方法，以药代动力学参数为指标，比较同一种药物相同或者不同剂型的制剂，在相同的试验条件下，其活性成分吸收程度和速度有无统计学差异的人体试验。一般为 18~24 例。一般仿制药的研制需要进行生物等效性试验。

考考你

配伍题

　　A. Ⅱ期临床试验

　　B. Ⅰ期临床试验

　　C. Ⅲ期临床试验

　　D. Ⅳ期临床试验

药物临床试验是指任何在人体进行的药物系统性研究，以证实或揭示试验药物的作用，临床试验分为四期：

　　1. 初步的临床药理学及人体安全性评价试验属于（　　　）。

　　2. 新药上市后的应用研究阶段属于（　　　）。

　　3. 药物治疗作用初步评价阶段属于（　　　）。

【答案】1. B　2. D　3. A

二、药品注册

1. 药品注册的相关概念

（1）药品注册　是指国家药品监督管理部门根据药品注册申请人的申请，依照法定程序，对拟上市销售药品的安全性、有效性、质量可控性等进行审查，并决定是否同意其申请的审批过程。根据《药品注册管理办法》（局令第 28 号）的要求，加强对药品注册的监督管理，旨在保证药品的试验资料真实、规范，程序合法，质量可控。从药品问世的源头上，把好药品使用的安全关、有效关，确保新药研制的质量。

（2）药品注册申请人（简称申请人）　是指提出药品注册申请并承担相应法律责任的机构。境内申请人应当是在中国境内合法登记并能独立承担民事责任的机构，境外申请人应当是境外合法制药厂商。境外申请人办理进口药品注册，应当由其驻中国境内的办事机构或者由其委托的中国境内代理机构办理。办理药品注册申请事务的人员应当具有相应的专业知识，熟悉药品注册的法律、法规及技术要求。

（3）药品注册申请　包括新药申请、仿制药申请、进口药品申请及其补充申请和再注册申请。

①新药申请，是指未曾在中国境内上市销售药品的注册申请。对已上市药品改变剂型、改变给药途径、增加新适应证的药品，虽不属于新药，但药品注册按照新药申请的程序申报。改变剂型但不改变给药途径，以及增加新适应证的注册申请获得批准后只发给药品批准文号，不发给新药证书（靶向制剂，缓释、控释制剂等特殊剂型除外）。

②仿制药申请，是指生产国家药品监督管理部门已批准上市的，已有国家标准的药品的注册申请；但生物制品按照新药申请的程序申报。

③进口药品申请，是指在境外生产的药品在中国境内上市销售的注册申请。申请进口

的药品，应当获得境外制药厂商所在生产国家或者地区的上市许可；未在生产国家或者地区获得上市许可，但经国家食品药品监督管理局确认该药品安全、有效而且临床需要的，可以批准进口。

进口分包装的药品也应当执行进口药品注册标准。进口药品分包装，是指药品已在境外完成最终制剂生产过程，在境内由大包装规格改为小包装规格，或者对已完成内包装的药品进行外包装、放置说明书、粘贴标签等。

④ 补充申请，是指新药申请、仿制药申请或者进口药品申请经批准后，改变、增加或者取消原批准事项或者内容的注册申请。

⑤ 再注册申请，是指药品批准证明文件有效期满后申请人拟继续生产或者进口该药品的注册申请。

2. 药品注册管理机构

国家药品监督管理部门主管全国药品注册工作，负责对药物临床试验、药品生产和进口进行审批。省级药品监督管理部门受国家药品监督管理部门委托，对药品注册申报资料的完整性、规范性和真实性进行审查，并对试验现场进行核查；药品检验机构负责对注册药品进行质量标准复核。

3. 药品注册分类

《药品注册管理办法》明确：中药、天然药物注册分为 9 类；化学药品注册分为 6 类；治疗用和预防用生物制品注册均分为 15 类。

（1）中药、天然药物注册分类

① 未在国内上市销售的从植物、动物、矿物等物质中提取的有效成分及其制剂。

② 新发现的药材及其制剂。

③ 新的中药材代用品。

④ 药材新的药用部位及其制剂。

⑤ 未在国内上市销售的从植物、动物、矿物等物质中提取的有效部位及其制剂。

⑥ 未在国内上市销售的中药、天然药物复方制剂。

⑦ 改变国内已上市销售中药、天然药物给药途径的制剂。

⑧ 改变国内已上市销售中药、天然药物剂型的制剂。

⑨ 仿制药。

（2）化学药品注册分类

① 未在国内外上市销售的药品：

a. 通过合成或者半合成的方法制得的原料药及其制剂；

b. 天然物质中提取或者通过发酵提取的新的有效单体及其制剂；

c. 用拆分或者合成等方法制得的已知药物中的光学异构体及其制剂；

d. 由已上市销售的多组分药物制备为较少组分的药物；

e. 新的复方制剂。

② 改变给药途径且尚未在国内外上市销售的制剂。

③ 已在国外上市销售但尚未在国内上市销售的药品：

a. 已在国外上市销售的原料药及其制剂；

b. 已在国外上市销售的复方制剂；

c. 改变给药途径并已在国外上市销售的制剂。

④ 改变已上市销售盐类药物的酸根、碱基（或者金属元素），但不改变其药理作用的原

料药及其制剂。

⑤ 改变国内已上市销售药品的剂型，但不改变给药途径的制剂。

⑥ 已有国家药品标准的原料药或者制剂。

（3）治疗用和预防用生物制品注册分类

① 未在国内外上市销售的疫苗。

② DNA 疫苗。

③ 已上市销售疫苗变更新的佐剂，偶合疫苗变更新的载体。

④ 由非纯化或全细胞（细菌、病毒等）疫苗改为纯化或者组分疫苗。

⑤ 采用未经国内批准的菌毒种生产的疫苗（流感疫苗、钩端螺旋体疫苗等除外）。

⑥ 已在国外上市销售但未在国内上市销售的疫苗。

⑦ 采用国内已上市销售的疫苗制备的结合疫苗或者联合疫苗。

⑧ 与已上市销售疫苗保护性抗原谱不同的重组疫苗。

⑨ 更换其他已批准表达体系或者已批准细胞基质生产的疫苗；采用新工艺制备并且实验室研究资料证明产品安全性和有效性明显提高的疫苗。

⑩ 改变灭活剂（方法）或者脱毒剂（方法）的疫苗。

⑪ 改变给药途径的疫苗。

⑫ 改变国内已上市销售疫苗的剂型，但不改变给药途径的疫苗。

⑬ 改变免疫剂量或者免疫程序的疫苗。

⑭ 扩大使用人群（增加年龄组）的疫苗。

⑮ 已有国家药品标准的疫苗。

4. 药品注册申请审批程序

药品注册申请与审批程序分为申请临床试验和申请生产上市两个阶段，即在药物需要行临床试验之前，以及打算上市之前都需要向国家药品监督管理部门提出申请，按照规定程序接受审查，如果符合要求，方可获得批准。

对于一个新研制的药物来说，从开始研究到上市销售，至少要经过两次注册申请与审批：第一次是新药在完成实验室研究阶段，在通过动物试验获得了该药安全、有效等的数据之后，需要开始在人体上进一步研究前，必须申请临床试验的许可，获准后才能进行药物临床试验；第二次是在完成临床试验之后，已经确认其对人体安全、有效，需要生产上市销售前，必须再次申请准予生产上市，获准后获得一个唯一性的"药品批准文号"，药品才算拥有合法上市的身份。

（1）新药临床试验申请与审批 新药临床前研究完成后，需向所在地省级药品监督管理部门报送有关资料，药品监督管理部门对申报资料进行形式审查，符合要求的，出具药品注册申请受理通知书；省级药品监督管理部门自受理申请之日起 5 日内组织对药物研制情况及原始资料进行现场核查，对申报资料进行初步审查，提出审查意见。

申请注册的药品属于生物制品的，还需抽取 3 个生产批号的检验用样品，并向药品检验所发出注册检验通知。省级药品监督管理部门在规定的时限内将审查意见、核查报告，药品检验所的注册检验报告以及申请人提交的申报资料送往国家药品监督管理部门的药品审评中心。

药品审评中心收到申报资料后，组织药学、医学和其他学科技术人员对申报资料进行技术审评，必要时可以要求申请人补充资料。国家药品监督管理部门依据技术审评的意见作出审批决定。符合规定的，发给《药物临床试验批件》。见图 3-2。

（2）新药生产上市申请与审批 新药完成临床试验后，申请人向所在地省级药品监督管理部门报送申请生产的申报资料，并同时向中国食品药品检定研究院报送制备标准品的原材

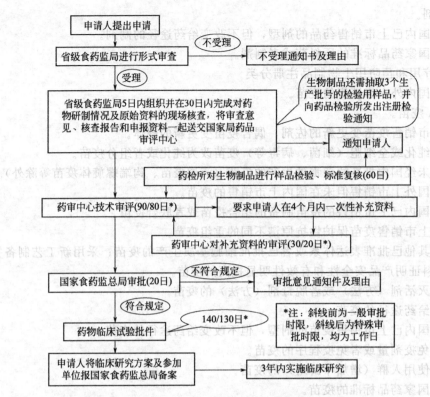

图 3-2 新药临床试验申请流程

料及有关标准物质的研究资料。药品监督管理部门对申报资料进行形式审查，符合要求的，出具药品注册申请受理通知书。省级药品监督管理部门自受理申请之日起 5 日内组织对临床试验情况及有关原始资料进行现场核查，对申报资料进行初步审查，同时抽取样品交药品检验机构复核。省级药品监督管理部门的审查意见、核查报告，药品检验所的复核意见以及申请人提交的申报资料均被送往国家药品监督管理部门的药品审评中心。

药品审评中心收到申报资料后，组织药学、医学和其他学科技术人员对申报资料进行技术审评，必要时可以要求申请人补充资料。经审评符合规定的，通知申请人申请生产现场检查，经过样品生产现场检查和样品检验，符合规定的，发给新药证书。申请人已持有《药品生产许可证》并具备生产条件的，同时发放药品批准文号。改变剂型但不改变给药途径，以及增加新适应证获得批准后不发给新药证书；靶向制剂，缓释、控释制剂，特殊制剂除外。见图 3-3。

（3）**仿制药的申请与审批** 仿制药应当与被仿制的药品具有同样的活性成分、给药途径、剂型、规格和相同的治疗作用。已有多家企业生产的品种，应当参照有关技术指导原则选择被仿制药进行对照研究。

申请人应当填写《药品注册申请表》，向所在地省级药品监督管理部门报送有关资料和生产现场检查申请。已申请中药品种保护的，自中药品种保护申请受理之日起至作出行政决定期间，暂停受理同品种的仿制药申请。

省级药品监督管理部门受理申请后组织对研制情况和原始资料进行现场核查，并应当根据申请人提供的生产工艺和质量标准组织进行生产现场检查，现场抽取连续生产的 3 批样品，送药品检验所检验；在规定的时限内对申报资料进行审查，提出审查意见。符合规定的，将审查意见、核查报告、生产现场检查报告及申报资料一并送交国家药品监督管理部门的药品审评中心，同时通知申请人。

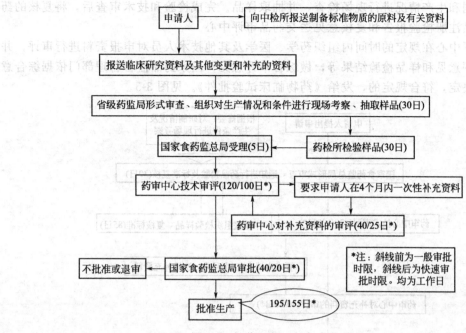

图 3-3　新药生产上市申请流程

药品审评中心组织药学、医学及其他技术人员对审查意见和申报资料进行审核，并依据技术审评意见、样品生产现场检验报告和样品检验结果，形成综合意见。国家药品监督管理部门根据据综合意见，做出审批决定。

符合规定的，发给药品批准文号或者《药物临床试验批件》；完成临床试验后应报送临床试验资料。国家药品监督管理部门依据技术意见，发给药品批准文号或者《审核意见通知件》。已确认存在安全性问题的上市药品可以决定暂停受理和审核其仿制药的申请。见图 3-4。

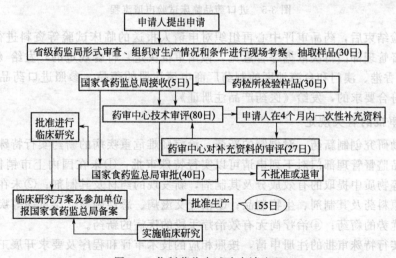

图 3-4　仿制药临床试验申请流程

（4）进口药品的申请与审批　申请人应当填写《药品注册申请表》，报送有关资料和样品，提供相关证明文件，向国家药品监督管理部门提出申请，产品需符合进口药品要求。

国家药品监督管理部门对申报资料进行形式审查，符合要求的，出具《药品注册申请受理通知书》，并通知中国食品药品检定研究院组织对 3 个生产批号的样品进行注册检验；可组织对其研制和生产情况进行现场检查，并抽取样品。完成检验和技术审查后，将复核的药品标准、药品注册检验报告和复核意见送交药品审评中心。

药品审评中心在规定的时间内组织药学、医学及其他技术人员对申报资料进行审评，并依据技术审评意见和样品检验结果等，做综合审评意见；国家药品监督管理部门依据综合意见做出审批决定，符合规定的，发给《药物临床试验批件》。见图 3-5。

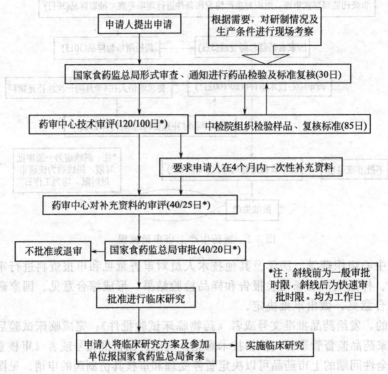

图 3-5　进口药品临床试验申请流程

临床试验结束后，药品审评中心再组织对申请人报送的临床试验等资料进行全面审评。国家药品监督管理部门再次依据综合意见，做出审批决定，符合规定的，发给《进口药品注册证》。中国香港、澳门和台湾地区的制药厂商申请注册的药品，参照进口药品注册申请的程序办理，符合要求的，发给《医药产品注册证》。

5. 特殊审批的有关规定

国家鼓励研究创制新药，对创制的新药、治疗疑难危重疾病的新药实行特殊审批。

国家药品监督管理部门对下列申请可以实行特殊审批：①未在国内上市销售的从植物、动物、矿物等物质中提取的有效成分及其制剂，新发现的药材及其制剂；②未在国内外获准上市的化学原料药及其制剂、生物制品；③治疗艾滋病、恶性肿瘤、罕见病等疾病且具有明显临床治疗优势的新药；④治疗尚无有效治疗手段的疾病的新药。

对获准实行特殊审批的注册申请，按照相应的技术审评和程序及要求开展工作。负责现场核查、检验的部门对获准实行特殊审批的注册申请予以优先办理。

符合条件的药品，申请人在药品注册过程中可以提出特殊审批的申请，由国家药品监督管理部门药品审评中心组织商议讨论确定是否实行特殊审批。

6. 药品批准文件

药品批准文号的格式为：国药准字 H（Z、S、J）＋4 位年号＋4 位顺序号，其中 H 代表化学药品，Z 代表中药，S 代表生物制品，J 代表进口药品分包装。

《进口药品注册证》证号的格式为：H（Z、S）＋4 位年号＋4 位顺序号；《医药产品注册证》证号的格式为：H（Z、S）C＋4 位年号＋4 位顺序号。其中 H 代表化学药品，Z 代表中药，S 代表生物制品。对于境内分包装用大包装规格的注册证，其证号在原注册证号前加字母 B。

新药证书号的格式为：国药证字 H（Z、S）＋4 位年号＋4 位顺序号。其中 H 代表化学药品，Z 代表中药，S 代表生物制品。

国家药品监督管理部门核发的药品批准文号、《进口药品注册证》或者《医药产品注册证》的有效期为 5 年。有效期届满，需要继续生产或者进口的，申请人应当在有效期届满前 6 个月申请再次注册。

7. 新药监测期的有关规定

根据保护公众健康的需要，可以对批准生产的新药品种设立监测期，对该新药的安全性继续进行监测。监测期内的新药，国家药品监督管理部门将不再受理其他企业生产、改变剂型和进口该药的申请。

处于新药监测期内的药品，有关药品生产、经营、使用及检验、监督企业或单位发现新药存在严重质量问题、严重或者非预期的不良反应的，必须及时向省级药品监督管理部门报告，省级药品监督管理部门收到报告后应当立即组织调查，并报告国家药品监督管理部门。

药品生产企业应当经常考察处于监测期内的新药的生产工艺、质量、稳定性、疗效及不良反应等情况，并每年向所在地省级药品监督管理部门报告。药品生产企业未履行新药监测期责任的，省级药品监督管理部门应责令其改正。

新药的监测期可以根据现有的安全性研究资料和境内外研究状况确定，自新药批准生产之日起计算，最长不得超过 5 年。针对不同类型的新药，分别规定中药、天然药物、化学药品、治疗性生物制品、预防用生物制品的相应监测期限。

三、药品研制与注册法律责任

（1）在药品注册中未按照规定实施《药物非临床研究质量管理规范》或者《药物临床试验质量管理规范》的　药品的生产企业、经营企业、药物非临床安全性评价研究机构、药物临床试验机构未按照规定实施《药品生产质量管理规范》《药品经营质量管理规范》《药物非临床研究质量管理规范》《药物临床试验质量管理规范》的，给予警告，责令限期改正；逾期不改正的，责令停产、停业整顿，并处五千元以上二万元以下的罚款；情节严重的，吊销《药品生产许可证》《药品经营许可证》和药物临床试验机构的资格。

（2）申请人在申报临床试验时，报送虚假药品注册申报资料和样品的　药品监督管理部门不予受理或者对该申报药品的临床试验不予批准，对申请人给予警告，1 年内不受理该申请人提出的该药物临床试验申请；已批准进行临床试验的，撤销批准该药物临床试验的批件，并处 1 万元以上 3 万元以下罚款，3 年内不受理该申请人提出的该药物临床试验申请。

药品监督管理部门对报送虚假资料和样品的申请人建立不良行为记录，并予以公布。

（3）药品检验机构出具虚假检验报告的　药品检验机构出具虚假检验报告，构成犯罪的，依法追究刑事责任；不构成犯罪的，责令改正，给予警告，对单位并处三万元以上五万元以下的罚款；对直接负责的主管人员和其他直接责任人员依法给予降级、撤职、开除的处分，并处三万元以下的罚款；有违法所得的，没收违法所得；情节严重的，撤销其检验资格。药品检验机构出具的检验结果不实，造成损失的，应当承担相应的赔偿责任。

（4）药品监督管理部门在药品注册过程中有下列情形之一的，由其上级行政机关或者监察机关责令改正，对直接负责的主管人员和其他直接责任人员依法给予行政处分；构成犯罪的，依法追究刑事责任：

① 对不符合法定条件的申请作出准予注册决定或者超越法定职权作出准予注册决定的；

② 对符合法定条件的申请作出不予注册决定或者不在法定期限内作出准予注册决定的；

③ 违反《药品注册管理办法》第九条的规定未履行保密义务的。

申请药品生产或者进口时，申请人报送虚假药品注册申报资料和样品的，国家食品药品监督管理总局对该申请不予受理或者不予批准，对申请人给予警告，1 年内不受理其申请；已批准生产或者进口的，撤销药品批准证明文件，5 年内不受理其申请，并处 1 万元以上 3 万元以下罚款。

考考你

配伍题

A. 新药申请

B. 补充申请

C. 仿制药申请

D. 进口药品申请

1. 未曾在中国境内上市销售药品的注册申请属于（   ）。

2. 国家药品监督管理部门已批准上市的，已有国家药品标准的药品注册申请属于（   ）。

【答案】1. A   2. C

A. ZC＋四位年号＋四位顺序号

B. SC＋四位年号＋四位顺序号

C. S＋四位年号＋四位顺序号

D. BH＋四位年号＋四位顺序号

3. 在境内销售香港生产的中成药，其注册证证号的格式应为（   ）。

4. 在境内分包装从印度进口的化学药品改用大包装，其注册证证号的格式应为（   ）。

【答案】3. A   4. D

第二节　药品生产

导入案例

安徽华源生物药业有限公司在 2006 年 6～7 月生产的克林霉素磷酸酯葡萄糖注射液（欣弗），在病人输注过程中引发严重的输液反应。整个事件全国有 16 省区共报告欣弗不良反应病例 93 例，死亡 11 人。经查，该公司 2006 年 6～7 月生产的欣弗未按批准的工艺参数灭菌，降低灭菌温度，缩短灭菌时间，增加灭菌柜装载量，影响了灭菌效果。经原中国药品生物制品检定所对相关样品进行检验，结果表明，未按《药品生产质量管理规范》（GMP）操作，无菌检查和热原检查不符合规定。

一、药品生产与药品生产许可

1. 药品生产

（1）药品生产　药品生产是指将药物原料加工制备成能供临床使用的各种剂型药品的过程。

（2）药品生产的分类　按照生产药品的产品结果不同，药品生产可分为原料药生产和制剂生产。

① 原料药生产。原料药有植物、动物或其他生物产品、无机物和有机化合物等。原料药的生产根据原材料性质的不同、加工制造方法的不同，大体可分为三种。a. 生药的加工制造。生药一般为来自植物和动物的生物药材，通常为植物或动物机体、器官或其分泌物。主要经过干燥加工处理，我国传统中药的加工处理称之为"炮制"，中药材分别经过蒸、炒、炙，最后制成中药饮片。b. 药用成分和化合物的加工制造。主要包括从天然（植物、动物）提取和浓缩，获得流浸膏或浸膏；用化学合成法（合成法、半合成法）分离制备，可获得单体结晶。c. 利用生物技术（普通生物技术、基因工程、细胞工程、蛋白质工程、发酵工程等）加工生物材料获得的生物制品。生物材料包括微生物、各种动物和人体的细胞及体液等。

② 制剂生产。制剂生产是指将原料药按照一定的生产工艺与辅料均匀混合（溶解）后，制成供临床使用，具有一定剂型的制剂的生产。各种来源和不同方法制得的原料药，需进一步制成适合医疗或预防使用的形式，即药物剂型，才能使用于患者。药物剂型一般分为注射剂（如输液剂、粉针剂）、口服制剂（如片剂、胶囊剂、丸剂、颗粒剂）以及外用制（如软膏剂、搽剂等），不同剂型的加工制造方法都不同。

2. 药品生产许可

为了确保药品质量，加强药品生产环节的监督管理，对开办药品生产企业实行许可证管理制度。《药品管理法》与《药品管理法实施条例》，以及国家药品监督管理部门发布的《药品生产监督管理办法》（局令第14号）均已作出规定。

（1）药品生产许可的申请和审批　《药品管理法》规定，开办药品生产企业，须经企业所在地省级药品监督管理部门批准并发给《药品生产许可证》。无《药品生产许可证》的企业，不得生产药品。《药品生产许可证》应当标明有效期和生产范围，到期重新审查发证。

除符合条件外，还应当符合国家制定的药品行业发展规划和产业政策，防止重复建设。

开办药品生产企业，必须具备的条件包括：①具有依法经过资格认定的药学技术人员、工程技术人员及相应的技术工人；②具有与其药品生产相适应的厂房、设施和卫生环境；③具有能对所生产药品进行质量管理和质量检验的机构、人员以及必要的仪器设备；④具有保证药品质量的规章制度。

申请办理《药品生产许可证》，应按规定提交包括申请人的基本情况及其相关证明文件；拟办企业的基本情况，包括拟办企业名称、生产品种、剂型、设备、工艺及生产能力；拟办企业的场地、周边环境、基础设施等条件说明以及投资规模等情况说明；拟办企业的组织机构图（注明各部门的职责及相互关系、部门负责人）；拟办企业的法定代表人、企业负责人、部门负责人简历、学历和职称证书；依法经过资格认定的药学及相关专业技术人员、工程技术人员、技术工人登记表及其所在部门及岗位；高级、中级、初级技术人员的比例情况表等在内的各种申请材料，并对其申请材料全部内容的真实性负责。

省级食品药品监督管理部门应当自收到申请之日起30个工作日内，作出决定。经审查符合规定的，予以批准，并自书面批准决定作出之日起 10 个工作日内核发《药品生产许可证》；不符合规定的，作出不予批准的书面决定，并说明理由，同时告知申请人享有依法申请行政复议或者提起行政诉讼的权利。

药品生产企业将部分生产车间分立，形成独立药品生产企业的，应按规定办理《药品生产许可证》。新开办药品生产企业、药品生产企业新建药品生产车间或者新增生产剂型的应当自取得药品生产证明文件或者经批准正式生产之日起 30 日内，按照规定要求申请《药品生产质量管理规范》认证。

根据 2013 年国务院办公厅印发的《国家食品药品监督管理总局主要职责内设机构和人员编制规定》，国家食品药品监督管理总局对职能进行转变，决定将药品生产行政许可与 GMP 认证两项行政许可逐步整合为一项行政许可。也就是说，在后续工作中，逐步将生产行政许可与 GMP 认证两项行政审批整合为一项审批。

（2）药品生产许可证管理

①《药品生产许可证》的内容。《药品生产许可证》分正本和副本，具有同等法律效力，有效期为五年。

《药品生产许可证》应当载明许可证编号、企业名称、法定代表人、企业负责人、企业类型、注册地址、生产地址、生产范围、发证机关、发证日期、有效限期等项目。其中，由药品监督管理部门核准的许可事项为：企业负责人、生产范围、生产地址。企业名称、法定代表人、注册地址、企业类型等项目应当与工商行政管理部门核发的营业执照中载明的相关内容一致。

②《药品生产许可证》的变更。《药品生产许可证》的变更分为许可事项变更和登记事项变更。许可事项变更，是指企业负责人、生产范围、生产地址的变更。登记事项变更，是指企业名称、法定代表人、注册地址、企业类型等项目的变更。

③《药品生产许可证》的换发、缴销及遗失

a.《药品生产许可证》的换发。《药品生产许可证》有效期届满，需要继续生产药品的，持证企业应当在许可证有效期届满前 6 个月，按照规定申请换发《药品生产许可证》。

b.《药品生产许可证》的缴销。药品生产企业终止生产药品或者关闭的，由原发证机关缴销《药品生产许可证》并通知工商行政管理部门。

c.《药品生产许可证》的遗失。对于遗失《药品生产许可证》的，药品生产企业应当立即向原发证机关申请补发，并在原发证机关指定的媒体上登载遗失声明。原发证机关在企业登载遗失声明之日起满 1 个月后，按照原核准事项在 10 个工作日内补发。

二、《药品生产质量管理规范》

（一）GMP 概念

《药品管理法》第九条规定：药品生产企业必须按照国家药品监督管理部门制定的《药品生产质量管理规范》组织生产。药品监督管理部门按照规定对药品生产企业是否符合《药品生产质量管理规范》的要求进行认证，对认证合格的，发给认证证书。

《药品生产质量管理规范》（Good Manufacturing Practice, GMP），是世界各国对药品生产全过程监督管理普遍采用的措施。其目的为进一步规范药品生产领域的生产行为，用科学、合理、规范化的条件和方法保证所生产的药品质量，尽量减少人为因素对产品质量的影响。GMP 在国际上已被大多数政府、制药企业及专家认为是制药企业进行质量管理的必备制度。

GMP 作为质量管理体系的一部分，是药品生产管理和质量控制的基本要求和制造规范，旨在最大限度地降低药品生产过程中的污染、交叉污染以及混淆、差错等的风险，确保持续稳定地生产出符合预定用途和注册要求的药品。

《药品生产质量管理规范》（2010 年修订，以下简称"2010 年版 GMP"）2011 年 1 月 17 日发布，自 2011 年 3 月 1 日起施行。

此后，国家食品药品监督管理部门发布了无菌药品、原料药、生物制品、血液制品、中药制剂、放射性药品、中药饮片、医用氧、取样等附录，作为《药品生产质量管理规范》（2010 年修订）的配套文件。附录与 2010 年版 GMP 具有同等效力。

1. 总则

企业应当建立药品质量管理体系。该体系应当针对影响药品质量的所有因素，确保药品质量符合预定用途的有组织、有计划的全部活动。企业应当严格执行《药品生产质量管理规范》，坚持诚实守信，禁止任何虚假、欺骗行为。

2. 质量管理

企业应当建立符合药品质量管理要求的质量目标，将药品注册的有关安全、有效和质量可控的所有要求，系统地贯彻到药品生产、控制及产品放行、贮存、发运的全过程中，确保所生产的药品符合预定用途和注册要求。

企业高层管理人员应当确保实现既定的质量目标，不同层次的人员以及供应商、经销商应当共同参与并承担各自的责任。企业应当配备足够的、符合要求的人员、厂房、设施和设备，为实现质量目标提供必要的条件。质量管理包括质量保证、质量控制和质量风险管理。

3. 机构与人员要求

（1）组织机构和人员配备　企业应当建立与药品生产相适应的管理机构，并有组织机构图。企业应当设立独立的质量保证部门和质量控制部门。质量管理部门应当参与所有与质量有关的活动，负责审核所有有关的文件。

企业应当配备足够数量并具有适当资质（含学历、培训和实践经验）的管理和操作人员，应当明确规定每个部门和每个岗位的职责。岗位职责不得遗漏，交叉的职责应当有明确规定。所有人员应当明确并理解自己的职责，熟悉与其职责相关的要求，并接受必要的培训，包括上岗前培训和继续培训。

（2）关键人员　应当为企业的全职人员，至少应当包括企业负责人、质量管理负责人、生产管理负责人和质量受权人。质量管理负责人和生产管理负责人不得相互兼任。质量管理负责人和质量受权人可以兼任。应当制定操作规程确保质量受权人独立履行职责，不受企业负责人和其他人员的干扰。

（3）培训　企业应当指定部门或专人负责培训管理工作，应当有经生产管理负责人或质量管理负责人审核或批准的培训方案或计划，培训记录应当予以保存。与药品生产、质量有关的所有人员都应当经过培训，培训的内容应当与岗位的要求相适应。除进行 GMP 理论和实践的培训外，还应当有相关法规及相应岗位的职责、技能的培训，并定期评估培训的实际效果。

（4）人员卫生　所有人员都应当接受卫生要求的培训，企业应当建立人员卫生操作规程，最大限度地降低人员对药品生产造成污染的风险。

4. 厂房与设施要求

（1）厂房的要求　厂房的选址、设计、布局、建造、改造和维护必须符合药品生产要求，应当能够最大限度地避免污染、交叉污染、混淆和差错以便于清洁、操作和维护。

（2）生产区的要求　为降低污染和交叉污染的风险，厂房、生产设施和设备应当根据所生产药品的特性、工艺流程及相应洁净度级别要求合理设计、布局和使用，并应综合考虑药品的特性、工艺和预定用途等因素，确定厂房、生产设施和设备多产品共用的可行性，并有相应的评估报告。

生产区和贮存区应当有足够的空间，确保有序地存放设备、物料、中间产品、待包装产品和成品，避免不同产品或物料的混淆、交叉污染，避免生产或质量控制操作发生泄漏或差错。洁净区与非洁净区之间、不同级别洁净区之间的压差应不低于10Pa。必要时，相同洁净度级别的不同功能区域（操作间）之间也应当保证适当的压差梯度。

高致敏性药品（如青霉素类）或生物制品（如卡介苗或其他用活性微生物制备而成的药品），必须采用专用和独立的厂房、生产设施和设备。青霉素类药品产尘量大的操作区域应当保持相对负压，排至室外的废气应当经过净化处理并符合要求，排风口应远离其他空气净化系统的进风口。

生产 β-内酰胺结构类药品、性激素类避孕药品必须使用专用设施（如独立的空气净化系统）和设备，并与其他药品生产区严格分开；生产某些激素类、细胞毒性类、高活性化学药品应当使用专用设施（如独立的空气净化系统）和设备；特殊情况下，如采取特别防护措施并经过必要的验证，上述药品制剂则可通过阶段性生产方式共用同一生产设施和设备。

（3）仓储区的要求　仓储区应当有足够的空间，确保有序存放待验、合格、不合格、退货或召回的原辅料、包装材料、中间产品、待包装产品和成品等各类物料和产品。

（4）质量控制区的要求　质量控制实验室通常应当与生产区分开。生物检定、微生物和放射性同位素的实验室还应当彼此分开。实验室的设计应当确保其适用于预定的用途，并能够避免混淆和交叉污染，应当有足够的区域用于样品处置、留样和稳定性考察样品的存放以及记录的保存。实验动物房应当与其他区域严格分开，其设计建造应当符合国家有关规定，并设有独立的空气处理设施以及动物的专用通道。

5. 设备的要求

（1）原则　设备的设计、选型、安装、改造和维护必须符合预定用途，应当尽可能降低产生污染、交叉污染、混淆和差错的风险，便于操作、清洁、维护，以及必要时进行消毒或灭菌。

（2）校准　按照操作规程和校准计划定期对生产和检验用衡器、量具、仪表、记录和控制设备以及仪器进行校准和检查，并保存相关记录。

（3）制药用水　制药用水应当适合其用途，并符合《中华人民共和国药典》的质量标准及相关要求。制药用水至少应当采用饮用水。纯化水、注射用水储罐和输送管道所用材料应当无毒、耐腐蚀；储罐的通气口应当安装不脱落纤维的疏水性除菌滤器；管道的设计和安装应当避免死角、盲管。纯化水、注射用水的制备、贮存和分路应当能够防止微生物的滋生。纯化水可采用循环，注射用水可采用70℃以上保温循环，应当对制药用水及原水的水质进行定期监测，并有相应的记录。

6. 物料与产品的要求

药品生产所用的原辅料、与药品直接接触的包装材料应当符合相应的质量标准，应当尽可能减少物料的微生物污染程度。必要时，物料的质量标准中应当包括微生物限度、细菌内毒素或热原检查项目。药品上直接印字所用油墨应当符合食用标准要求。进口原辅料应当符合国家相关的进口管理规定。

原辅料、与药品直接接触的包装材料和印刷包装材料的接收应当有操作规程，所有到货物料均应当检查，以确保与订单一致，并确认供应商已经质量管理部门批准。物料的外包装应当有标签，并注明规定的信息。每次接收均应当有记录，内容包括：①交货单和包装容器上所注物料的名称；②企业内部所用物料名称和（或）代码；③接收日期；④供应商和生产商（如不同）的名称；⑤供应商和生产商（如不同）标识的批号；⑥接收总量和包装容器数量；⑦接收后企业指定的批号或流水号；⑧有关说明（如包装状况）。

7. 确认与验证

企业应当确定需要进行的确认或验证工作，以证明有关操作的关键要素能够得到有效控制。确认或验证的范围和程度应当经过风险评估来确定。企业的厂房、设施、设备和检验仪器应当经过确认，应当采用经过验证的生产工艺、操作规程和检验方法进行生产、操作和检验，并保持持续验证状态。确认和验证不是一次性的行为。首次确认或验证后，应当根据产品质量回顾分析情况进行再确认或再验证。关键的生产工艺和操作规程应当定期进行再验证，确保其能够达到预期结果。

8. 文件管理的规定

文件是质量保证系统的基本要素。企业必须有内容正确的书面质量标准、生产处方和工艺规程、操作规程以及记录等文件。

每批药品应当有批记录，包括批生产记录、批包装记录、批检验记录和药品放行审核记录等与本批产品有关的记录。批记录应当由质量管理部门负责管理，至少保存至药品有效期后一年。质量标准、工艺规程、操作规程、稳定性考察、确认、验证、变更等其他重要文件应当长期保存。

9. 生产管理的要求

所有药品的生产和包装均应当按照批准的工艺规程和操作规程进行操作并有相关记录，以确保药品达到规定的质量标准，并符合药品生产许可和注册批准的要求。建立划分产品生产批次的操作规程，生产批次的划分应当能够确保同一批次产品质量和特性的均一性。

每次生产结束后应当进行清场，确保设备和工作场所没有遗留与本次生产有关的物料、产品和文件。下次生产开始前，应当对前次清场情况进行确认。应当尽可能避免出现任何偏离工艺规程或操作规程的偏差。一旦出现偏差，应当按照偏差处理操作规程执行。生产过程中应当尽可能采取措施，防止污染和交叉感染，具体做法如下。

① 在分隔的区域内生产不同品种的药品。

② 采用阶段性生产方式。

③ 设置必要的气锁间和排风设备，空气洁净度级别不同的区域应当有压差控制。

④ 应当降低未经处理或未经充分处理的空气再次进入生产区导致污染的风险。

⑤ 在易产生交叉污染的生产区内操作人员应当穿戴该区域专用的防护服。

⑥ 采用验证或已知有效的清洁和去污操作规程进行设备清洁；必要时，应当对与物料直接接触的设备表面的残留物进行检测，采用密闭系统进行生产。

⑦ 干燥设备的进风应当有空气过滤器，排风应当有防止空气倒流装置。

⑧ 生产和清洁过程中应当避免使用易碎、易脱屑、易发霉器具；使用筛网的应当有防止因筛网断裂而造成污染的措施。

⑨ 液体制剂的配制、过滤、灌封、灭菌等工序应当在规定的时间内完成；软膏剂、乳膏剂、凝胶剂等半固体制剂以及栓剂的中间产品应当规定贮存期和贮存条件。

10. 质量控制与质量保证要求

质量控制实验室的人员、设施、设备应当与产品性质和生产规模相适应。

质量管理部门应当建立药品不良反应报告和监测管理制度，设立专门机构并配备专职人员负责管理。应当主动收集药品不良反应，对不良反应应详细记录、评价、调查和处理，及时采取措施控制可能存在的风险，并按照要求向药品监督管理部门报告；应当有专人及足够的辅助人员负责进行质量投诉的调查和处理，所有投诉、调查的信息应当向质量受权人通报。所有投诉都应当登记与审核，与产品质量缺陷有关的投诉，应当详细记录投诉的各个细节，并进行调查。

11. 附则（术语的解释）

批：经一个或若干加工过程生产的、具有预期均一质量和特性的一定数量的原辅料、包装材料或成品。"批"必须与生产中具有预期均一特性的确定数量的产品相对应，可以是固定数量或固定时间段内生产的产品量。

例如，口服或外用的固体、半固体制剂在成型或分装前使用同一台混合设备一次混合所生产的均质产品为一批；口服或外用的液体制剂以罐装（封）前经最后混合的药液所生产的均质产品为一批。

（二）GMP 认证管理

1. GMP 认证

药品 GMP 认证是药品监督管理部门依法对药品生产企业药品生产质量管理监督检查的一种手段。

2. 我国 GMP 认证的管理部门

省级药品监督管理部门负责本辖区内 GMP 认证和跟踪检查工作以及国家药品监督管理部门委托开展的药品 GMP 检查工作。省级以上药品监督管理部门设立的药品认证检查机构承担药品 GMP 认证申请的技术审查、现场检查、结果评定等工作。

3. GMP 认证的主要程序

（1）申请、受理与审查　新开办药品生产企业或药品生产企业新增生产范围、新建车间的，应当按照《药品管理法实施条例》的规定申请药品 GMP 认证。已取得《药品 GMP 证书》的药品生产企业应在证书有效期届满前 6 个月，重新申请药品 GMP 认证。药品生产企业改建、扩建车间或生产线的，应重新申请药品 GMP 认证。

申请药品 GMP 认证的生产企业，应按规定填写《药品 GMP 认证申请书》，并报送相关资料。属于国家药品监督管理部门检查认证的，企业经省级药品监督管理部门出具日常监督管理情况的审核意见后，将申请资料报国家药品监督管理部门。其他的认证检查，企业将申请资料报省级药品监督管理部门。

知识拓展

申报企业提交认证申请和申报材料清单
① 药品 GMP 认证申请书（一式四份）。
② GMP 认证之《药品生产企业许可证》和《营业执照》复印件。
③ GMP 认证之药品生产管理和质量管理自查情况。
④ GMP 认证之药品生产企业组织机构图。
⑤ 药品生产企业负责人、部门负责人简历；依法经过资格认定的药学及相关专业技术人员、工程技术人员、技术工人登记表，并标明所在部门及岗位；高、中、初级技术人员占全体员工的比例情况表。

⑥ GMP 认证之药品生产企业生产范围剂型和品种表。

⑦ GMP 认证之药品生产企业周围环境图、总平面布置图、仓储平面布置图、质量检验场所平面布置图（含动物室）。

⑧ GMP 认证之药品生产车间概况及工艺布局平面图。

⑨ GMP 认证之申请认证剂型或品种的工艺流程图，并注明主要过程控制点及控制项目。

⑩ GMP 认证之药品生产企业（车间）的关键工序、主要设备、制水系统及空气净化系统的验证情况；检验仪器、仪表、衡器校验情况。

⑪ GMP 认证之检验仪器、仪表、量具、衡器校验情况。

⑫ GMP 认证之药品生产企业（车间）生产管理、质量管理文件目录。

⑬ GMP 认证之企业符合消防和环保要求的证明文件。

省级以上药品监督管理部门对药品 GMP 申请书及相关资料进行形式审查，申请材料齐全、符合法定形式的予以受理；未按规定提交申请资料的，以及申请资料不齐全或者不符合法定形式的，当场或者在 5 日内一次性书面告知申请人需要补正的内容。

药品认证检查机构对申请资料进行技术审查，需要补充资料的，应当书面通知申请企业，申请企业应按通知要求，在规定时限内完成补充资料，逾期未报的，其认证申请予以终止。

（2）现场检查 药品认证检查机构完成申报资料技术审查后，应当制定现场检查工作方案，并组织实施现场检查。

现场检查实行组长负责制，检查组一般由不少于 3 名药品 GMP 检查员组成，从药品 GMP 检查员库中随机选取，并应遵循回避原则。检查员应熟悉和了解相应专业知识，必要时可聘请有关专家参加现场检查。

药品认证检查机构应在现场检查前通知申请企业。现场检查时间一般为 3～5 天，可根据具体情况适当调整。申请企业所在地省级药品监督管理部门应选派一名药品监督管理工作人员作为观察员参与现场检查，并负责协调和联络与药品 GMP 现场检查有关的工作。

现场检查开始时，检查组应向申请企业出示药品 GMP 检查员证或其他证明文件，确认检查范围，告知检查纪律、注意事项以及企业权利，确定企业陪同人员。

申请企业在检查过程中应及时提供检查所需的相关资料。

检查缺陷的风险评定应综合考虑产品类别、缺陷的性质和出现的次数。缺陷分为严重缺陷（指与药品 GMP 要求有严重偏离，产品可能对使用者造成危害的）、主要缺陷（指与药品 GMP 要求有较大偏离的）和一般缺陷（指偏离药品 GMP 要求，但尚未达到严重缺陷和主要缺陷程度的）。

（3）审批与发证 药品认证检查机构可结合企业整改情况对现场检查报告进行综合评定。必要时，可对企业整改情况进行现场核查。综合评定应在收到整改报告后 40 个工作日内完成，如进行现场核查，评定时限顺延。综合评定应采用风险评估的原则，综合考虑缺陷的性质、严重程度以及所评估产品的类别对检查结果进行评定。现场检查综合评定时，低一级缺陷累计可以上升为一级或二级缺陷，已经整改完成的缺陷可以降级，严重缺陷整改的完成情应进行现场核查。

只有一般缺陷，或者所有主要和一般缺陷的整改情况证明企业能够采取有效措施进行改正的，评定结果为"符合"；有严重缺陷或有多项主要缺陷，表明企业未能对产品生产全过程进行有效控制的，或者主要和一般缺陷的整改情况或计划不能证明企业能够采取有效措施进行改正的，评定结果为"不符合"。

药品认证检查机构完成综合评定后，应将评定结果予以公示，公示期为 10 个工作日。对公示内容无异议或对异议已有调查结果的，药品认证检查机构应将检查结果报同级药品监督管理部门，由药品监督管理部门进行审批。

经药品监督管理部门审批，符合药品 GMP 要求的，向申请企业发放《药品 GMP 证书》；不符合药品 GMP 要求的，认证检查不予通过，药品监督管理部门以《药品 GMP 认证审批意见》方式通知申请企业。药品监督管理部门应将审批结果予以公告；省级药品监督管理部门应将公告上传国家药品监督管理部门网站。

（4）跟踪检查　药品监督管理部门应对持有《药品 GMP 证书》的药品生产企业组织进行跟踪检查。《药品 GMP 证书》有效期内至少进行一次跟踪检查。

药品监督管理部门负责组织药品 GMP 跟踪检查工作；药品认证检查机构负责制订检查计划和方案，确定跟踪检查的内容及方式，并对检查结果进行评定。

（5）《药品 GMP 证书》管理　《药品 GMP 证书》载明的内容应与企业药品生产许可证明文件所载相关内容一致。企业名称、生产地址名称变更但未发生实质性变化的，可以药品生产许可证明文件为凭证，企业无需申请《药品 GMP 证书》的变更。

《药品 GMP 证书》有效期 5 年，在有效期内与质量管理体系相关的组织结构、关键人员等如发生变化的，企业应自发生变化之日起 30 日内，按照有关规定向原发证机关进行备案。其变更后的组织结构和关键人员等应能够保证质量管理体系有效运行并符合要求。《药品 GMP 证书》由国家药品监督管理部门统一印制。

三、药品委托生产

1. 药品委托生产的规定

（1）药品委托生产的定义　药品委托生产，是指药品生产企业（以下称委托方）在因技术改造暂不具备生产条件和能力或产能不足暂不能保障市场供应的情况下，将其持有药品批准文号的药品委托其他药品生产企业（以下称受托方）全部生产的行为，不包括部分工序的委托加工行为。

为规范药品委托生产，确保药品质量安全，2014 年 8 月，国家药品监督管理部门发布《药品委托生产监督管理规定》（2014 年公告第 36 号），境内药品生产企业之间委托生产药品的申请、审查、许可和监督管理应当遵守规定。《药品管理法》规定，经省级药品监督管理部门批准，药品生产企业可以接受委托生产药品。

（2）药品委托生产的监督管理　国家食品药品监督管理总局负责对全国药品委托生产的审批和监督管理进行指导和监督检查。各省级药品监督管理部门负责药品委托生产的审批和监督管理。

各省级药品监督管理部门应当组织对本行政区域内委托生产药品的企业（包括委托方和受托方）进行监督检查。对于委托方和受托方不在同一省的，委托方所在地省级药品监督管理部门可以联合受托方所在地省级药品监督管理部门组织对受托方受托生产情况进行延伸检查。监督检查和延伸检查发现企业存在违法违规行为的，依法予以处理。

委托生产双方所在地省级药品监督管理部门应当及时通报监督检查情况和处理结果。重大问题，应当及时上报国家食品药品监督管理总局。

各省级药品监督管理部门应当定期对委托生产审批和监管情况进行汇总、分析和总结，并在每年 3 月 31 日前将上一年度情况报国家药品监督管理部门。

（3）委托生产的品种限制　麻醉药品、精神药品、药品类易制毒化学品及其复方制剂、医疗用毒性药品、生物制品、多组分生化药品、中药注射剂和原料药（八大药）不得委托生产。

国家药品监督管理部门可以根据监督管理工作需要调整不得委托生产的药品。放射性药品的委托生产按照有关法律法规规定办理。

2. 药品委托生产的条件和要求

委托方和受托方均应是持有与委托生产药品相适应的《药品生产质量管理规范》认证证书的药品生产企业。委托生产药品的双方应当签订书面合同，内容应当包括质量协议，明确双方的权利与义务，并具体规定双方在药品委托生产管理、质量控制等方面的质量责任及相关的技术事项，且应当符合国家有关药品管理的法律法规。

委托方和受托方有关药品委托生产的所有活动应当符合《药品生产质量管理规范》的相关要求。在委托生产的药品包括标签和说明书上，应当标明委托方企业名称和注册地址、受托方企业名称和生产地址。

（1）委托方的要求　委托方应当取得委托生产药品的批准文号。委托方负责委托生产药品的质量。委托方应当对受托方的生产条件、技术水平和质量管理情况进行详细考查，向受托方提供委托生产药品的技术和质量文件，确认受托方具有受托生产的条件和能力。委托生产期间，委托方应当对委托生产的全过程进行指导和监督，负责委托生产药品的批准放行。

（2）受托方的要求　受托方应当严格执行质量协议，有效控制生产过程，确保委托生产药品及其生产符合注册和《药品生产质量管理规范》的要求。委托生产药品的质量标准应当执行国家药品标准，其药品名称、剂型、规格、处方、生产工艺、原料药来源、直接接触药品的包装材料和容器、包装规格、标签、说明书、批准文号等应当与委托方持有的药品批准证明文件的内容相同。

3. 药品委托生产的受理和审批

申请药品委托生产，由委托方向所在地省级药品监督管理部门提出申请。委托方应当填写《药品委托生产申请表》，并提交相关申请材料。

对于委托方和受托方不在同一省的，委托方应当首先将《药品委托生产申请表》连同申请材料报受托方所在地省级药品监督管理部门审查；经审查同意后，方可向委托方所在地省级药品监督管理部门提出申请。受托方所在地省级药品监督管理部门对药品委托生产的申报资料进行审查，并结合日常监管情况出具审查意见。审查工作时限为20个工作日。委托方所在地省级药品监督管理部门接到药品委托生产申请后，应当在5个工作日内作出受理或者不予受理的决定，出具书面的《受理通知书》或者《不予受理通知书》，并注明日期。

委托方所在地省级药品监督管理部门组织对药品委托生产的申报资料进行审查。对于首次申请，应当组织对受托方生产现场进行检查；对于延续申请，必要时，也可以组织检查。生产现场检查的重点是考核受托方的生产条件、技术水平和质量管理情况以及受托生产的药品处方、生产工艺、质量标准与委托方的一致性。对于委托方和受托方不在同一省的，生产现场检查由委托方所在地省级药品监督管理部门联合受托方所在地省级药品监督管理部门组织开展。

检查组成员应当包括委托生产双方所在地省级药品监督管理部门派出的检查人员，检查报告应当由检查组全体人员签名，并报送委托生产双方所在地省级药品监督管理部门。

经审查符合规定的，应当予以批准，并自书面批准决定作出之日起10个工作日内向委托方发放《药品委托生产批件》;不符合规定的,书面通知委托方并说明理由。《药品委托生产批件》载明的内容应当与委托生产双方的《药品生产许可证》《药品生产质量管理规范》认证证书及委托生产药品批准证明文件载明的相关内容一致。

委托方和受托方不在同一省的,委托方所在地省级药品监督管理部门应当及时将委托生产申请的批准、变更和注销情况告知受托方所在地省级药品监督管理部门。

4. 药品委托生产监督

省级药品监督管理部门应当制定药品委托生产审批工作程序和要求,规范审批工作。申请人有权查询业务办理进度和审批结果。

委托方所在地省级药品监督管理部门应当组织对委托方进行监督检查。受托方所在地省级药品监督管理部门应当组织对受托方受托生产药品进行监督检查。

必要时,委托方所在地省级药品监督管理部门也可以组织对受托方受托生产药品进行监督检查。对委托方和受托方的监督检查每年至少进行一次。发现企业存在违法违规行为的,应依法予以处理。

委托生产双方所在地省级药品监督管理部门应当及时通报检查情况。若出现重大问题,应当及时上报国家药品监督管理部门。

考考你

单选题

1.《药品生产质量管理法规》对机构与人员有严格要求,下列关于关键人员的说法正确的是 (   )。

A. 质量管理负责人和生产管理负责人可以兼任

B. 质量受权人和生产管理负责人可以兼任

C. 质量管理负责人和质量受权人可以兼任

D. 质量受权人不可以独立履行职责

2. 药品生产企业不得申请委托生产的药品包括 (   )。

A. 中成药制剂

B. 中药饮片

C. 各类注射剂

D. 血液制品、疫苗制品

【答案】1. C 2. D

四、药品生产法律责任

1. 与无证生产相关的法律责任

(1) 无证生产药品 未取得《药品生产许可证》生产药品的,依法予以取缔,没收违法生产、销售的药品违法所得,并处违法生产、销售的药品(包括已售出的和未售出的药品,下同)货值金额二倍以上五倍以下的罚款;构成犯罪的,依法追究刑事责任。

药品生产企业变更药品生产许可事项,应当办理变更登记手续而未办理的,由原发证部门给予警告,责令限期补办变更登记手续;逾期不补办的,宣布其《药品生产许可证》无效;仍从事药品生产活动的,依照《药品管理法》第七十二条的规定处罚。

(2) 从无证企业购入药品 从无《药品生产许可证》《药品经营许可证》的企业购进药

品的，责令改正，没收违法购进的药品，并处违法购进药品货值金额二倍以上五倍以下的罚款；有违法所得的，没收违法所得；情节严重的，吊销《药品生产许可证》。

2. 违反《药品生产质量管理规范》的法律责任

药品生产企业未按照规定实施《药品生产质量管理规范》的，给予警告，责令限期改正；逾期不改正的，责令停产、停业整顿，并处五千元以上二万元以下的罚款；情节严重的，吊销《药品生产许可证》。

开办药品生产企业，药品生产企业新建药品生产车间、新增生产剂型，在国务院药品监督管理部门规定的时间内未通过《药品生产质量管理规范》认证，仍进行药品生产的，由药品监督管理部门依照《药品管理法》规定给予处罚。

3. 与许可证、批准证明文件相关的法律责任

（1）伪造、变造、买卖、出租、出借许可证或者药品批准证明文件　根据《药品管理法》第八十一条的规定，伪造、变造、买卖、出租、出借许可证或者药品批准证明文件的，没收违法所得，并处违法所得一倍以上三倍以下的罚款；没有违法所得的，处二万元以上十万元以下的罚款；情节严重的，并吊销卖方、出租方、出借方的《药品生产许可证》或者撤销药品批准证明文件；构成犯罪的，追究刑事责任。

（2）骗取许可证或批准证明文件　行政许可是对行政许可申请人资格及能力的证明，申请人应对申请材料实质内容的真实性负责，不得以欺骗、贿赂等不正当手段取得行政许可。根据《药品管理法》第八十二条的规定，违反《药品管理法》的规定，提供虚假的证明、文件资料、样品或者采取其他欺骗手段取得《药品生产许可证》或者药品批准证明文件的，吊销《药品生产许可证》或者撤销药品批准证明文件，五年内不受理其申请，并处一万元以上三万元以下的罚款。

4. 药品商业贿赂行为的法律责任

（1）药品购销活动中暗中给予、收受回扣或者其他利益的法律责任　《药品管理法》第五十八条是关于药品生产企业及其有关人员在药品购销活动中暗中给予、收取回扣或者其他利益问题的规定。根据《药品管理法》第五十八条的规定，禁止药品的生产企业在药品购销中账外暗中给予、收受回扣或者其他利益。禁止药品的生产企业或者其代理人以任何名义给予使用其药品的医疗机构的负责人、药品采购人员、医师等有关人员以财物或者其他利益。禁止医疗机构的负责人、药品采购人员、医师等有关人员以任何名义收受药品的生产企业、经营企业或者其代理人给予的财物或者其他利益。

《药品管理法》第八十九条则针对《药品管理法》第五十八条的被禁止行为设定了相应法律责任。根据《药品管理法》第八十九条的规定：

① 药品的生产企业在药品购销中暗中给予、收受回扣或者其他利益的，药品的生产企业或者其代理人给予使用其药品的医疗机构的负责人、药品采购人员、医师等有关人员以财物或者其他利益的，由工商行政管理部门处一万元以上二十万元以下的罚款，有违法所得的，予以没收；

② 情节严重的，由工商行政管理部门吊销药品生产企业的营业执照，并通知药品监督管理部门，由药品监督管理部门吊销其《药品生产许可证》；构成犯罪的，依法追究刑事责任。

（2）药品购销活动中收受财物或者其他利益的法律责任　《药品管理法》第九十条是关于药品生产企业的有关人员收受药品生产企业、药品经营企业或者其代理人给予的财物或者其他利益的行为应当承担法律责任的规定。

《药品管理法》第九十条规定，药品生产企业的负责人、采购人员等有关人员在药品购销中收受其他生产企业、经营企业或者其代理人给予的财物或者其他利益的，依法给予处分，没收违法所得；构成犯罪的，依法追究刑事责任。

5. 违反药品不良反应报告和监测规定的法律责任

药品不良反应，是指合格药品在正常用法用量下出现的与用药目的无关的有害反应。药品不良反应报告和监测，是指药品不良反应的发现、报告、评价和控制的过程。作为部门规章，《药品不良反应报告和监测管理办法》为药品生产企业设定了相应的法律责任。

根据《药品不良反应报告和监测管理办法》第五十八条的规定，药品生产企业有下列违规情形之一的，由所在地药品监督管理部门给予警告，责令限期改正，可以并处五千元以上三万元以下的罚款：

① 未按照规定建立药品不良反应报告和监测管理制度，或者无专门机构、专职人员负责本单位药品不良反应报告和监测工作的；

② 未建立和保存药品不良反应监测档案的；

③ 未按照要求开展药品不良反应或者群体不良事件报告、调查、评价和处理的；

④ 未按照要求提交定期安全性更新报告的；

⑤ 未按照要求开展重点监测的；

⑥ 不配合严重药品不良反应或者群体不良事件相关调查工作的；

⑦ 其他违反本办法规定的。

药品生产企业未按照要求提交定期安全性更新报告，或未按照要求开展重点监测的，按照《药品注册管理办法》的规定对相应药品不予再注册。

6. 不履行药品召回义务的法律责任

药品召回是指药品生产企业（包括进口药品的境外制药厂商）按照规定的程序收回已上市销售的存在安全隐患的药品。药品生产企业履行召回义务，通常还需要药品经营企业和使用单位履行相关义务。为此，《药品召回管理办法》不仅为药品生产企业设定了不履行或不适当履行药品召回义务的法律责任，还为药品经营企业和使用单位设定了不履行与召回相关义务的法律责任。

(1) 药品生产企业不履行召回义务　根据《药品召回管理办法》第三十条的规定，药品生产企业发现药品存在安全隐患而不主动召回药品的，责令召回药品，并处应召回药品货值金额3倍的罚款；造成严重后果的，由原发证部门撤销药品批准证明文件，直至吊销《药品生产许可证》。

(2) 药品生产企业不适当履行召回义务　药品生产企业违反《药品召回管理办法》，存在下列情形之一时，由所在地药品监督管理部门予以警告，责令限期改正，并处3万元以下罚款：

① 未在规定时间内通知药品经营企业、使用单位停止销售和使用需召回药品的；

② 未按照药品监督管理部门要求采取改正措施或召回药品的；

③ 药品生产企业对召回药品的处理应有详细的记录，并向所在地省、自治区、直辖市药品监督管理部门报告，违反此规定的；

④ 必须销毁的药品未在药品监督管理部门监督下销毁的。

根据《药品召回管理办法》第三十五条的规定，药品生产企业有下列情形之一的，予以警告，责令限期改正；逾期未改正的，处2万元以下罚款：

① 未按规定建立药品召回制度、药品质量保证体系与药品不良反应监测系统的；

② 拒绝协助药品监督管理部门开展调查的；

③ 未按照规定提交药品召回的调查评估报告和召回计划、药品召回进展情况和总结报告的；

④ 变更召回计划，未报药品监督管理部门备案的。

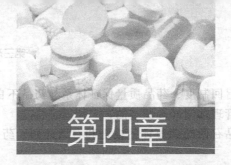

第四章
药品经营与使用管理

知识目标：掌握《药品经营许可证》申请条件及程序；GSP 中药品采购、收货、验收、储存及药品零售陈列和销售要求；无证经营、销售假劣药的法律处罚；医疗机构购进药品的具体要求；处方的书写要求；处方药与非处方药的定义及管理要求，流通管理规定；药品广告的内容要求。

熟悉《药品经营许可证》的管理；《互联网药品信息服务资格证书》《互联网药品交易服务资格证书》的管理；处方的定义、内容及颜色要求；医疗机构药品采购管理与库存管理要求；医疗机构制剂的管理要求；抗菌药物临床应用管理要求；药品广告的申请、审查、批准文号及发布要求。

了解药品批发企业的质量管理体系；药品生产经营企业的禁止性经营活动；互联网药品信息服务、交易服务的定义及分类；医疗机构药事管理的主要内容；处方点评制度；处方调剂流程与步骤。

技能目标：根据 GSP 的要求设置医药批发、零售企业组织机构和人员；对首营企业进行审核。根据处方的调剂和审核要求，能够对处方进行形式审核和实质审核，并进行处方调剂。根据处方药与非处方药的包装、标签、说明书及专有标识能够识别处方药与非处方药，并根据管理要求进行管理。根据药品广告的主体资格、发布载体、内容要求等方面的管理要求，能够识别非法药品广告。

素质目标：培养学生认真、科学、严谨的从业精神和药学职业道德。对于药品行业从业者，要按照国家有关规定规范从业，经营的药品、经营过程、使用过程包括药品广告都必须符合相应规范。

第一节　药品经营管理

导入案例

2016 年 2 月下旬，武汉市食品药品监督管理局获取一条非法贩卖药品的线索。执法人员立即开展调查，在武汉市江汉区某小区一出租房内，抓获犯罪嫌疑人朱某。在该出租房内的一间屋子里，执法人员现场查获开酮、金克槐尔、波利维、拜糖平、立普妥、洛汀新等各类药品 160 余种、1.3 万余盒，货值金额达 190 余万元。经审查，朱某，男，

48 岁，江苏人，无《药品经营许可证》。据朱某交代，2015 年 7 月开始，朱某在江汉区某小区租下一民宅，然后找了一些社会闲散人员替他到各大医院门前找患者收药，自己则坐地回收，俨然成了批发"代理商"。收来的各类药品，除了一部分卖给熟识的患者外，还通过快递等方式进行倒卖。判定朱某非法经营药品的依据是什么呢？

一、药品经营与药品经营许可

1. 药品经营

药品是关系到公众生命健康的特殊商品。药品的经营具有一般商品经营的共性，但也存在许多特殊之处，其生命关联性要求国家对药品的监督管理较其他商品更为严格。

药品经营是指药品从生产者转移到消费者的全过程，专门从事药品经营活动的经济主体通过购进、销售、调拨、储运等方式将药品生产企业生产出来的药品供应给医疗机构或消费者，完成药品从生产领域向消费领域的转移，实现药品的使用价值。

2. 药品经营许可制度

（1）《药品经营许可证》的申请条件　为了确保药品质量，不管是药品批发企业还是零售企业，国家均实行了相应的许可制度，并对申请药品经营企业的条件和程序作了规定。

开办药品批发企业，须经企业所在地省、自治区、直辖市人民政府药品监督管理部门批准并发给《药品经营许可证》；开办药品零售企业，须经企业所在地县级以上地方药品监督管理部门批准并发给《药品经营许可证》。无《药品经营许可证》的，不得经营药品。《药品经营许可证》应当标明有效期和经营范围，到期重新审查发证。

开办药品经营企业，应当遵循合理布局和方便群众购药的原则，必须具备以下条件：①具有依法经过资格认定的药学技术人员；②具有与所经营药品相适应的营业场所、设备、仓储设施、卫生环境；③具有与所经营药品相适应的质量管理机构或者人员；④具有保证所经营药品质量的规章制度。

（2）申领《药品经营许可证》的程序　拟开办药品批发企业的，申办人应当向拟办企业所在地省级药品监督管理部门提出筹建申请；拟开办药品零售企业的，申办人应当向拟办企业所在地设区的市级药品监督管理机构或者省级药品监督管理部门直接设置的县级药品监督管理机构提出筹建申请。受理申请的药品监督管理部门应当自收到申请之日起 30 个工作日内，作出是否同意筹建的决定。申办人完成拟办企业筹建后，应当向原审批部门、机构申请验收，并提交规定材料。

药品监督管理部门应当在规定的时限内（开办药品批发企业的：自收到申请之日起 30 个工作日内；开办药品零售企业的：自收到申请之日起 15 个工作日内），依据规定组织验收；符合条件的，发给《药品经营许可证》。

3.《药品经营许可证》的管理

（1）经营方式　药品经营方式分为药品批发和药品零售。药品经营企业是药品流通领域具有独立法人资格的经济组织，一般分为批发企业和零售企业。药品批发企业是指将购进的药品销售给药品生产企业、药品经营企业、医疗机构的药品经营企业。批发企业的经营特点是成批购进、成批出售，虽然不直接服务于最终消费者，但在药品的产、销中发挥了重要沟通作用；药品零售企业是指将购进的药品直接销售给消费者的药品经营企业，在我国通常称为药店。

《药品流通监督管理办法》（局令第 26 号）第十七条规定："未经药品监督管理部门审核同意，药品经营企业不得改变经营方式。"

（2）经营范围　药品经营范围是指经药品监督管理部门核准经营药品的品种，分为四大类：①麻醉药品、精神药品、医疗用毒性药品；②生物制品；③中药材、中药饮片、中成药；④化学原料药及其制剂、抗生素原料药及其制剂、生化药品。

医疗用毒性药品、麻醉药品、精神药品、放射性药品和预防性生物制品的核定按照国家特殊药品管理和预防性生物制品管理的有关规定执行，蛋白同化制剂、肽类激素的核定按国家药品监督管理部门的有关规定执行。

（3）变更、换发与注销

① 变更

a. 变更类型。《药品经营许可证》变更分为许可事项变更和登记事项变更。许可事项变更是指经营方式、经营范围、注册地址、仓库地址（包括增减仓库）、企业法定代表人或负责人以及质量负责人的变更。

b. 变更程序。药品经营企业变更许可事项的，应当在许可事项发生变更 30 日前，向原发证机关申请《药品经营许可证》变更登记，原发证机关应当自收到企业申请之日起 15 个工作日内作出准予变更或不予变更的决定。申请人凭变更后的《药品经营许可证》到工商行政管理部门依法办理变更登记手续。企业分立、合并、改变经营方式、跨原管辖地迁移，按照规定重新办理《药品经营许可证》。

药品经营企业变更登记事项的，应在工商行政管理部门核准变更后 30 日内，向原发证机关申请变更登记。原发证机关应当自收到企业变更申请和变更申请资料之日起 15 个工作日内为其办理变更手续。登记事项变更后，应由原发证机关在《药品经营许可证》副本上记录变更的内容和时间，并按变更后的内容重新核发《药品经营许可证》正本，收回原《药品经营许可证》正本。变更后的《药品经营许可证》有效期不变。

② 换发。《药品经营许可证》有效期为 5 年。有效期届满，药品经营企业需要继续经营药品的，持证企业应当在许可证有效期届满前 6 个月，向原发证机关申请换发《药品经营许可证》。原发证机关对申办条件进行审查，符合条件的，收回原证，换发新证；不符合条件的，可限期 3 个月进行整改，整改后仍不符合条件的，注销原《药品经营许可证》。

③ 注销。有下列情形之一的，《药品经营许可证》由原发证机关注销：a.《药品经营许可证》有效期届满未换证的；b. 药品经营企业终止经营药品或者关闭的；c.《药品经营许可证》被依法撤销、撤回、吊销、收回、缴销或者宣布无效的；d. 不可抗力导致《药品经营许可证》的许可事项无法实施的；e. 法律、法规规定的应当注销行政许可的其他情形。

（4）监督检查　药品监督管理部门应当加强对《药品经营许可证》持证企业的监督检查，持证企业应当按规定接受监督检查。

监督检查的主要内容包括：①企业名称、经营地址、仓库地址、企业法定代表人（企业负责人）、质量负责人、经营方式、经营范围、分支机构等重要事项的执行和变动情况；②企业经营设施设备及仓储条件变动情况；③企业实施《药品经营质量管理规范》情况；④发证机关需要审查的其他有关事项。

监督检查可以采取书面检查、现场检查或者书面与现场检查相结合的方式。发证机关可以要求持证企业报送《药品经营许可证》相关材料，通过核查有关材料，履行监督职责。有下列情况之一的企业，必须进行现场检查：①上一年度新开办的企业；②上一年度检查中存在问题的企业；③因违反有关法律、法规，受到行政处罚的企业；④发证机关认为需要进行现场检查的企业。《药品经营许可证》换证工作当年，监督检查和换证审查工作可一并进行。

考考你

单选题

1. 开办医药批发企业，批准核发《药品经营许可证》的部门是（　　）。

A. 企业所在地县级以上地方药品监督管理部门

B. 企业所在地省、自治区、直辖市人民政府药品监督管理部门

C. 企业所在地省、自治区、直辖市人民政府卫生行政部门

D. 企业所在地县级以上卫生行政部门

2.《药品经营许可证》许可事项变更不包括（　　）。

A. 经营方式

B. 经营范围

C. 仓库地址（包括增减仓库）

D. 企业名称

3.《药品经营许可证》有效期为（　　）。

A. 1 年

B. 2 年

C. 5 年

D. 10 年

【答案】：1. B　2. D　3. C

二、《药品经营质量管理规范》

《药品经营质量管理规范》（GSP）是药品经营过程的质量管理，是药品生产质量管理的延伸。作为一种国际通用的概念，其目的是保持药品的安全、有效和质量稳定性，防止假劣药及其他不合格药品进入流通领域。我国《药品经营质量管理规范》是为了保证药品在流通全过程中始终符合质量标准而制定的针对药品采购、购进验收、存储、销售及运输等环节的管理制度，其核心是通过严格的质量管理来约束企业的行为，对药品经营全过程进行质量控制。

1. GSP 基本框架

我国现行 GSP 共 4 章 184 条。其基本框架包括以下内容。

第一章总则，主要阐明了 GSP 制定的依据、目的、适用客体范围、经营活动的诚信原则。

第二章药品批发的质量管理，主要内容包括质量管理体系、组织机构与质量管理职责、人员与培训、质量管理体系文件、设施与设备、校准与验证、计算机系统、采购、收货与验收、储存与养护、销售、出库、运输与配送、售后管理。

第三章药品零售的质量管理，主要内容包括质量管理与职责、人员管理、文件、设施与设备、采购与验收、陈列与储存、销售管理、售后管理。

第四章附则，主要是阐述了本规范中使用的用语含义、本规范的解释权以及实施时间。

2. 药品批发的质量管理

（1）质量管理体系　药品批发企业应当建立质量管理体系，确定质量方针，制定质量管

理体系文件，开展质量策划、质量控制、质量保证、质量改进和质量风险管理等活动。

企业质量管理体系应当与其经营范围和规模相适应，包括组织机构、人员、设施设备、质量管理体系文件及相应的计算机系统等。

（2）组织机构与质量管理职责

① 企业负责人及质量负责人。企业负责人是药品质量的主要责任人。全面负责企业日常管理，负责提供必要的条件，保证质量管理部门和质量管理人员有效履行职责，确保企业实现质量目标并按照 GSP 的要求经营药品。

企业质量负责人应当由高层管理人员担任，全面负责药品质量管理工作，独立履行职责，在企业内部对药品质量管理具有裁决权。

② 质量管理部门。企业应当设立质量管理部门，有效开展质量管理工作。质量管理部门的职责不得由其他部门及人员履行。

质量管理部门应当履行的职责包括：督促相关部门和岗位人员执行药品管理的法律法规及本规范；组织制定质量管理体系文件，并指导、监督文件的执行；负责对供货单位和购货单位的合法性、购进药品的合法性以及供货单位销售人员、购货单位采购人员的合法资格进行审核，并根据审核内容的变化进行动态管理；负责质量信息的收集和管理，并建立药品质量档案；负责药品的验收，指导并监督药品采购、储存、养护、销售、退货、运输等环节的质量管理工作；负责不合格药品的确认，对不合格药品的处理过程实施监督；负责药品质量投诉和质量事故的调查、处理及报告；组织质量管理体系的内审和风险评估；组织对药品供货单位及购货单位质量管理体系和服务质量的考察和评价；组织对被委托运输的承运方运输条件和质量保障能力的审查；协助开展质量管理教育和培训等。

（3）人员与培训

① 各类人员资质要求（表 4-1）

表 4-1　GSP 中药品批发企业各类人员的资质要求

人员	资质要求
企业负责人	大学专科以上学历或中级以上专业技术职称，经过基本的药学专业知识培训，熟悉有关药品管理的法律法规及本规范
企业质量负责人	大学本科以上学历、执业药师资格和 3 年以上药品经营质量管理工作经历，在质量管理工作中具备正确判断和保障实施的能力
质量管理部门负责人	应当具有执业药师资格和 3 年以上药品经营质量管理工作经历，能独立解决经营过程中的质量问题
质量管理工作人员	药品中专或者医学、生物、化学等相关专业大学专科以上学历或者具有药学初级以上专业技术职称
验收、养护工作人员	药学或者医学、生物、化学等相关专业中专以上学历或者具有药学初级以上专业技术职称
中药材、中药饮片验收人员	中药专业中专以上学历或具有中药学中级以上专业技术职称
中药材、中药饮片养护人员	中药专业中专以上学历或具有中药学初级以上专业技术职称
直接收购地产中药材验收人员	中药学中级以上专业技术职称
负责疫苗质量管理和验收人员	2 名以上专业技术人员专门负责疫苗质量管理和验收工作，专业技术人员应当具有预防医学、药学、微生物或医学等专业本科以上学历及中级以上专业技术职称，并有 3 年以上从事疫苗管理或技术工作经历
采购人员	药学或医学、生物、化学等相关专业中专以上学历
销售、储存人员	高中以上文化程度

技能实训

模拟招聘：组建医药批发企业人才团队。

全班同学中由 4 名同学分别扮演 A（经营一般化药品种）、B（经营中药材、中药饮片）2 家医药批发企业的招聘人员，其他同学扮演求职者。2 家企业的招聘人员按照 GSP 的要求面试招聘质量负责人、质量管理部门负责人及药品验收、养护、采购、销售、储存等岗位人员。其他同学虚拟个人简历参加求职招聘。

实训总结：

招聘者：针对不同的岗位，分别需要什么样的人才？

求职者：你的求职意向是哪些岗位，这些岗位分别需要哪些条件？

② 人员培训。企业应当按照培训管理制度制订年度培训计划并开展培训，使相关人员能正确理解并履行职责，并做好记录、建立档案。培训内容包括相关法律法规、药品专业知识及技能、质量管理制度、职责及岗位操作规程等的岗前培训和继续培训。

从事特殊管理的药品和冷藏冷冻药品的储存、运输等工作的人员，应当接受相关法律法规和专业知识培训并经考核合格后方可上岗。

③ 卫生及着装。质量管理、验收、养护、储存等直接接触药品岗位的人员应当进行岗前及年度健康检查，并建立健康档案。患有传染病或者其他可能污染药品的疾病的，不得从事直接接触药品的工作。身体条件不符合相应岗位特定要求的，不得从事相关工作。

（4）质量管理体系文件

① 文件管理。从文件内容上看，企业制定质量管理体系文件应当包括质量管理制度、部门及岗位职责、操作规程、档案、报告、记录和凭证等。

从文件的执行上看，企业应当保证各岗位获得与其工作内容相对应的必要文件，并严格按照规定开展工作，文件应定期审核、修订，使用的文件应当为现行有效的文本。

② 质量管理制度。企业的质量管理制度应当包括以下内容：质量管理体系内审的规定；质量否决权的规定；质量管理文件的管理；质量信息的管理；供货单位、购货单位、供货单位销售人员及购货单位采购人员等资格审核的规定；药品采购、收货、验收、储存、养护、销售、出库、运输的管理；特殊管理的药品的规定；药品有效期的管理；不合格药品、药品销毁的管理；药品退货的管理；药品召回的管理；质量查询的管理；质量事故、质量投诉的管理；药品不良反应报告的规定；环境卫生、人员健康的规定；质量方面的教育、培训及考核的规定；设施设备保管和维护的管理；设施设备验证和校准的管理；记录和凭证的管理；计算机系统的管理；执行药品电子监管的规定等。

③ 部门及岗位职责。部门及岗位职责应当包括：质量管理、采购、储存、销售、运输、财务和信息管理等部门职责；企业负责人、质量负责人及质量管理、采购、储存、销售、运输、财务和信息管理等部门负责人的岗位职责；质量管理、采购、收货、验收、储存、养护、销售、出库复核、运输、财务、信息管理等岗位职责；与药品经营相关的其他岗位职责。

④ 操作规程和相关记录的建立与保存。企业应当制定药品采购、收货、验收、储存、养护、销售、出库复核、运输等环节及计算机系统的操作规程。企业应当建立药品采购、验收、养护、销售、出库复核、销后退回和购进退出、运输、储运温湿度监测、不合格药品处理等相关记录，做到真实、完整、准确、有效和可追溯。

书面记录及凭证应当及时填写，并做到字迹清晰，不得随意涂改，不得撕毁。更改记录的，应当注明理由、日期并签名，保持原有信息清晰可辨。记录及凭证应当至少保存 5 年。

通过计算机系统记录数据时，有关人员应当按照操作规程，通过授权及密码登录后方可进行数据的录入或者复核；数据的更改应当经质量管理部门审核并在其监督下进行，更改过程应当留有记录。

（5）设施与设备

① 仓库条件。库房的选址、设计、布局、建造、改造和维护应当符合药品储存的要求，防止药品的污染、交叉污染、混淆和差错。药品储存作业区、辅助作业区应当与办公区和生活区分开一定距离或者有隔离措施。库房的规模及条件应当满足药品的合理、安全储存。经营中药材、中药饮片的，应当有专用的库房和养护工作场所。直接收购地产中药材的应当设置中药样品室（柜）。

企业的库房应当配备以下设施设备：药品与地面之间有效隔离的设备；避光、通风、防潮、防虫、防鼠等设备；有效调控温湿度及室内外空气交换的设备；自动监测、记录库房温湿度的设备；符合储存作业要求的照明设备；用于零货拣选、拼箱发货操作及复核的作业区域和设备；包装物料的存放场所；验收、发货、退货的专用场所；不合格药品专用存放场所；经营特殊管理的药品有符合国家规定的储存设施。

② 冷藏冷冻药品的设施设备。经营冷藏、冷冻药品的企业，应当配备以下设施设备：与其经营规模和品种相适应的冷库，经营疫苗的应当配备两个以上独立冷库；用于冷库温度自动监测、显示、记录、调控、报警的设备；冷库制冷设备的备用发电机组或者双回路供电系统；对有特殊低温要求的药品，应当配备符合其储存要求的设施设备；冷藏车及车载冷藏箱或者保温箱等设备。

③ 运输与冷链运输设施设备。运输药品应当使用封闭式货物运输工具。运输冷藏、冷冻药品的冷藏车及车载冷藏箱、保温箱应当符合药品运输过程中对温度控制的要求。冷藏车具有自动调控温度、显示温度、存储和读取温度监测数据的功能，冷藏箱及保温箱具有外部显示和采集箱体内温度数据的功能。

（6）校准与验证　按照国家规定，对计量器具、温湿度检测设备等定期进行校准或者检定。对冷库、储运温湿度监测系统以及冷藏运输等设施设备进行使用前验证、定期验证及停用时间超过规定时限的验证，并根据相关验证管理制度，形成验证控制文件，包括验证方案、报告、评价、偏差处理和预防措施等。

（7）计算机系统　企业应当建立能够符合经营全过程管理及质量控制要求的计算机系统，实现药品质量可追溯，并满足药品电子监管的实施条件。各类数据的录入、修改、保存等操作应当符合授权范围、操作规程和管理制度的要求，保证数据原始、真实、准确、安全和可追溯。

（8）采购

① 药品采购的要求。企业的采购活动应当做到"三个确定"和"一个协议"，包括供货单位合法资格的确定、所购入药品合法性的确定、供货单位销售人员合法资格的确定以及与供货单位签订质量保证协议。

② 首营企业与首营品种的审核。对于首营企业与品种，采购部门应当填写相关申请表格，经过质量管理部门和企业质量负责人的审核批准。必要时应当组织实地考察，对供货单位质量管理体系进行评价。

对首营企业的审核，应当查验加盖其公章原印章的以下资料，确认真实、有效：《药品生产许可证》或者《药品经营许可证》复印件；营业执照、《税务登记证》和《组织机构代码证》复印件及其年检证明复印件；《药品生产质量管理规范》认证证书或者《药品经营质量管理规范》认证证书复印件；相关印章、随货同行单（票）样式；开户户名、开户银行及账号。

采购首营品种应当审核药品的合法性，索取加盖供货单位公章原印章的药品生产或者进口批准证明文件复印件并予以审核，审核无误的方可采购。

以上资料应当归入药品质量档案。

知识拓展

首营企业：指购进药品时，与本企业首次发生供需关系的药品生产或经营企业。

首营品种：指本企业首次购进的药品，包括新产品、新规格、新剂型、新包装。

③ 对销售人员的审核。企业应当核实、留存供货单位销售人员以下资料：加盖供货单位公章原印章的销售人员身份证复印件；加盖供货单位公章原印章和法定代表人印章或者签名的授权书，授权书应当载明被授权人姓名、身份证号码，以及授权销售的品种、地域、期限；供货单位及供货品种相关资料。

④ 质量保证协议。企业与供货单位签订质量保证协议以明确双方的责任和义务，明确药品质量标准、药品运输质量保证及责任和协议的有效期限等。

⑤ 票据与采购记录管理。采购药品时，企业应当向供货单位索取发票，并应当建立采购记录。

⑥ 药品采购综合评审　企业应当定期对药品采购的整体情况进行综合质量评审，建立药品质量评审和供货单位质量档案，并进行动态跟踪管理。

（9）收货与验收

① 收货程序。对到货药品逐批进行收货、验收，防止不合格药品入库。药品到货时，收货人员应当核实运输方式是否符合要求，并对照随货同行单（票）和采购记录核对药品，做到票、账、货相符。收货人员对符合收货要求的药品，应当按品种特性要求放于相应待验区域，或者设置状态标志，通知验收。

冷藏、冷冻药品到货时，应当对其运输方式及运输过程的温度记录、运输时间等质量控制状况进行重点检查并记录，不符合温度要求的应当拒收。冷藏、冷冻药品应当在冷库内待验。

② 检验报告书。验收药品应当按照药品批号查验同批号的检验报告书。供货单位为批发企业的，检验报告书应当加盖其质量管理专用章原印章。检验报告书的传递和保存可以采用电子数据形式，但应当保证其合法性和有效性。

③ 验收抽样。企业应当对每次到货的药品进行逐批抽样验收，抽取的样品应当具有代表性：同一批号的药品应当至少检查一个最小包装，但生产企业有特殊质量控制要求或者打开最小包装可能影响药品质量的，可不打开最小包装；破损、污染、渗液、封条损坏等包装异常以及零货、拼箱的，应当开箱检查至最小包装；外包装及封签完整的原料药、实施批签发管理的生物制品，可不开箱检查。

④ 验收记录。验收药品应当做好验收记录。验收人员应当在验收记录上签署姓名和验收日期。验收不合格的还应当注明不合格事项及处置措施。

⑤ 库存记录。企业应当建立库存记录，验收合格的药品应当及时入库登记；验收不合格的，不得入库，并由质量管理部门处理。

（10）储存与养护

① 药品储存要求。企业应当根据药品的质量特性对药品进行合理储存，并符合以下要求。按包装标示的温度要求储存药品，包装上没有标示具体温度的，按照《中华人民共和国

药典》规定的贮藏要求进行储存。储存药品相对湿度为35%～75%。在人工作业的库房储存药品，按质量状态实行色标管理：合格药品为绿色，不合格药品为红色，待确定药品为黄色。储存药品应当按照要求采取避光、遮光、通风、防潮、防虫、防鼠等措施；搬运和堆码药品应当严格按照外包装标示要求规范操作，堆码高度符合包装图示要求，避免损坏药品包装；药品按批号堆码，不同批号的药品不得混垛；垛间距不小于5cm，与库房内墙、顶、温度调控设备及管道等设施间距不小于30cm。与地面间距不小于10cm；药品与非药品、外用药与其他药品分开存放，中药材和中药饮片分库存放；特殊管理的药品应当按照国家有关规定储存；拆除外包装的零货药品应当集中存放。

② 药品养护要求。养护人员应当根据库房条件、外部环境、药品质量特性等对药品进行养护。

③ 有效期管理。企业应当采用计算机系统对库存药品的有效期进行自动跟踪和控制，采取近效期预警及超过有效期自动锁定等措施，防止过期药品销售。

④ 定期盘点。企业应当对库存药品定期盘点，做到账、货相符。

(11) 销售　企业应当将药品销售给合法的购货单位，并对购货单位的证明文件、采购人员及提货人员的身份证明进行核实，保证药品销售流向真实、合法。企业应当严格审核购货单位的生产范围、经营范围或者诊疗范围，并按照相应的范围销售药品。

企业销售药品，应当如实开具发票，做到票、账、货、款一致，并应当做好药品销售记录。

(12) 出库　药品出库复核应当建立记录。药品出库时，应当附加盖企业药品出库专用章原印章的随货同行单（票）。

冷藏、冷冻药品的装箱、装车等作业，应当由专人负责并符合以下要求：车载冷藏箱或者保温箱在使用前应当达到相应的温度要求；应当在冷藏环境下完成冷藏、冷冻药品的装箱、封箱工作；装车前应当检查冷藏车辆的启动、运行状态，达到规定温度后方可装车；启运时应当做好运输记录，内容包括运输工具和启运时间等。

(13) 运输与配送

① 运输工具的要求。运输药品，应当根据药品的包装、质量特性并针对车况、道路、天气等因素，选用适宜的运输工具，采取相应措施防止出现破损、污染等问题。发运药品时，应当检查运输工具，发现运输条件不符合规定的，不得发运。运输药品过程中，运载工具应当保持密闭。

② 运输中的保温与冷藏。企业应当根据药品的温度控制要求，在运输过程中采取必要的保温或者冷藏、冷冻措施。运输过程中，药品不得直接接触冰袋、冰排等蓄冷剂，防止对药品质量造成影响。

在冷藏、冷冻药品运输途中，应当实时监测并记录冷藏车、冷藏箱或者保温箱内的温度数据。企业应当制定冷藏、冷冻药品运输应急预案，对运输途中可能发生的设备故障、异常天气影响、交通拥堵等突发事件，能够采取合适的应对措施。

(14) 售后管理

① 退货。企业应当加强对退货的管理，保证退货环节药品的质量和安全，防止混入假冒药品。

② 投诉管理。企业应当按照质量管理制度的要求，制定投诉管理操作规程，内容包括投诉渠道及方式、档案记录、调查与评估、处理措施、反馈和事后跟踪等。

企业应当配备专职或者兼职人员负责售后投诉管理，对投诉的质量问题查明原因，采取有效措施及时处理和反馈，并做好记录，必要时应当通知供货单位及药品生产企业。企业应当及时将投诉及处理结果等信息记入档案，以便查询和跟踪。

③ 药品召回管理。企业发现已售出药品有严重质量问题，应当立即通知购货单位停售、追回并做好记录，同时向药品监督管理部门报告。企业应当协助药品生产企业履行召回义务，按照召回计划的要求及时传达、反馈药品召回信息，控制和收回存在安全隐患的药品，并建立药品召回记录。

④ 药品不良反应监测与报告。企业质量管理部门应当配备专职或者兼职人员，按照国家有关规定承担药品不良反应监测和报告工作。

考考你

一、单选题

1. GSP 中要求储存药品的相对湿度为（　　）。

A. 45%～75%　　B. 35%～75%　　C. 45%～65%　　D. 35%～65%

2. 在人工作业的库房储存药品，按质量状态实行色标管理，其中待确定药品为（　　）。

A. 红色　　B. 绿色　　C. 黄色　　D. 蓝色

【答案】1. B　2. C

二、多选题

1. 从文件内容上看，企业制定质量管理体系文件应当包括（　　）。

A. 质量管理制度　　　　　　B. 部门及岗位职责

C. 操作规程　　　　　　　　D. 档案

E. 报告　　　　　　　　　　F. 记录和凭证

2. 企业的采购活动应当做到（　　）。

A. 供货单位合法资格的确定

B. 所购入药品合法性的确定

C. 供货单位销售人员合法资格的确定

D. 与供货单位签订质量保证协议

【答案】1. ABCDEF　2. ABCD

3. 药品零售的质量管理

（1）质量管理与职责

① 质量管理文件。企业应当按照有关法律法规及本规范的要求制定质量管理文件，开展质量管理活动，确保药品质量。

企业应当具有与其经营范围和规模相适应的经营条件，包括组织机构、人员、设施设备、质量管理文件，并按照规定设置计算机系统。

② 企业负责人。企业负责人是药品质量的主要责任人，负责企业日常管理，负责提供必要的条件，保证质量管理部门和质量管理人员有效履行职责，确保企业按照要求经营药品。

③ 质量管理部门或人员。企业应当设置质量管理部门或者配备质量管理人员，履行以下职责：督促相关部门和岗位人员执行药品管理的法律法规及本规范；组织制定质量管理文件，并指导、监督文件的执行；负责对供货单位及其销售人员资格证明的审核；负责对所采购药品合法性的审核；负责药品的验收，指导并监督药品采购、储存、陈列、销售等环节的

质量管理工作；负责药品质量查询及质量信息管理；负责药品质量投诉和质量事故的调查、处理及报告；负责对不合格药品的确认及处理；负责假劣药品的报告；负责药品不良反应的报告；开展药品质量管理教育和培训；负责计算机系统操作权限的审核、控制及质量管理基础数据的维护；负责组织计量器具的校准及检定工作；指导并监督药学服务工作等。

（2）人员管理

① 各类人员资质要求。具体内容见表 4-2。

表 4-2　GSP 中药品零售企业各类人员的资质要求

人员	资质要求
企业法定代表人或者企业负责人	执业药师资格；企业应当按照国家有关规定配备执业药师，负责处方审核、指导合理用药
质量管理、验收、采购人员	药学或者医学、生物、化学等相关专业学历或者具有药学专业技术职称
中药饮片质量管理、验收、采购人员	中药学中专以上学历或者具有中药学专业初级以上专业技术职称
营业员	高中以上文化程度或者符合省级药品监督管理部门规定的条件
中药饮片调剂人员	中药学中专以上学历或者具备中药调剂员资格

② 人员培训。企业应当按照培训管理制度制订年度培训计划并开展培训，企业各岗位人员应当接受相关法律法规及药品专业知识与技能的岗前培训和继续培训，使相关人员能正确理解并履行职责。培训工作应当做好记录并建立档案。

企业应当为销售特殊管理的药品、国家有专门管理要求的药品、冷藏药品的人员接受相应培训提供条件，使其掌握相关法律法规和专业知识。

② 卫生及着装。在营业场所内，企业工作人员应当穿着整洁、卫生的工作服。企业应当对直接接触药品岗位的人员进行岗前及年度健康检查，并建立健康档案。患有传染病或者其他可能污染药品的疾病的，不得从事直接接触药品的工作。

在药品储存、陈列等区域不得存放与经营活动无关的物品及私人用品，在工作区域内不得有影响药品质量和安全的行为。

（3）文件

① 文件管理。从文件的内容上看，企业应当制定符合企业实际的质量管理文件，包括质量管理制度、岗位职责、操作规程、档案、记录和凭证等，并对质量管理文件定期审核、及时修订。从文件的执行上看，企业应当采取措施确保各岗位人员正确理解质量管理文件的内容，保证质量管理文件有效执行。

② 质量管理制度。药品零售质量管理制度应当包括以下内容：药品采购、验收、陈列、销售等环节的管理，设置库房的还应当包括储存、养护的管理；供货单位和采购品种的审核；处方药销售的管理；药品拆零的管理；特殊管理的药品和国家有专门管理要求的药品的管理；记录和凭证的管理；收集和查询质量信息的管理；质量事故、质量投诉的管理；中药饮片处方审核、调配、核对的管理；药品有效期的管理；不合格药品、药品销毁的管理；环境卫生、人员健康的规定；提供用药咨询、指导合理用药等药学服务的管理；人员培训及考核的规定；药品不良反应报告的规定；计算机系统的管理；执行药品电子监管的规定等。

③ 岗位职责。企业应当明确企业负责人、质量管理、采购、验收、营业员以及处方审核、调配等岗位的职责，设置库房的还应当包括储存、养护等岗位职责。

质量管理岗位、处方审核岗位的职责不得由其他岗位人员代为履行。

④ 操作规程和相关记录的建立与保存。药品零售操作规程应当包括：药品采购、验收、

销售；处方审核、调配、核对；中药饮片处方审核、调配、核对；药品拆零销售；特殊管理的药品和国家有专门管理要求的药品的销售；营业场所药品陈列及检查；营业场所冷藏药品的存放；计算机系统的操作和管理；设置库房的还应当包括储存和养护的操作规程。

企业应当建立药品采购、验收、销售、陈列检查、温湿度监测、不合格药品处理等相关记录，做到真实、完整、准确、有效和可追溯。记录及相关凭证应当至少保存5年。

通过计算机系统记录数据时，相关岗位人员应当按照操作规程，通过授权及密码登录计算机系统，进行数据的录入，保证数据原始、真实、准确、安全和可追溯。电子记录数据应当以安全、可靠方式定期备份。

（4）设施与设备 企业的营业场所应当与其药品经营范围、经营规模相适应，并与药品储存、办公、生活辅助及其他区域分开。

① 经营场所设施设备。营业场所应当具有相应设施或者采取其他有效措施，避免药品受室外环境的影响，并做到宽敞、明亮、整洁、卫生。

营业场所应当有以下营业设备：货架和柜台；监测、调控温度的设备；经营中药饮片的，有存放饮片和处方调配的设备；经营冷藏药品的，有专用冷藏设备；经营第二类精神药品、毒性中药品种和罂粟壳的，有符合安全规定的专用存放设备；药品拆零销售所需的调配工具、包装用品。

② 库房设施设备。企业设置库房的，应当做到库房内墙、顶光洁，地面平整，门窗结构严密；有可靠的安全防护、防盗等措施。储存中药饮片应当设立专用库房。经营特殊管理的药品应当有符合国家规定的储存设施。

药品零售企业的仓库应当有以下设施设备：药品与地面之间有有效隔离的设备；遮光、通风、防潮、防虫、防盗等设备；有效监测和调控温湿度的设备；符合储存作业要求的照明设备；验收专用场所；不合格药品专用存放场所；经营冷藏药品的，有与其经营品种及经营规模相适应的专用设备。

企业应当按照国家有关规定，对计量器具、温湿度监测设备等定期进行校准或者检定。

③ 计算机系统。企业应当建立能够符合经营和质量管理要求的计算机系统，并满足药品电子监管的实施条件。

（5）采购与验收

① 药品采购。药品零售企业采购药品参照批发企业的有关规定进行。

② 收货与验收。药品到货时，收货人员应当按采购记录，对照供货单位的随货同行单（票）核实药品实物，做到票、账、货相符。企业应当按规定的程序和要求对到货药品逐批进行验收，查样品检验报告书并做好验收记录。验收抽取的样品应当具有代表性。

③ 冷藏药品验收。药品零售企业的冷藏药品验收参照批发企业的有关规定进行。

④ 验收结果处理。验收合格的药品应当及时入库或者上架。验收不合格的，不得入库或者上架，并报告质量管理人员处理。

（6）陈列与储存

① 温湿度监控与卫生检查。企业应当对营业场所的温湿度进行监测和调控，以使营业场所的温湿度符合要求。企业应当定期进行卫生检查，保持环境整洁。存放、陈列药品的设备应当保持清洁卫生，不得放置与销售活动无关的物品，并采取防虫、防鼠等措施，防止污染药品。

② 药品陈列要求。药品的陈列应当符合以下要求：按剂型、用途以及储存要求分类陈列，并设置醒目标志，类别标签字迹清晰、放置准确；药品放置于货架（柜），摆放整齐有序，避免阳光直射；处方药、非处方药分区陈列，并有处方药、非处方药专用标识；处方药

不得采用开架自选的方式陈列和销售；外用药与其他药品分开摆放；拆零销售的药品集中存放于拆零专柜或者专区；第二类精神药品、毒性中药品种和罂粟壳不得陈列；冷藏药品放置在冷藏设备中，按规定对温度进行监测和记录，并保证存放温度符合要求；中药饮片柜斗谱的书写应当正名正字；装斗前应当复核，防止错斗、串斗；应当定期清斗，防止饮片生虫、发霉、变质；不同批号的饮片装斗前应当清斗并记录；经营非药品应当设置专区，与药品区域明显隔离，并有醒目标志。

■ 技能实训

有 30 种药盒或医药产品实物在货架上，请根据 GSP 的要求进行陈列和摆放。

实训提示：

特殊管理药品，如第二类精神药品、医疗用毒性药品不得陈列；

冷藏药品，如活菌制剂、胰岛素笔芯等需于冷藏柜中陈列；

阴凉处存放药品，如注射用氨曲南等，需放置于阴凉柜；

常温陈列区内的药品较多，要注意做到药品与非药品分开，处方药、非处方药分开，口服药与外用药分开等。

③ 药品定期检查。企业应当定期对陈列、存放的药品进行检查，重点检查拆零药品和易变质、近效期、摆放时间较长的药品以及中药饮片。发现有质量疑问的药品应当及时撤柜，停止销售，由质量管理人员确认和处理，并保留相关记录。

企业应当对药品的有效期进行跟踪管理，防止近效期药品售出后可能发生的过期使用。

（7）销售管理

① 企业及其人员的资质公示。企业应当在营业场所的显著位置悬挂《药品经营许可证》、营业执照、执业药师注册证等。营业人员应当佩戴有照片、姓名、岗位等内容的工作牌，执业药师和药学技术人员的工作牌还应当标明执业资格或者药学专业技术职称，在岗执业的执业药师应当挂牌明示。

② 药品销售管理。处方经执业药师审核后方可调配；对处方所列药品不得擅自更改或者代用，对有配伍禁忌或者超剂量的处方，应当拒绝调配，但经处方医师更正或者重新签字确认的，可以调配；调配处方后经过核对方可销售；处方审核、调配、核对人员应当在处方上签字或者盖章，并按照有关规定保存处方或者其复印件；销售近效期药品应当向顾客告知有效期；销售中药饮片做到计量准确，并告知煎服方法及注意事项；提供中药饮片代煎服务的，应当符合国家有关规定。

企业销售药品应当开具销售凭证，内容包括药品名称、生产厂商、数量、价格、批号、规格等，并做好销售记录。对实施电子监管的药品，在售出时，应当进行扫码和数据上传。

③ 药品拆零销售管理。药品拆零销售应当符合以下要求：负责拆零销售的人员经过专门培训；拆零的工作台及工具保持清洁、卫生，防止交叉污染；做好拆零销售记录，内容包括拆零起始日期、药品的通用名称、规格、批号、生产厂商、有效期、销售数量、销售日期、分拆及复核人员等；拆零销售应当使用洁净、卫生的包装。

④ 药品销售宣传。药品广告宣传应当严格执行国家有关广告管理的规定。

（8）售后管理　除药品质量原因外，药品一经售出，不得退换。企业应当在营业场所公布药品监督管理部门的监督电话，设置顾客意见簿，及时处理顾客对药品质量的投诉。

企业发现已售出药品有严重质量问题的，应当及时采取措施追回药品并做好记录，同时向药品监督管理部门报告。企业应当协助药品生产企业履行召回义务，控制和收回存在安全隐患的药品，并建立药品召回记录。

企业应当按照国家有关药品不良反应报告制度的规定，收集、报告药品不良反应信息。

4. GSP 认证与检查

（1）GSP 认证管理概述　GSP 认证是药品监督管理部门依法对药品经营企业的经营质量进行监督检查的一种手段，是对药品经营企业实施《药品经营质量管理规范》的情况进行检查、评价并决定是否发给认证证书的监督管理过程。

（2）GSP 认证程序　申请 GSP 认证的药品经营企业，应符合以下条件。

①属于以下情形之一的药品经营单位：具有企业法人资格的药品经营企业；非专营药品的企业法人下属的药品经营企业；不具有企业法人资格且无上级主管单位承担质量管理责任的药品经营实体。②具有依法领取的《药品经营许可证》和《企业法人营业执照》或《营业执照》。③企业经过内部评审，基本符合《药品经营质量管理规范》及其实施细则规定的条件和要求。④在申请认证前 12 个月内，企业没有因违规经营造成的经销假劣药品问题（以药品监督管理部门给予行政处罚的日期为准）。

（3）GSP 检查　对药品经营企业进行监督管理不仅要重视事前的市场准入、审批认证，还应当对其认证后的经营行为进行监督检查。各级药品监督管理部门应定期对认证合格的药品经营企业进行监督检查，以确认认证合格药品经营企业是否仍然符合认证标准。

监督检查包括跟踪检查、日常抽查和专项检查三种形式。跟踪检查按照认证现场检查的方法和程序进行；日常抽查和专项检查应将结果记录在案。省级药品监督管理部门应在企业认证合格后 24 个月内，组织对其认证的药品经营企业进行一次跟踪检查；认证合格的药品经营企业在认证证书的有效期内，如果改变了经营规模和经营范围，或者经营场所、经营条件等方面以及零售连锁门店数量上发生了变化，省级药品监督管理部门应组织对其进行专项检查。

三、药品购销管理

《药品管理法》第三章对药品经营企业购销活动进行了诸多规定，如禁止无证经营，药品经营企业必须建立并执行进货检查验收制度、必须有真实完整的购销记录、必须制定和执行药品保管制度等。除此之外，《药品流通监督管理办法》对药品生产、经营企业的购销活动也有很多补充规定。

1.《药品管理法》中关于药品购销活动的规定

（1）禁止无证经营　根据《药品管理法》第十四条的规定，无《药品经营许可证》的，不得经营药品。《药品经营许可证》是取得药品经营资格的法定凭证，未经依法批准并取得《药品经营许可证》而从事药品经营活动的，属于违法行为。

将依照《药品管理法》第七十二条的规定作出相应处罚：未取得《药品经营许可证》经营药品的，依法予以取缔，没收违法销售的药品和违法所得，并处违法销售的药品（包括已售出的和未售出的药品）货值金额二倍以上五倍以下的罚款；构成犯罪的还应依法追究其刑事责任。

（2）禁止销售假、劣药　《药品管理法》第七十三条规定："生产、销售假药的，没收违法生产、销售的药品和违法所得，并处违法生产、销售药品货值金额二倍以上五倍以下的罚款；有药品批准证明文件的予以撤销，并责令停产、停业整顿；情节严重的，吊销《药品生产许可证》《药品经营许可证》或者《医疗机构制剂许可证》；构成犯罪的，依法追究刑事责任。"

《药品管理法》第七十四条规定:"生产、销售劣药的,没收违法生产、销售的药品和违法所得,并处违法生产、销售药品货值金额一倍以上三倍以下的罚款;情节严重的,责令停产、停业整顿或者撤销药品批准证明文件、吊销《药品生产许可证》《药品经营许可证》或者《医疗机构制剂许可证》;构成犯罪的,依法追究刑事责任。"

(3) 建立并执行进货检查验收制度和药品保管制度 《药品管理法》第十七条规定:"药品经营企业购进药品,必须建立并执行进货检查验收制度,验明药品合格证明和其他标识;不符合规定要求的,不得购进。"第二十条规定:"药品经营企业必须制定和执行药品保管制度,采取必要的冷藏、防冻、防潮、防虫、防鼠等措施,保证药品质量;药品入库和出库必须执行检查制度。"

(4) 建立真实、完整的购销记录 《药品管理法》第十八条规定:"药品经营企业购销药品,必须有真实完整的购销记录。购销记录必须注明药品的通用名称、剂型、规格、批号、有效期、生产厂商、购(销)货单位、购(销)货数量、购销价格、购(销)货日期及国务院药品监督管理部门规定的其他内容。"

(5) 销售药品必须符合法定要求 城乡集市贸易市场可以出售中药材,国务院另有规定的除外。城乡集市贸易市场不得出售中药材以外的药品,但持有《药品经营许可证》的药品零售企业在规定的范围内可以在城乡集市贸易市场设点出售中药材以外的药品。

2. 《药品流通监督管理办法》中关于药品购销活动的规定

(1) 药品生产、经营企业对销售人员的管理 药品生产、经营企业应当对其销售人员的药品购销行为负责,对其销售人员或设立的办事机构以本企业名义从事的药品购销行为承担法律责任;应当对其购销人员进行药品相关的法律、法规和专业知识培训,建立培训档案,培训档案中应当记录培训时间、地点、内容及接受培训的人员;应当加强对药品销售人员的管理,并对其销售行为作出具体规定。

药品生产企业、药品批发企业销售药品时,应当提供下列资料:加盖本企业原印章的《药品生产许可证》或《药品经营许可证》和营业执照复印件;加盖本企业原印章的所销售药品的批准证明文件复印件;销售进口药品,按照国家有关规定提供相关证明文件。

(2) 药品生产、经营企业销售药品时开具销售凭证的要求 药品生产企业、药品批发企业销售药品时,应当开具标明供货单位名称、药品名称、生产厂商、批号、数量、价格等内容的销售凭证。

(3) 药品生产、经营企业采购药品时保存供货企业相关资料及销售凭证的规定 药品生产、经营企业采购药品时,应索取、查验、留存供货企业有关证件、资料,索取、留存销售凭证。资料和销售凭证,应当保存至超过药品有效期1年,但不得少于3年。

(4) 药品生产、经营企业的禁止性经营活动 药品生产、经营企业不得在经药品监督管理部门核准的地址以外的场所储存或者现货销售药品;药品生产企业只能销售本企业生产的药品,不得销售本企业受委托生产的或者他人生产的药品;药品生产、经营企业不得以展示会、博览会、交易会、订货会、产品宣传会等方式现场销售药品;药品经营企业不得够进和销售医疗机构配制的制剂;未经药品监督管理部门审核同意,药品经营企业不得改变经营方式,应当按照许可的经营范围经营药品;药品生产、经营企业不得以搭售、买药品赠药品、买商品赠药品等方式向公众赠送处方药或者甲类非处方药;药品生产、经营企业不得采用邮售、互联网交易等方式直接向公众销售处方药;禁止非法收购药品等。

四、互联网药品经营管理

1. 互联网药品信息服务的管理

（1）定义及分类 互联网药品信息服务管理办法所称互联网药品信息服务，是指通过互联网向上网用户提供药品（含医疗器械）信息的服务活动。互联网药品信息服务分为经营性和非经营性两类。

（2）互联网药品信息服务主体的资格 申请提供互联网药品信息服务，除应当符合《互联网信息服务管理办法》规定的要求外，还应当具备下列条件：互联网药品信息服务的提供者应当为依法设立的企事业单位或者其他组织；具有与开展互联网药品信息服务活动相适应的专业人员、设施及相关制度；有 2 名以上熟悉药品、医疗器械管理法律、法规和药品、医疗器械专业知识，或者依法经资格认定的药学、医疗器械技术人员。

（3）《互联网药品信息服务资格证书》的管理

① 申请与审批。申请提供互联网药品信息服务，应当填写国家食品药品监督管理总局统一制发的《互联网药品信息服务申请表》，向网站主办单位所在地省级药品监督管理部门提出申请并提交相应材料；省级药品监督管理部门在收到申请材料之日起 5 日内做出受理与否的决定，自受理之日起 20 日内对申请提供互联网药品信息服务的材料进行审核，并作出同意或者不同意的决定；同意的，由省级药品监督管理部门核发《互联网药品信息服务资格证书》，同时报国家食品药品监督管理总局备案并发布公告。

② 有效期。《互联网药品信息服务资格证书》有效期为 5 年。有效期届满，需要继续提供互联网药品信息服务的，持证单位应当在有效期届满前 6 个月内，向原发证机关申请换发《互联网药品信息服务资格证书》。

（4）互联网药品信息服务的监督管理。提供互联网药品信息服务的网站，必须取得《互联网药品信息服务资格证书》。未取得或者超出有效期使用《互联网药品信息服务资格证书》从事互联网药品信息服务的，由国家药品监督管理部门或者省级药品监督管理部门给予警告，并责令其停止从事互联网药品信息服务；情节严重的，移送相关部门，依照有关法律、法规给予处罚。提供互联网药品信息服务的网站，应当在其网站主页显著位置标注《互联网药品信息服务资格证书》的证书编号。

提供互联网药品信息服务网站所登载的药品信息必须科学、准确，必须符合国家的法律、法规和国家有关药品、医疗器械管理的相关规定；提供互联网药品信息服务的网站不得发布麻醉药品、精神药品、医疗用毒性药品、放射性药品、戒毒药品和医疗机构制剂的产品信息；提供互联网药品信息服务的网站发布的药品（含医疗器械）广告，必须经过食品药品监督管理部门审查批准；提供互联网药品信息服务的网站发布的药品（含医疗器械）广告要注明广告审查批准文号。

2. 互联网药品交易服务的管理

（1）定义及类型 互联网药品交易服务，是指通过互联网提供药品（包括医疗器械、直接接触药品的包装材料和容器）交易服务的电子商务活动。

互联网药品交易服务分为三类：第一类是为药品生产企业、药品经营企业和医疗机构之间的互联网药品交易提供的服务；第二类为药品生产企业、药品批发企业通过自身网站与本企业成员之外的其他企业进行的互联网药品交易；第三类为向个人消费者提供的互联网药品交易服务。

(2)《互联网药品交易服务机构资格证书》的管理

① 申请。申请从事互联网药品交易服务的企业，应当填写国家药品监督管理部门统一制发的《从事互联网药品交易服务申请表》，向所在地省、自治区、直辖市药品监督管理部门提出申请，并提交相关材料。

② 审批。省级药品监督管理部门收到申请材料后，在 5 日内对申请材料进行形式审查。决定予以受理的，发给受理通知书；决定不予受理的，应当书面通知申请人并说明理由。

对于第一类互联网药品交易服务的申请，省级药品监督管理部门应当在 10 个工作日内向国家药品监督管理部门报送相关申请材料。国家药品监督管理部门按照有关规定对申请材料进行审核，并在 20 个工作日内作出同意或者不同意进行现场验收的决定，并书面通知申请人，同时抄送受理申请的省级药品监督管理部门。国家药品监督管理部门同意进行现场验收的，应当在 20 个工作日内对申请人按验收标准组织进行现场验收。验收合格的，应当在 10 个工作日内向申请人核发并送达同意其从事互联网药品交易服务的《互联网药品交易服务机构资格证书》。对于第二、第三类互联网药品交易服务的申请，省级药品监督管理部门应对申请材料进行审批，在 20 个工作日内作出同意或者不同意进行现场验收的决定，并书面通知申请人。

③ 有效期。互联网药品交易服务机构资格证书由国家药品监督管理部门统一印制，有效期为 5 年。有效期届满，需要继续提供互联网药品交易服务的，企业应当在有效期届满前 6 个月内，向原发证机关申请换发《互联网药品交易服务机构资格证书》。

知识拓展

目前互联网已成为信息传播的重要载体，那么如何判断某些网站是否具有药品信息服务主体资格或药品交易资格呢？

答：首先在提供药品信息或药品交易的网站上寻找其《互联网药品信息服务资格证书》编号或《互联网药品交易服务机构资格证书》编号（一般在网站首页的最下面）。

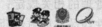

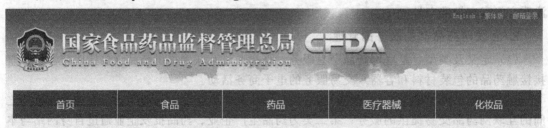

其次登录国家食品药品监督管理总局的官方网页，核实药品批准文号。核实的步骤为：

第一步：登录 http://www.cfda.gov.cn

第二步：点击"首页"-"公众查询"

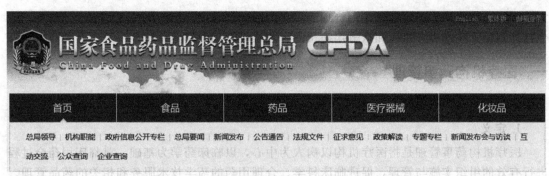

第三步：点选"互联网服务"，输入资格证书编号进行查询，即可辨别证书的真伪。

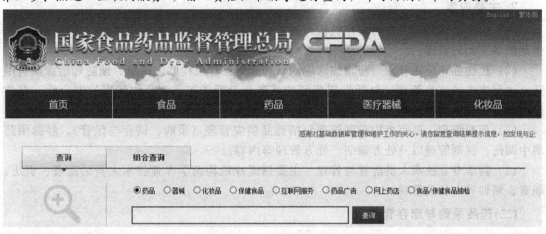

（3）互联网药品交易服务的监督管理 企业只能在网上销售本企业经营的非处方药。擅自从事互联网药品交易服务的企业，情节严重的，药品监督管理部门应移交信息产业主管部门依法处罚。参与互联网药品交易的医疗机构只能购买药品不得在网上销售药品。

对首次上网交易的药品生产企业、药品经营企业、医疗机构以及药品，提供互联网药品交易服务的企业必须索取、审核交易各方的资格证明文件和药品批准证明文件并进行备案。

第二节 药品使用管理

导入案例

李某，男，25岁，因反复胃酸、胃胀等胃部不适就诊。临床诊断为浅表性胃炎，医生开具处方奥美拉唑20mg，口服，一日二次；法莫替丁20mg，口服，一日二次。在随后医院药房处方调配中，负责处方审核的药师判定该处方为用药不适宜处方而拒绝调配。那么在药品使用阶段，对于医疗机构用药又有哪些规定呢？

药品使用是药品流通的终端，是实现药品最终目的的关键环节。药品使用是指药品使用单位（或称药品使用机构，简称用药单位或用药机构）以预防、诊断、治疗疾病，以及其他调节人的生理机能为目的，向患者提供药品的过程中所产生的包括药事管理、药品管理、处方管理、制剂管理、药物临床应用管理等一系列活动。其中，用药单位主要指医疗机构，还包括计划生育技术服务机构和从事疾病预防、戒毒等活动的其他单位。

一、医疗机构药事管理

(一)医疗机构药事管理的主要内容

1. 定义

医疗机构药事管理是指医疗机构以病人为中心，以临床药学为基础，对临床用药全过程进行有效的组织实施与管理，促进临床科学、合理用药的药学技术服务和相关的药品管理。

2. 主要内容

(1) 组织机构管理　针对医疗机构药事管理组织和药学部门的组织体制、人员配备、职责范围等方面的管理。

(2) 药物临床应用管理　药物临床应用管理是对医疗机构临床诊断、预防和治疗疾病用药全过程实施的监督管理。包括临床药师的临床药学服务工作，药物使用的安全性、有效性、经济学评价与管理等。

(3) 药剂管理　医疗机构药剂管理包括药品供应管理（采购、储存与保管）、静脉用药集中调配、制剂管理以及处方调剂、处方管理等内容。

(4) 药学专业技术人员配置与管理　主要指医疗机构药学专业技术人员的配备、资历、职责、培训等方面的管理。

(二)药品采购与库存管理

1. 药品采购管理

(1)《药品管理法》及其实施条例的规定　医疗机构必须从具有药品生产、经营资格的企业购进药品。

医疗机构购进药品，必须建立并执行进货检查验收制度，验明药品合格证明和其他标识；不符合规定要求的，不得购进和使用。

医疗机构购进药品，必须有真实、完整的药品购进记录。药品购进记录必须注明药品的通用名称、剂型、规格、批号、有效期、生产厂商、供货单位、购货数量、购进价格、购货日期以及国务院药品监督管理部门规定的其他内容。

个人设置的门诊部、诊所等医疗机构不得配备常用药品和急救药品以外的其他药品。

(2)《医疗机构药事管理规定》的规定　医疗机构应当制定本机构药品采购工作流程；建立健全药品成本核算和账务管理制度；严格执行药品购入检查、验收制度；不得购入和使用不符合规定的药品。

医疗机构临床使用的药品应当由药学部门统一采购供应。经药事管理与药物治疗学委员会（组）审核同意，核医学科可以购用、调剂本专业所需的放射性药品。其他科室或者部门不得从事药品的采购、调剂活动，不得在临床使用非药学部门采购供应的药品。

(3)《药品流通监督管理办法》（局令第 26 号）的规定　药品生产企业、药品批发企业销售药品时，应当提供下列资料：加盖本企业原印章的《药品生产许可证》或《药品经营许可证》和营业执照的复印件；加盖本企业原印章的所销售药品的批准证明文件复印件；销售进口药品的，按照国家有关规定提供相关证明文件。

医疗机构购进药品时，应当索取、查验、保存供货企业有关证件、资料、票据。

医疗机构必须建立并执行进货检查验收制度，并建有真实完整的药品购进记录。药品购进记录必须注明药品的通用名称、生产厂商（中药材标明产地）、剂型、规格、批号、生产日期、有效期、批准文号、供货单位、数量、价格、购进日期。药品购进记录必须保存至超过药品有效期1年，但不得少于3年。

（4）《医疗机构药品监督管理办法（试行）》（国食药监安〔2011〕442号）的规定　医疗机构必须从具有药品生产、经营资格的企业购进药品；医疗机构使用的药品应当按照规定由专门部门统一采购，禁止医疗机构其他科室和医务人员自行采购；因临床急需进口少量药品的，应当按照《药品管理法》及其实施条例的有关规定办理。

医疗机构购进药品，应当查验供货单位的《药品生产许可证》或《药品经营许可证》和营业执照、所销售药品的批准证明文件等相关证明文件，并核实销售人员持有的授权书原件和身份证原件；妥善保存首次购进药品加盖供货单位原印章的前述证明文件的复印件，保存期不得少于5年。

医疗机构购进药品时应当索取、留存供货单位的合法票据，并建立购进记录，做到票、账、货相符。合法票据包括税票及详细清单，清单上必须载明供货单位名称、药品名称、生产厂商、批号、数量、价格等内容，票据保存期不得少于3年。

医疗机构必须建立和执行进货验收制度，购进药品应当逐批验收，并建立真实、完整的药品验收记录；药品验收记录应当包括药品通用名称、生产厂商、规格、剂型、批号、生产日期、有效期、批准文号、供货单位、数量、价格、购进日期、验收日期、验收结论等内容；验收记录必须保存至超过药品有效期1年，但不得少于3年。

（5）医疗机构购进药品的具体要求

① 药品采购部门和品种限制。医疗机构临床使用的药品应当由药学部门统一采购供应，禁止医疗机构其他科室和医务人员自行采购。

医疗机构应当按照经药品监督管理部门批准并公布的药品通用名称购进药品。同一通用名称药品的品种，注射剂型和口服剂型各不得超过2种，处方组成类同的复方制剂1~2种。因特殊诊疗需要使用其他剂型和剂量规格药品的情况除外。

即按照规定，医院除特殊情况外，每一个通用名称药品品牌不能超过两个，只允许同一药品两种规格的存在。对于医疗机构采购品种的限制，称之为"一品两规"。

② 药品集中招标采购。医院用药具有品种多、规格全、周转快的特点，为了体现市场经济的公平竞争，在保证药品质量的前提下，获得价格合理的药品，我国推行药品集中招标采购制度。

采购程序：制定药品集中采购实施细则和集中采购文件等，并公开征求意见；发布药品集中采购公告和集中采购文件；接受企业咨询，企业准备并提交相关资质证明文件，企业同时提供国家食品药品监督管理总局为所申报药品赋予的编码；相关部门对企业递交的材料进行审核；公示审核结果，接受企业咨询和申诉，并及时回复；组织药品评价和遴选，确定入围企业及其产品；将集中采购结果报药品集中采购工作管理机构审核；对药品集中采购结果进行公示；受理企业申诉并及时处理；价格主管部门按照集中采购价格审核入围药品零售价格；公布入围品种、药品采购价格及零售价格；医疗机构确认纳入本单位药品购销合同的品种及采购数量；医疗机构与药品生产企业或受委托的药品经营企业签订药品购销合同并开展采购活动。

合同采购数量应当与医疗机构上报的计划采购数量相符，如合同采购数量不能满足临床用药需要，可以签订追加合同。医疗机构按照合同购销药品，不得进行"二次议价"。严格对药品采购发票进行审核，防止标外采购、违价采购或从非规定渠道采购药品。

③ 药品进货检查验收制度

　　a. 选择合法购药渠道：医疗机构要选择具有《药品生产许可证》的生产企业或具有《药品经营许可证》的经营企业购进药品。

　　b. 验明药品合格证明：原料药和制剂产品必须要有批准文号和生产批号，应有产品合格证。

　　c. 验明药品其他标识：对药品的包装、说明书和外观性状进行检查，中药材和中药饮片应有包装并附有质量合格的标志，特殊管理药品和外用药品包装的标签或说明书上有规定的标识和警示说明，处方药和非处方药的标签、说明书上有相应的警示语或忠告语，非处方药的包装有国家规定的专有标识，进口药品要有中文包装和说明书等。

　　d. 销售人员资质的查验：对药品生产企业、药品批发企业派出的销售人员还应当提供加盖本企业原印章的授权书复印件。授权书原件应当载明授权销售的品种、地域、期限，注明销售人员的身份证号码，并加盖本企业原印章和企业法定代表人印章（或者签名）。销售人员应当出示授权书原件及本人身份证原件，供药品采购方核实。

　　e. 索取、留存供货单位的票据及相关资料：从药品生产企业、药品批发企业采购药品时，供货企业应开具标明供货单位名称、药品名称、生产厂商、批号、数量、价格等内容的销售凭证。按规定对留存的资料和销售凭证等，应当保存至超过药品有效期1年，但不得少于3年。

　　④ 药品购进（验收）记录。医疗机构购进药品，必须有真实、完整的药品购进（验收）记录。药品购进记录必须注明药品的通用名称、剂型、规格、批号、有效期、生产厂商、供货单位、购货数量、购进价格、购货日期以及国务院药品监督管理部门规定的其他内容。购进（验收）记录必须保存至超过药品有效期1年，但不得少于3年。

考考你

一、单选题

1. 下列关于医疗机构药品购进的描述错误的是（　　）。

A. 医疗机构必须从具有药品生产、经营资格的企业购进药品

B. 医疗机构购进药品，必须建立并执行进货检查验收制度，验明药品合格证明和其他标识；不符合规定要求的，不得购进和使用

C. 医疗机构购进药品，必须有真实、完整的药品购进记录

D. 医疗机构临床使用的药品应当由药学部门统一采购供应，或医务人员根据临床需要自行采购

2. 个人设置的门诊部、诊所等医疗机构不得（　　）。

A. 配备常用药品和急救药品以外的其他药品

B. 配备常用药品和急救药品

C. 配备非处方药以外的药品

D. 配备中药饮片

【答案】1. D　2. A

二、多选题

药品进货检查验收制度包括以下哪些方面。（　　）

A. 选择合法购药渠道　　　　　B. 验明药品合格证明和其他标识

C. 销售人员资质的查验　　　　D. 索取、留存供货单位的票据及相关资料

【答案】ABCD

2. 药品库存管理

（1）《药品管理法》的规定　医疗机构必须制定和执行药品保管制度，采取必要的冷藏、防冻、防潮、防虫、防鼠等措施，保证药品质量。

（2）《医疗机构药事管理规定》的规定　医疗机构应当制定和执行药品保管制度，定期对库存药品进行养护与质量检查。药品库的仓储条件和管理应当符合药品采购供应质量管理规范的有关规定。

化学药品、生物制品、中成药和中药饮片应当分别储存，分类定位存放。易燃、易爆、强腐蚀性等危险性药品应当另设仓库单独储存，并设置必要的安全设施，制定相关的工作制度和应急预案。

麻醉药品、精神药品、医疗用毒性药品、放射性药品等特殊管理的药品，应当按照有关法律、法规、规章的相关规定进行管理和监督使用。

（3）《药品流通监督管理办法》的规定　医疗机构设置的药房，应当具有与所使用药品相适应的场所、设备、仓储设施和卫生环境，配备相应的药学技术人员，并设立药品质量管理机构或者配备质量管理人员，建立药品保管制度。

医疗机构储存药品，应当制定和执行有关药品保管、养护的制度，并采取必要的冷藏、防冻、防潮、避光、通风、防火、防虫、防鼠等措施，保证药品质量。

医疗机构应当将药品与非药品分开存放；中药材、中药饮片、化学药品、中成药应分别储存、分类存放。

（4）《医疗机构药品监督管理办法（试行）》的规定　医疗机构应当有专用的场所和设施、设备储存药品。药品的存放应当符合药品说明书标明的条件。医疗机构需要在急诊室、病区护士站等场所临时存放药品的，应当配备符合药品存放条件的专柜。有特殊存放要求的，应当配备相应设备。

医疗机构储存药品，应当按照药品属性和类别分库、分区、分垛存放，并实行色标管理。药品与非药品分开存放；中药饮片、中成药、化学药品分别储存、分类存放；过期、变质、被污染等药品应当放置在不合格库（区）。

医疗机构应当制定和执行药品保管、养护管理制度，并采取必要的控温、防潮、避光、通风、防火、防虫、防鼠、防污染等措施，保证药品质量。

医疗机构应当配备药品养护人员，定期对储存药品进行检查和养护，监测和记录储存区域的温湿度，维护储存设施设备，并建立相应的养护档案。

医疗机构应当建立药品效期管理制度。药品发放应当遵循"近效期先出"的原则。

麻醉药品、精神药品、医疗用毒性药品、放射性药品应当严格按照相关行政法规的规定存放，并具有相应的安全保障措施。

3. 医疗机构药品储存的具体要求

（1）药品保管养护制度　医疗机构设置的药房，应当具有与所使用药品相适应的场所、设备、仓储设施和卫生环境，配备相应的药学技术人员，并设立药品质量管理机构或者配备质量管理人员，建立药品保管制度。定期对库存药品进行养护与质量检查，并采取必要的冷藏、防冻、控温、防潮、避光、通风、防火、防虫、防鼠、防污染等措施，保证药品质量。医疗机构应当建立药品效期管理制度。药品发放应当遵循"近效期先出"的原则。

（2）药品分类储存　医疗机构应当有专用的场所和设施、设备储存药品。药品的存放应当符合药品说明书标明的条件。医疗机构储存药品，应当按照药品属性和类别分库、分区、分垛存放，并实行色标管理。药品与非药品分开存放；化学药品、生物制品、中药材、中药饮片、中成药应当分别储存，分类定位存放；过期、变质、被污染等药品应当放置在不合格库（区）；易燃、易爆、强腐蚀性等危险性药品应当另设仓库单独储存，并设置必要的安全设施，制定相关的工作制度和应急预案。

（3）特殊药品储存　麻醉药品、精神药品、医疗用毒性药品、放射性药品等特殊管理的药品，应当专库或专柜存放。

4. 药品养护人员

医疗机构应当配备药品养护人员，定期对储存药品进行检查和养护，监测和记录储存区域的温湿度，维护储存设施设备，并建立相应的养护档案。

二、处方与调配管理

1. 处方和处方管理

（1）处方的定义　处方，是指由注册的执业医师和执业助理医师（以下简称医师）在诊疗活动中为患者开具的、由取得药学专业技术职务任职资格的药学专业技术人员（以下简称药师）审核、调配、核对，并作为患者用药凭证的医疗文书。处方包括医疗机构病区用药医嘱单。

（2）处方内容　按照卫生部统一规定的处方标准，处方由前记、正文和后记三部分组成。

前记：包括医疗机构名称，患者姓名、性别、年龄、门诊或住院病历号，科别或病区和床位号、临床诊断、开具日期等，可添列特殊要求的项目。麻醉药品和第一类精神药品处方还应当包括患者身份证明编号，代办人姓名、身份证明编号。

正文：以 Rp 或 R（拉丁文 Recipe "请取" 的缩写）标示，分列药品名称、剂型、规格、数量、用法用量。此部分是处方的核心内容，直接关系到病人用药的安全有效。

后记：医师签名或者加盖专用签章，药品金额以及审核、调配、核对、发药的药学专业技术人员签名。

（3）处方颜色　普通处方的印刷用纸为白色；急诊处方印刷用纸为淡黄色，右上角标注"急诊"；儿科处方印刷用纸为淡绿色，右上角标注"儿科"；麻醉药品和第一类精神药品处方印刷用纸为淡红色，右上角标注"麻、精一"；第二类精神药品处方印刷用纸为白色，右上角标注"精一"。

（4）处方书写　处方书写应当符合的规则列举如下：患者一般情况、临床诊断填写清晰、完整，并与病历记载相一致；每张处方限于一名患者的用药。字迹清楚，不得涂改；如需修改，应当在修改处签名并注明修改日期；药品名称应当使用规范的中文名称书写，没有中文名称的可以使用规范的英文名称书写；医疗机构或者医师、药师不得自行编制药品缩写名称或者使用代号；书写药品名称、剂量、规格、用法、用量要准确规范，药品用法可用规范的中文、英文、拉丁文或者缩写体书写，但不得使用"遵医嘱"、"自用"等含糊不清字句；药品用法用量应当按照药品说明书规定的常规用法用量使用，特殊情况需要超剂量使用时，应当注明原因并再次签名；处方医师的签名式样和专用签章应当与院内药学部门留样备查的式样相一致，不得任意改动，否则应当重新登记留样备案。

2. 处方开具

（1）药品名称　医师开具处方应当使用经药品监督管理部门批准并公布的药品通用名称、新活性化合物的专利药品名称和复方制剂药品名称；医师开具院内制剂处方时应当使用经省级卫生行政部门审核、药品监督管理部门批准的名称；医师可以使用由卫生部公布的药品习惯名称开具处方。

（2）处方限量 处方一般不得超过 7 日用量；急诊处方一般不得超过 3 日用量；对于某些慢性病、老年病或特殊情况，处方用量可适当延长，但医师应当注明理由。麻醉药品、精神药品、医疗用毒性药品、放射性药品的处方用量应当严格按照国家有关规定执行。

（3）利用计算机开具、传递、调剂处方的要求 医师利用计算机开具、传递普通处方时，应当同时打印出纸质处方，其格式与手写处方一致；打印的纸质处方经签名或者加盖签章后有效。药师核发药品时，应当核对打印的纸质处方，无误后发给药品，并将打印的纸质处方与计算机传递处方同时收存备查。

（4）处方有效期 处方开具当日有效。特殊情况下需延长有效期的，由开具处方的医师注明有效期限，最长不得超过 3 天。

考考你

单选题

1. 处方格式由三部分组成，其中正文部分包括（ ）。
 A. 以 Rp 或 R 标示，分列药品名称、组分、数量、用法
 B. 临床诊断，以 Rp 或 R 标示，分列药品名称、数量、用法用量
 C. 处方编号，以 Rp 或 R 标示，临床诊断，分列药品名称、规格、用量
 D. 以 Rp 或 R 标示，分列药品名称、规格、数量、用法用量
2. 医疗机构普通处方的印刷用纸为（ ）。
 A. 淡红色 B. 淡绿色 C. 白色 D. 淡黄色
3. 关于处方书写规则表述错误的是（ ）。
 A. 字迹清楚，不得涂改；如需修改，应当在修改处签名并注明修改日期
 B. 药品用法用量必须按照药品说明书规定的常规用法用量使用
 C. 每张处方限于一名患者用药
 D. 特殊情况下，注明临床诊断

【答案】1. D 2. C 3. D

3. 处方调剂和审核

（1）调剂的定义及流程与步骤 处方调剂俗称配药、配方、发药，又称调配处方，是医院药学的重要工作。调剂活动涉及多个部门、科室及不同种类的病人，以门诊调剂为例，一般来说调剂过程可分为 8 个步骤，具体流程如图 4-1 所示。

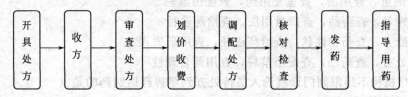

图 4-1 处方调剂流程与步骤

（2）调剂人员资格要求 医疗机构审核和调配处方的药剂人员必须是依法经资格认定的药学技术人员。取得药学专业技术职务任职资格的人员方可从事处方调剂工作。具有药师以上专业技术职务任职资格的人员负责处方审核、评估、核对、发药以及安全用药指导；药士

从事处方调配工作。

对于麻醉药品和第一类精神药品的调剂，医疗机构应当对本机构药师进行麻醉药品和精神药品使用知识和规范化管理的培训，药师经考核合格后取得麻醉药品和第一类精神药品调剂资格，方可在本机构调剂麻醉药品和第一类精神药品。

（3）处方审核　在处方调剂过程中，最关键的步骤就是药师对处方的核查。医疗机构的药剂人员调配处方，必须经过核对，对处方所列药品不得擅自更改或者代用。审核处方可分为形式上的审核和实质上的审核两部分。

① 形式审核。药师应当认真逐项检查处方前记、正文和后记书写是否清晰、完整，并确认处方的合法性，对于不规范处方或者不能判定其合法性的处方，不得调剂。

② 实质审核。除了形式审核外，药师还应当对处方用药适宜性进行审核：规定必须做皮试的药品，处方医师是否注明过敏试验及结果的判定；处方用药与临床诊断的相符性；剂量、用法的正确性；选用剂型与给药途径的合理性；是否有重复给药现象；是否有潜在临床意义的药物相互作用和配伍禁忌；其他用药不适宜情况。

药师经处方审核后，认为存在用药不适宜时，应当告知处方医师，请其确认或者重新开具处方。具体包括：对有配伍禁忌或者超剂量的处方，应当拒绝调配；必要时，经处方医师更正或者重新签字，方可调配。对有严重不合理用药或者用药错误，应当拒绝调剂，及时告知处方医师，并应当记录，按照有关规定报告。

"四查十对"原则，药师调剂处方时必须做到"四查十对"：查处方，对科别、姓名、年龄；查药品，对药名、剂型、规格、数量；查配伍禁忌，对药品性状、用法用量；查用药合理性，对临床诊断。

除麻醉药品、精神药品、医疗用毒性药品和儿科处方外，医疗机构不得限制门诊就诊人员持处方到药品零售企业购药。

考考你

单选题

1. 执业药师或药师对处方用药进行适宜性审核的内容不包括（　　）。

A. 处方用药与临床诊断的相符性

B. 选用剂型与给药途径的合理性

C. 药品可能的不良反应

D. 是否有潜在的临床意义的药物相互作用和配伍禁忌

2. 调剂处方必须做到"四查十对"，其中"四查"是指（　　）。

A. 查剂量，查用法，查重复用药，查配伍禁忌

B. 查姓名，查药品，查剂量用法，查给药途径

C. 查处方，查药物性状，查给药途径，查用药失误

D. 查处方，查药品，查配伍禁忌，查用药合理性

3. 医疗机构不得限制门诊就诊人员持处方到零售药店购药的是（　　）。

A. 麻醉药品

B. 医疗用毒性药品

C. 儿科处方药品

D. 进口药品

【答案】1. C　2. D　3. D

4. 处方点评制度

《处方管理办法》规定："医疗机构应当建立处方点评制度，填写处方评价表，对处方实施动态监测及超常预警，登记并通报不合理处方，对不合理用药及时予以干预。"处方点评是根据相关法规、技术规范，对处方书写的规范性及药物临床使用的适宜性（用药适应证、药物选择、给药途径、用法用量、药物相互作用、配伍禁忌等）进行评价，发现存在或潜在的问题，制定并实施干预和改进措施，促进临床药物合理应用的过程。

5. 监督管理

① 未取得药学专业技术职务任职资格的人员不得从事处方调剂工作。

② 处方由调剂处方药品的医疗机构妥善保存。普通处方、急诊处方、儿科处方保存期限为1年，医疗用毒性药品、第二类精神药品处方保存期限为2年，麻醉药品和第一类精神药品处方保存期限为3年。处方保存期满后，经医疗机构主要负责人批准、登记备案，方可销毁。

③ 医疗机构应当根据麻醉药品和精神药品处方开具情况，按照麻醉药品和精神药品品种、规格对其消耗量进行专册登记，登记内容包括发药日期、患者姓名、用药数量。专册保存期限为3年。

6. 违反处方管理和调剂要求的法律责任

① 使用未取得药学专业技术职务任职资格的人员从事处方调剂工作的：由县级以上行政部门责令限期改正，并可处以5000元以下的罚款；情节严重的，吊销其《医疗机构执业许可证》。

② 医疗机构未按照规定保管麻醉药品和精神药品处方或者未依照规定进行专册登记的，由设区的市级卫生行政部门责令限期改正，给予警告；逾期不改正的，处5000元以上1万元以下的罚款；情节严重的，吊销其印鉴卡；对直接负责的主管人员和其他直接责任人员，依法给予降级、撤职、开除的处分。

③ 药师未按照规定调剂麻醉药品、精神药品处方的：由县级以上卫生行政部门按照《麻醉药品和精神药品管理条例》的规定予以处罚（即情节严重的，吊销其执业证书）。

④ 药师未按照规定调剂处方药品，情节严重的，由县级以上卫生行政部门责令改正、通报批评，给予警告；并由所在医疗机构或者其上级单位给予纪律处分。

三、医疗机构制剂管理

1. 医疗机构制剂许可

（1）医疗机构制剂的定义　医疗机构制剂，是指医疗机构根据本单位临床需要经批准而配制、自用的固定处方制剂。医疗机构配制的制剂，应当是市场上没有供应的品种。

（2）《医疗机构制剂许可证》的管理

① 核发。医疗机构配制制剂，须经所在地省级人民政府卫生行政部门审核同意，由省级药品监督管理部门批准，验收合格的，发给《医疗机构制剂许可证》。无《医疗机构制剂许可证》的，不得配制制剂。《医疗机构制剂许可证》是医疗机构配制制剂的法定凭证，应当载明证号、医疗机构名称、医疗机构类别、法定代表人、制剂室负责人、配制范围、注册地址、配制地址、发证机关、发证日期、有效期限等项目。其中由食品药品监督管理部门核准的许可事项为：制剂室负责人、配制地址、配制范围、有效期限。证号和配制范围按国家食品药品监督管理总局规定的编号方法和制剂类别填写。《医疗机构制剂许可证》分正本和

副本，具有同等法律效力。

② 变更。《医疗机构制剂许可证》变更分为许可事项变更和登记事项变更。许可事项变更是指制剂室负责人、配制地址、配制范围的变更；登记事项变更是指医疗机构名称、医疗机构类别、法定代表人、注册地址等事项的变更。

医疗机构变更《医疗机构制剂许可证》许可事项的，在许可事项发生变更前 30 日，向原审核、批准机关申请变更登记。原发证机关应当自收到变更申请之日起 15 个工作日内作出准予变更或者不予变更的决定。医疗机构增加配制范围或者改变配制地址的，应当经省、自治区、直辖市食品药品监督管理部门验收合格后，依照规定办理《医疗机构制剂许可证》变更登记。医疗机构变更登记事项的，应当在有关部门核准变更后 30 日内，向原发证机关申请《医疗机构制剂许可证》变更登记，原发证机关应当在收到变更申请之日起 15 个工作日内办理变更手续。

③ 换发。《医疗机构制剂许可证》应当标明有效期，有效期为 5 年，到期重新审查发证。有效期届满，需要继续配制制剂的，医疗机构应当在许可证有效期届满前 6 个月，按照国务院药品监督管理部门的规定申请换发《医疗机构制剂许可证》。

④ 缴销。医疗机构终止配制制剂或者关闭的，由原发证机关缴销《医疗机构制剂许可证》，同时报国家食品药品监督管理总局备案。

2. 医疗机构制剂注册和品种范围

（1）医疗机构制剂注册制度　获得《医疗机构制剂许可证》的医疗机构，如果要进行某种制剂的配制，还必须报送有关资料和样品，经所在地省级药品监督管理部门批准，发给制剂批准文号后，方可配制。医疗机构制剂的申请人应当是持有《医疗机构执业许可证》并取得《医疗机构制剂许可证》的医疗机构。

医疗机构配制制剂，应当严格执行经批准的质量标准，并不得擅自变更工艺、处方、配制地点和委托配制单位。需要变更的，申请人应当提出补充申请，报送相关资料，经批准后方可执行。

医疗机构制剂批准文号的有效期为 3 年。有效期届满需要继续配制的，申请人应当在有效期届满前 3 个月按照原申请配制程序提出再注册申请，报送有关资料。

医疗机构制剂的批准文号格式为：X 药制字 H（Z）＋4 位年号＋4 位流水号。其中：X 为省、自治区、直辖市简称；H 为化学制剂；Z 为中药制剂。

（2）医疗机构制剂品种范围　医疗机构配制的制剂，应当是本单位临床需要而市场上没有供应的品种。这里的"市场上没有供应的品种"应当包括国内尚未批准上市及虽批准上市但某些性质不稳定或有效期短的制剂，市场上不能满足的不同规格、容量的制剂，临床常用而疗效确切的协定处方制剂，其他临床需要的以及科研用的制剂等。

有下列情形之一的，不得作为医疗机构制剂申报：市场上已有供应的品种；含有未经国家食品药品监督管理总局批准的活性成分的品种；除变态反应原外的生物制品；中药注射剂；中药、化学药组成的复方制剂；麻醉药品、精神药品、医疗用毒性药品、放射性药品；其他不符合国家有关规定的制剂。

3. 医疗机构配制制剂的质量管理

医疗机构配制制剂，必须具有能够保证制剂质量的设施、管理制度、检验仪器和卫生条件。为了加强医疗机构的制剂配制和质量管理，《医疗机构制剂配制质量管理规范（试行）》（局令第 27 号）是制剂配制和质量管理的基本准则，适用于制剂配制的全过程。该规范与《药品生产质量管理规范》的框架基本一致，大致分为硬件系统和软件系统两部分。

（1）在机构与人员方面 制剂室和药检室的负责人应具有大专以上药学或相关专业学历，具有相应管理的实践经验，有对工作中出现的问题作出正确判断和处理的能力。制剂室和药检室的负责人不得互相兼任。从事制剂配制操作及药检人员，应经专业技术培训，具有基础理论知识和实际操作技能。凡有特殊要求的制剂配制操作和药检人员还应经相应的专业技术培训。

（2）在使用管理方面 制剂配发必须有完整的记录或凭据。内容包括：领用部门、制剂名称、批号、规格、数量等。制剂在使用过程中出现质量问题时，制剂质量管理组织应及时进行处理，出现质量问题的制剂应立即收回，并填写收回记录。收回记录应包括：制剂名称、批号、规格、数量、收回部门、收回原因、处理意见及日期等。制剂使用过程中发现的不良反应，应按《药品不良反应报告和监测管理办法》的规定予以记录，填表上报。

4. 医疗机构制剂的调剂使用

医疗机构制剂一般只能是本医院自用，不得调剂使用。在特殊情况下，经国务院或者省级药品监督管理部门批准，医疗机构配制的制剂可以在规定的期限内、在指定的医疗机构之间调剂使用，其中的"特殊情况"是指：发生灾情、疫情、突发事件或者临床急需而市场没有供应时。在省内进行调剂是由省级药品监督管理部门批准；在各省之间进行调剂或者国务院药品监督管理部门规定的特殊制剂的调剂必须经国家食品药品监督管理总局批准。医疗机构制剂的调剂使用，不得超出规定的期限、数量和范围。取得制剂批准文号的医疗机构应当对调剂使用的医疗机构制剂的质量负责。接受调剂的医疗机构应当严格按照制剂的说明书使用制剂，并对超范围使用或者使用不当造成的不良后果承担责任。

四、药物临床应用管理

1. 药学服务的主要内容

药学服务是指药师应用药学专业知识直接向公众（包括医护人员、患者及家属）提供与药物应用有关的各种服务。

药学服务的主要内容包含了与患者用药相关的全部需求，即与药品相关的全部工作：建立由医师、临床药师和护士组成的临床治疗团队，开展临床合理用药工作；积极参与疾病的预防、治疗和保健；参与临床药物治疗，协助医护人员制定和实施个体药物治疗方案；治疗药物的监测；处方审核、调剂、点评；提供用药咨询，指导、帮助患者合理用药；药品不良反应监测与报告；开展药物经济学研究，推广药物利用研究；药学信息资料收集等。

2. 药物临床应用管理规定

药物临床应用管理是对医疗机构临床诊断、预防和治疗疾病用药全过程实施监督管理。医疗机构应当遵循安全、有效、经济的合理用药原则，尊重患者对药品使用的知情权和隐私权。

① 医疗机构应当建立由医师、临床药师和护士组成的临床治疗团队，开展临床合理用药工作，其中临床药师应当全职参与临床药物治疗工作，对患者进行用药教育，指导患者安全用药。

② 医疗机构应当遵循有关药物临床应用指导原则、临床路径、临床诊疗指南和药品说明书等合理使用药物；对医师处方、用药医嘱的适宜性进行审核。

③ 医疗机构应当建立临床用药监测、评价和超常预警制度，对药物临床使用安全性、有效性和经济性进行监测、分析、评估，实施处方和用药医嘱点评与干预。

④ 医疗机构应当建立药品不良反应、用药错误和药品损害事件监测报告制度。医疗机

构临床科室发现药品不良反应、用药错误和药品损害事件后，应当积极救治患者，立即向药学部门报告，并做好观察与记录。医疗机构应当按照国家有关规定向相关部门报告药品不良反应，用药错误和药品损害事件应当立即向所在地县级卫生行政部门报告。

3. 抗菌药物临床应用管理

《医疗机构药事管理规定》第十六条明确指出："医疗机构应当依据国家基本药物制度，抗菌药物临床应用指导原则和中成药临床应用指导原则，制定本机构基本药物临床应用管理办法，建立并落实抗菌药物临床应用分级管理制度。"为了加强对医疗机构抗菌药物临床应用的管理、提高抗菌药物的临床应用水平，卫生部于 2012 年 4 月发布了《抗菌药物临床应用管理办法》(卫生部令第 84 号)，主要是对抗菌药物的临床应用分级管理提出更加具体的要求。

(1) 抗菌药物分级管理　抗菌药物临床应用应当遵循安全、有效、经济的原则。抗菌药物实行分级管理。根据安全性、疗效、细菌耐药性、价格等因素，将抗菌药物分为三级：非限制使用级、限制使用级与特殊使用级。具体划分标准如下。

① 非限制使用级：经长期临床应用证明安全、有效，对细菌耐药性影响较小，价格相对较低的抗菌药物。

② 限制使用级：经长期临床应用证明安全、有效，对细菌耐药性影响较大，或者价格相对较高的抗菌药物。

③ 特殊使用级：包括具有明显或者严重不良反应，不宜随意使用的抗菌药物；需要严格控制使用，避免细菌过快产生耐药的抗菌药物；疗效、安全性方面的临床资料较少的抗菌药物；价格昂贵的抗菌药物。

(2) 抗菌药物分级管理目录及采购　医疗机构应当按照省级卫生行政部门制定的抗菌药物分级管理目录，制定本机构抗菌药物供应目录，并向核发其《医疗机构执业许可证》的卫生行政部门备案。医疗机构抗菌药物供应目录包括采购抗菌药物的品种、品规，未经备案的，医疗机构不得采购。医疗机构应当严格控制本机构抗菌药物供应目录的品种数量。同一通用名称抗菌药物品种，注射剂型和口服剂型各不得超过 2 种。具有相似或者相同药理学特征的抗菌药物不得重复列入供应目录。

医疗机构应当按照国家药品监督管理部门批准并公布的药品通用名称购进抗菌药物，优先选用《国家基本药物目录》《国家处方集》和《国家基本医疗保险、工伤保险和生育保险药品目录》收录的抗菌药物品种。基层医疗卫生机构只能选用基本药物（包括各省区市增补品种）中的抗菌药物品种。

因特殊治疗需要，医疗机构需使用本机构抗菌药物供应目录以外抗菌药物的，可以启动临时采购程序。临时采购应当由临床科室提出申请，说明申请购入抗菌药物名称、剂型、规格、数量、使用对象和使用理由，经本机构抗菌药物管理工作组审核同意后，由药学部门临时一次性购入使用。

医疗机构应当严格控制临时采购抗菌药物的品种和数量，同一通用名称抗菌药物品种启动临时采购程序原则上每年不得超过 5 例次。如果超过 5 例次，应当讨论是否列入本机构抗菌药物供应目录。调整后的抗菌药物供应目录总品种数不得增加。

(3) 抗菌药物遴选和定期评估制度　医疗机构遴选和新引进抗菌药物品种，应当由临床科室提交申请报告，经药学部门提出意见后，由抗菌药物管理工作组审议。

抗菌药物管理工作组三分之二以上成员审议同意，并经药事管理与药物治疗学委员会三分之二以上委员审核同意后方可列入采购供应目录。抗菌药物品种或者品规存在安全隐患、疗效不确定、耐药率高、性价比差或者违规使用等情况的，临床科室、药学部门、抗菌药物管理工作组可以提出清退或者更换意见。清退意见经抗菌药物管理工作组二分之一以上成员同意后执行，并报药事管理与药物治疗学委员会备案，更换意见经药事管理与药物治疗学委员会讨论通过后执行。清退或者更换的抗菌药物品种或者品规原则上 12 个月内不得重新进入本机构抗菌药物供应目录。

（4）抗菌药物处方权的授予　具有高级专业技术职务任职资格的医师，可授予特殊使用级抗菌药物处方权；具有中级以上专业技术职务任职资格的医师，可授予限制使用级抗菌药物处方权；具有初级专业技术职务任职资格的医师，在乡、民族乡、镇、村的医疗机构独立从事一般执业活动的执业助理医师以及乡村医师，可授予非限制使用抗菌药物处方权。药师经培训并考核合格后，方可获得抗菌药物调剂资格。

医师经本机构培训并考核合格后，方可获得相应的处方权。

（5）细菌耐药预警机制　医疗机构应当开展细菌耐药监测工作，建立细菌耐药预警机制，并采取下列相应措施：①主要目标细菌耐药率超过 30％的抗菌药物，应当及时将预警信息通报本机构医务人员；②主要目标细菌耐药率超过 40％的抗菌药物，应当慎重经验用药；③主要目标细菌耐药率超过 50％的抗菌药物，应当参照药敏试验结果选用；④主要目标细菌耐药率超过 75％的抗菌药物，应当暂停针对此目标细菌的临床应用，根据追踪细菌耐药监测结果，再决定是否恢复临床应用。

（6）抗菌药物应用异常情况调查　医疗机构应当对以下抗菌药物临床应用异常情况开展调查，并根据不同情况作出处理：使用量异常增长的抗菌药物；半年内使用量始终居于前列的抗菌药物；经常超适应证、超剂量使用的抗菌药物；企业违规销售的抗菌药物；频繁发生严重不良事件的抗菌药物。

（7）抗菌药物的监督管理　医疗机构应当对出现抗菌药物超常处方 3 次以上且无正当理由的医师提出警告，限制其特殊使用级和限制使用级抗菌药物处方权。医师出现下列情形之一的，医疗机构应当取消其处方权：抗菌药物考核不合格的；限制处方权后，仍出现超常处方且无正当理由的；未按照规定开具抗菌药物处方，造成严重后果的；未按照规定使用抗菌药物，造成严重后果的；开具抗菌药物处方牟取不正当利益的。药师未按照规定审核抗菌药物处方与用药医嘱，造成严重后果的，或者发现处方不适宜、超常处方等情况未进行干预且无正当理由的，医疗机构应当取消其药物调剂资格。

第三节　药品分类管理

导入案例

在某知名药房，记者表示想买阿莫西林，店员向记者推荐了阿奇霉素，"这个消炎快"。记者问："这是处方药吗？"店员说："是处方药，你要买的阿莫西林也是处方药。"记者称，现在没有处方，是否可以购买。店员表示，为了消费者方便，可以现在就卖。在该案例中，店员的行为是否得当？

一、处方药与非处方药的分类管理

药品分类管理是根据药品安全有效、使用方便的原则，依其品种、规格、适应证、剂量及给药途径不同，对药品分别按照处方药与非处方药进行管理。1999年6月，《处方药与非处方药分类管理办法（试行）》颁布，并于2000年1月1日起正式实施，标志着我国药品分类管理制度的初步建立。我国实行药品分类管理，一方面是加强处方药的销售控制，防止消费者因自我行为不当导致药物滥用并危及健康；另一方面，通过规范非处方药的管理，引导消费者科学、合理地进行自我药疗，保证公众用药安全有效、方便及时。

1. 非处方药的管理

（1）非处方药的定义　非处方药是指由国务院药品监督管理部门公布的，不需要凭执业医师和执业助理医师处方，消费者可以自行判断、购买和使用的药品。国家根据药品的安全性，又将非处方药分为甲、乙两类，乙类非处方药更安全。

（2）非处方药的管理要求

① 包装。非处方药的包装必须印有国家指定的非处方药专有标识，以便消费者识别和执法人员监督检查；包装必须符合质量要求，方便储存、运输和使用；每个销售基本单元包装必须附有标签和说明书。

② 标签和说明书。非处方药的标签和说明书是指导患者正确用药的专有标识，应与药品标签、使用说明书、内包装、外包装一体化印刷，其大小可根据实际需要设定，但必须醒目、清晰，并按照国家食品药品监督管理总局公布的坐标比例使用。非处方药药品标签、使用说明书和每个销售基本单元包装印有中文药品通用名称（商品名称）的一面（侧），其右上角是非处方药专有标识的固定位置。

③ 警示语或忠告语。非处方药标签以及说明书或者包装上必须印有警示语或忠告语：请仔细阅读说明书并按说明使用或在药师指导下购买和使用！

④ 专有标识管理。非处方药专有标识是用于已列入《国家非处方药目录》，并通过药品监督管理部门审核登记的非处方药药品标签、使用说明书、内包装、外包装的专有标识，也可用作经营非处方药药品的企业指南性标志。我国非处方药专有标识图案为椭圆形背景下的 OTC（over the counter）3个英文字母的组合，这也是国际上对非处方药的习惯称谓。

非处方药专有标识图案分为红色和绿色，红色专有标识用于甲类非处方药药品，绿色专有标识用于乙类非处方药药品和用作指南性标志。

使用非处方药专有标识时，药品的使用说明书和大包装可以单色印刷，标签和其他包装必须按照国家食品药品监督管理总局公布的色标要求印刷。单色印刷时，非处方药专有标识下方必须标示"甲类"或"乙类"字样。

2. 处方药的管理

（1）处方药的定义　处方药是指凭执业医师和执业助理医师处方方可购买、调配和使用的药品。

（2）处方药的管理要求　对于进入流通领域的处方药而言，生产企业应将相应警示语或忠告语醒目地印制在药品包装或说明书上："凭医师处方销售、购买和使用！"。

━━━━━━━━━ **技能实训** ━━━━━━━━━

多媒体展示图片或者使用药品包装盒。

识别药品是处方药还是非处方药？属于甲类非处方药，还是乙类非处方药？

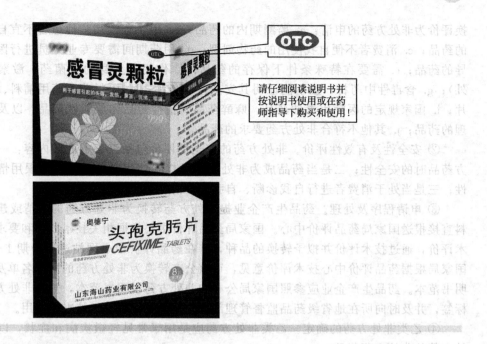

请仔细阅读说明书并按说明书使用或在药师指导下购买和使用！

二、非处方药的遴选与转换

1. 非处方药的遴选原则

为了配合药品分类管理制度的推行，我国于 1999 开始对非处方药进行遴选并公布非处方药目录。非处方药根据以下原则遴选。

（1）应用安全　长期临床使用证实安全性大；无潜在毒性，不易引起蓄积中毒，中药中的重金属限量不超过国内或国外公认标准；基本无不良反应；不引起依赖性，无"三致"作用；医疗用毒性药品、麻醉药品以及精神药品原则上不能作为非处方药，但个别麻醉药品与少数精神药品可作为"限复方制剂活性成分"使用；组方合理，无不良相互作用，比如中成药组方中无"十八反"、"十八畏"等。

（2）疗效确切　药物作用针对性强，功能主治明确；不需要经常调整剂量；连续使用不引起耐药性。

（3）质量稳定　质量可控、性质稳定。

（4）使用方便　不用经过特殊检查和试验即可使用；以口服和外用的常用剂型为主。

2. 国家非处方药目录

原国家药品监督管理局于 1999 年 6 月发布《关于公布第一批国家非处方药（西药、中成药）目录的通知》（国药管安〔1999〕198 号）。西药非处方药划分为 23 类；中成药非处方药根据 38 种病证归属为 7 个治疗科，即内科、外科、骨伤科、妇科、儿科、皮肤科、五官科。第一批国家非处方药共有 325 个品种，其中西药 165 个、中成药 160 个，每个品种含有不同剂型，尚未区分甲类乙类。随着药品分类管理工作的进一步开展，国家药品监督管理部门陆续公布非处方药目录，从 2001 年公布的第二批非处方药目录开始区分甲类、乙类非处方药品种，目前我国总共公布了七批非处方药品种。

3. 处方药与非处方药的转换评价

（1）处方药转换为非处方药

① 申请范围。除以下规定情况外，申请单位均可对其生产或代理的品种提出处方药转

换评价为非处方药的申请：a. 监测期内的药品；b. 用于急救和其他患者不宜自我治疗疾病的药品；c. 消费者不便自我使用的药物剂型；d. 用药期间需要专业人员进行医学监护和指导的药品；e. 需要在特殊条件下保存的药品；f. 作用于全身的抗菌药、激素（避孕药除外）；g. 含毒性中药材，且不能证明其安全性的药品；h. 原料药、药用辅料、中药材、饮片；i. 国家规定的医疗用毒性药品、麻醉药品、精神药品和放射性药品，以及其他特殊管理的药品；j. 其他不符合非处方药要求的药品。

② 安全性及有效性评价。非处方药的安全性评价包括三个方面的内容：一是指作为处方药品时的安全性；二是当药品成为非处方药后广泛使用时出现滥用、误用情况下的安全性；三是当处于消费者进行自我诊断、自我药疗情况下的药品安全性。

③ 申请程序及处理。药品生产企业提出处方药转换为非处方药的申请或建议，相关资料直接报送国家局药品评价中心。国家局药品评价中心依据相关技术原则和要求组织开展技术评价，通过技术评价并拟予转换的品种，将在药品评价中心网站进行为期 1 个月的公示。国家局根据药品评价中心技术评价意见，审核公布转换为非处方药的药品名单及非处方药说明书范本。药品生产企业应参照国家局公布的非处方药说明书范本，规范非处方药说明书和标签，并及时向所在地省级药品监督管理部门提出补充申请，经核准后使用。

④ 乙类非处方药的确定。乙类非处方药应是用于常见轻微疾病和症状，以及日常营养补充等的非处方药药品。

以下情况不应作为乙类非处方药：a. 儿童用药（有儿童用法用量的均包括在内，维生素、矿物质类除外）；b. 化学药品含抗菌药物、激素等成分的；c. 中成药含毒性药材（包括大毒和有毒）和重金属的口服制剂、含大毒药材的外用制剂；d. 严重不良反应发生率达万分之一以上；e. 中成药组方中包括无国家或省级药品标准药材的（药食同源的除外）；f. 中西药复方制剂；g. 辅助用药。

（2）非处方药转换为处方药　国家药品监督管理部门应当开展对已批准为非处方药品种的监测和评价工作，对存在安全隐患或不适宜按非处方药管理的品种将及时转换为处方药，按处方药管理。省级药品监督管理部门要及时收集并汇总对非处方药品种的意见，特别是药品安全性的情况，及时向国家食品药品监督管理总局药品安全监管司反馈。药品生产、经营、使用、监管单位认为其生产、经营、使用、管理的非处方药存在安全隐患或不适宜按非处方药管理的，可填写《非处方药转换为处方药意见表》，或向所在地省级药品监督管理部门提出转换的申请或意见。

考考你

单选题

1. 非处方药的遴选原则不包括（　　）。
   A. 应用安全
   B. 疗效确切
   C. 价格适宜
   D. 使用方便
2. 处方药可以申请转换为非处方药的是（　　）。
   A. 用于急救和其他患者不宜自我治疗疾病的药品
   B. 用药期间需要专业人员进行医学监护和指导的药品
   C. 外用抗菌药

D. 含毒性中药材，且不能证明其安全性的药品

3. 不应作为乙类非处方药的情况不包括（　　）。

A. 中成药含毒性药材和重金属的口服制剂、含大毒药材的外用制剂

B. 儿童用矿物质

C. 中成药组方中包括无国家或省级药品标准药材的

D. 严重不良反应发生率达万分之一以上

【答案】1. C　2. C　3. B

三、处方药与非处方药的流通管理

1. 生产、批发企业销售

（1）处方药、非处方药的生产销售、批发销售业务必须由具有《药品生产企业许可证》《药品经营企业许可证》的药品生产、批发企业经营。药品生产、批发企业应当按规定向零售企业和医疗机构销售处方药、非处方药，不得直接向病患者推荐、销售处方药。

（2）生产企业应在进入流通领域的处方药和非处方药的包装或说明书上醒目地印刷相应的警示语或忠告语。

（3）在特殊管理的药品购销方面，根据《食品药品监管总局办公厅关于进一步加强含麻醉药品和曲马多口服复方制剂购销管理的通知》（食药监办药化监〔2014〕111号），药品生产和批发企业要对含麻醉药品和曲马多口服复方制剂严格执行药品电子监管码赋码和出入库"见码必扫"操作，确保正确核注核销，及时处理系统预警信息。要加强对下游企业销售的管理，电子监管预警信息提示收货企业核注信息有误的必须立即暂停供货、进行调查，发现销售数量和流向等情况异常应及时向当地食品药品监管部门报告。

根据《国家食品药品监督管理局、公安部、卫生部关于加强含麻黄碱类复方制剂管理有关事宜的通知》（国食药监办〔2012〕260号），含麻黄碱类复方制剂生产企业应当切实加强销售管理，严格管控产品销售渠道，确保所生产的药品在药用渠道流通。凡发现多次流失或流失数量较大的含麻黄碱类复方制剂，其生产企业所在地省级食品药品监管部门应消减其生产企业相关品种的麻黄碱类原料药购用审批量，削减幅度原则上不少于上一年度审批量的50%。

2. 药店零售

（1）零售药店必须具有《药品经营许可证》，且配备驻店执业药师或药师以上的药学技术人员。《药品经营许可证》和执业药师证书应悬挂在醒目、易见的地方，执业药师佩戴标明其姓名、技术职称等内容的胸卡。

零售药店中的处方药与非处方药应当分柜摆放，不得采用有奖销售、附赠药品或礼品销售等销售方式。经营处方药和甲类非处方药的药品零售企业，执业药师或者其他依法经资格认定的药学技术人员不在岗时，应当挂牌告知，并停止销售处方药和甲类非处方药。

零售药店的药品经营范围广泛，但有九大类药品零售药店不得销售，十大类药品在零售药店必须凭处方销售。零售药店不得经营的九大类药品为：麻醉药品、放射性药品、一类精神药品、终止妊娠药品、蛋白同化制剂、肽类激素（胰岛素除外）、药品类易制毒化学品、疫苗以及我国法律法规规定的其他药品零售企业不得经营的药品。对已明确药品零售企业不得经营的药品，地方各级食品药品监督管理部门要加强监督检查。对违规经营的，按《药品管理法》《药品管理法实施条例》等有关法律法规的规定进行处理。

（2）零售药店的处方药必须凭执业医师或执业助理医师处方销售、购买和使用，不得采用开架自选销售的方式。

执业药师或药师必须对医师处方进行审核、签字后依据处方正确调配、销售药品。对处方不得擅自更改或代用。对有配伍禁忌或超剂量的处方，应当拒绝调配、销售，必要时，经处方医师更正或重新签字，方可调配、销售。零售药店对处方必须留存 2 年以上备查。

零售药店必须凭处方销售的十大类药品为：注射剂、医疗用毒性药品、二类精神药品、除九大类药店不得经营的药品以外其他按兴奋剂管理的药品、精神障碍治疗药（抗精神病、抗焦虑、抗躁狂、抗抑郁药）、抗病毒药（逆转录酶抑制剂和蛋白酶抑制剂）、肿瘤治疗药、含麻醉药品的复方口服溶液和曲马多制剂、未列入非处方药目录的抗菌药和激素以及国家食品药品监督管理部门公布的其他必须凭处方销售的药品。

对已经明确必须凭处方销售的药品，地方各级食品药品监督管理部门要加强对药品零售企业执行凭处方销售规定情况的检查。对药品零售企业违规销售处方药的行为，要及时予以纠正，并依据《药品流通监督管理办法》给予警告处罚；情节严重或经警告后仍违规销售的，除给予警告外，要并处罚款。

在特殊管理的药品销售方面，零售药店同生产、批发企业一样也应当遵守国家相关规定。比如，对于曲马多口服复方制剂以及单位剂量麻黄碱类药物含量大于 30mg（不含 30mg）的含麻黄碱类复方制剂，一律列入必须凭处方销售的药品范围，无医师处方严禁销售。药品零售企业销售上述药品应当查验购买者的身份证并对其姓名和身份证号码予以登记。除处方药按处方剂量销售外，一次销售不得超过 2 个最小包装。

药品零售企业不得开架销售上述药品，应当设置专柜由专人管理、专册登记，登记内容包括药品名称、规格、销售数量、生产企业、生产批号、购买人姓名、身份证号码。药品零售企业发现超过正常医疗需求，大量、多次够买上述药品的，应当立即向当地食品药品监管部门和公安机关报告。

（3）零售药店的甲类非处方药、乙类非处方药可不凭医师处方销售、购买和使用，但患者可以要求在执业药师或药师的指导下进行购买和使用。执业药师或药师应对患者选购非处方药提供用药指导或提出寻求医师治疗的建议。

3. 医疗机构处方与使用

处方药必须凭执业医师或执业助理医师处方才可调配购买和使用，处方必须遵循科学、合理、经济的原则。医疗机构可以根据临床及门诊的需要按法律、法规的规定使用处方药和非处方药。

第四节　药品广告管理

🔍 导入案例

2013 年 4 月 30 日某知名报刊刊登一则药品广告，声称天泰降糖舒片这一药品是目前为止唯一一种全面战胜糖尿病 6 大难题的新药，已经过北京、广州等多家三甲医院实践验证，临床数据显示其降糖速度和平稳度超过常用的多种西药，总有效率高。请问这则药品广告是否合法？

一、药品广告

药品广告，是指药品生产经营者通过一定媒介或者形式推销药品的信息。药品属于事关人体健康和生命安全的特殊商品。《药品管理法》及其实施条例对药品广告做出了具体规定。为加强药品广告管理，保证药品广告的真实性和合法性，2007 年 3 月 3 日国家工商行政管理总局发布《药品广告审查发布标准》，2007 年 3 月 13 日原国家食品药品监督管理局发布《药品广告审查办法》。

二、药品广告的审批

省、自治区、直辖市食品药品监督管理部门是药品广告的审查机关，负责本行政区域药品广告的审查工作。药品广告须经企业所在地省、自治区、直辖市人民政府食品药品监督管理部门批准，并发给药品广告批准文号；未取得药品广告批准文号的，不得发布。

各级食品药品监督管理部门应当对药品广告发布情况进行检查，对违反《药品管理法》和《广告法》有关规定的药品广告依法撤销其药品广告批准文号，向广告监督管理机关通报并提出处理建议。

1. 药品广告的申请

药品广告批准文号的申请人必须是具有合法资格的药品生产企业或者药品经营企业。申请药品广告批准文号，应当向药品生产企业所在地的药品广告审查机关提出。进口药品广告批准文号，应当向进口药品代理机构所在地的药品广告审查机关提出。

2. 药品广告的审查

凡利用各种媒介或者形式发布的广告含有药品名称、药品适应证（功能主治）或者与药品有关的其他内容的，为药品广告。

非处方药仅宣传药品名称（含药品通用名称和药品商品名称）的，或者处方药在指定的医学药学专业刊物上仅宣传药品名称（含药品通用名称和药品商品名称）的，无需审查。

申请审查的药品广告，符合《广告法》《药品管理法》《药品管理法实施条例》《药品广告审查发布标准》以及国家有关广告管理的其他规定，方可予以通过审查。

3. 药品广告批准文号

药品广告批准文号为 "X 药广审（视）0000000000 号""X 药广审（声）第 0000000000 号""X 药广审（文）第 0000000000 号"。其中 "X" 为各省、自治区、直辖市的简称。"0" 由 10 位数字组成，前 6 位代表审查年月，后 4 位代表广告批准序号。"视""声""文"代表用于广告媒介形式的分类代号。

4. 药品广告的发布

（1）不得发布广告的药品　包括：麻醉药品、精神药品、医疗用毒性药品、放射性药品；医疗机构配制的制剂；军队特需药品；国家食品药品监督管理总局命令停止或者禁止生产、销售和使用的药品；批准试生产的药品。

（2）药品广告发布媒体的限制　处方药可以在国务院卫生行政部门和国务院药品监督管理部门共同指定的医学、药学专业刊物上介绍，但不得在大众传播媒介发布广告或者以其他方式进行以公众为对象的广告宣传；不得以赠送医学、药学专业刊物等形式向公众发布处方广告；不得在未成年人出版物和广播电视频道、节目、栏目上发布。非处方药广告发布的媒体没有限制。

（3）**异地发布药品广告的管理**　在药品生产企业所在地和进口药品代理机构所在地以外的省、自治区、直辖市发布药品广告的（以下简称异地发布药品广告），在发布前应当到发布地药品广告审查机关办理备案。

三、药品广告的内容

1. 药品广告内容的原则性规定

（1）药品广告的内容必须真实、合法，以国务院食品药品监督管理部门批准的说明书为准，不得含有虚假的内容，不得进行扩大或者恶意隐瞒的宣传，不得含有说明书以外的理论、观点等内容。

（2）药品广告中必须标明药品的通用名称、忠告语、药品广告批准文号、药品生产批准文号；以非处方商品名称为各种活动冠名的，可以只发布药品商品名称。药品广告必须标明药品生产企业或者药品经营企业名称，不得单独出现"咨询热线""咨询电话"等内容。非处方药广告必须同时标明非处方药专用标识（OTC）。药品广告中不得以产品注册商标代替药品名称进行宣传，但经批准作为药品商品名称使用的文字型注册商标除外。已经审查批准的药品广告在广播电台发布时，可不播出药品广告批准文号。

（3）处方药广告的忠告语是："本广告仅限医学、药学专业人士阅读"。非处方药广告的忠告语是："请按药品说明书或在药师指导下购买和使用"。

━━━━━━━━━━━━━━━ 技能实训 ━━━━━━━━━━━━━━━

多媒体展示图片。

如下两则广告的批准文号是什么？其代表什么意义？该药品是处方药还是非处方药？该广告的发布媒体有何要求？

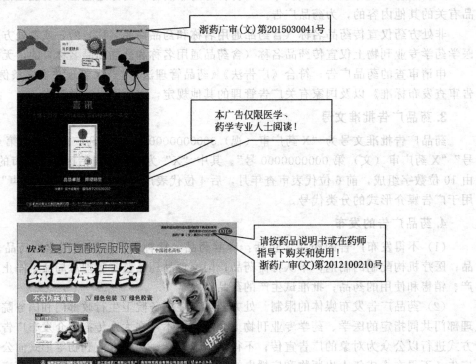

浙药广审（文）第2015030041号

本广告仅限医学、药学专业人士阅读！

请按药品说明书或在药师指导下购买和使用！
浙药广审（文）第2012100210号

2. 药品广告的科学性要求

药品广告中有关药品功能疗效的宣传应当科学准确，不得出现下列情形。

① 含有不科学地表示功效的断言或者保证的；利用国家机关、医学科研单位、学术机构或者专家、学者、医师、患者的名义和形象作证明。

② 说明治愈率或者有效率的。

③ 与其他药品的功效和安全性进行比较的。

④ 违反科学规律，明示或者暗示包治百病、适应所有症状的。

⑤ 含有"安全无毒副作用""毒副作用小"等内容的；含有明示或者暗示中成药为"天然"药品，因而安全性有保证等内容的。

⑥ 含有明示或者暗示该药品为正常生活和治疗病症所必需等内容的。

⑦ 含有明示或暗示服用该药能应付现代紧张生活和升学、考试等需要，能够帮助提高成绩、使精力旺盛、增强竞争力、益智等内容。

⑧ 其他不科学的用语或者表示，如"最新技术""最高科学""最先进治法"等。

⑨ 非处方药广告不得利用公众对医药学知识的缺乏，使用公众难以理解和容易引起混淆的医学、药学术语，造成公众对药品功效与安全性的误解。

3. 其他要求

① 处方药名称与该药品的商标、生产企业字号相同的，不得使用该商标、企业字号在医学、药学专业刊物以外的媒介变相发布广告。不得以处方药品名称或者以处方药品名称注册商标以及企业字号为各种活动冠名。

② 药品广告中涉及改善和增强性功能内容的，必须与经批准的药品说明书中的适应证或者功能主治完全一致。电视台、广告电台不得在 7：00～22：00 发布含有上述内容的广告。

③ 药品广告应当宣传和引导合理用药，不得直接或者间接怂恿任意、过量地购买和使用药品，不得含有以下内容：含有不科学表述或者使用不恰当的表现形式，引起公众对所处健康状况和所患疾病产生不必要的担忧和恐惧，或者使公众误解不使用该药品会患某种疾病或加重病情的；含有免费治疗、免费赠送、有奖销售、以药品作为礼品或者奖品等促销药品内容的；含有"家庭必备"或者类似内容的；含有"无效退款""保险公司保险"等保证内容的；含有评比、排序、推荐、指定、选用、获奖等综合性评价内容的。

④ 药品广告不得含有军队单位或者军队人员的名义、形象。不得利用军队装备、设施从事药品广告宣传。

⑤ 药品广告不得含有涉及公共信息、公共事件或其他与公共利益相关联的内容，如各类疾病信息、经济社会发展成果或医药科学以外的科技成果。药品广告不得在未成年人出版物和广播电视频道、节目、栏目上发布。药品广告不得以儿童为诉求对象，不得以儿童名义介绍药品。

考考你

单选题

1. 可以发布广告的药品是（　　）。

A. 医疗用毒性药品

B. 处方药

C. 精神药品

D. 医疗机构制剂

2. 药品广告中可以含有的内容是（　　）。

A. 治愈率达 90% 以上

B. 与同类药品相比质优价廉

C. 根治颈椎病

D. 使用注意事项

3. 广告中必须标明的内容不包括（　　）。

A. 药品的通用名称

B. 忠告语

C. 咨询热线

D. 药品生产批准文号

4. 药品广告批准文号的格式正确的是（　　）。

A. 国药广审（视）第 2015030161 号

B. 浙药广审（声）第 2015030162 号

C. 粤药广审（网）第 2015030163 号

D. 豫药广审（媒）第 2015030164 号

【答案】1. B　2. D　3. C　4. B

四、药品广告的检查

省、自治区、直辖市人民政府药品监督管理部门应当对其批准的药品广告进行检查，对于违反《药品管理法》和《广告法》的广告，应当向广告监督管理机关通报并提出处理建议，广告监督管理机关应当依法作出处理。

《药品生产许可证》《药品经营许可证》被吊销的，药品批准证明文件被撤销、注销的，国家食品药品监督管理总局或者省、自治区、直辖市药品监督管理部门责令停止生产、销售和使用的药品，药品广告审查机关应当注销药品广告批准文号。篡改经批准的药品广告内容进行虚假宣传的，由药品监督管理部门责令立即停止该药品广告的发布，撤销该品种药品广告批准文号，1 年内不受理该品种的广告审批申请。

对任意扩大产品适应证（功能主治）范围、绝对化夸大药品疗效、严重欺骗和误导消费者的违法广告，省以上药品监督管理部门一经发现，应当采取行政强制措施，暂停该药品在辖区内的销售，同时责令违法发布药品广告的企业在当地相应的媒体发布更正启事。违法发布药品广告的企业按要求发布更正启事后，省以上药品监督管理部门应当在 15 个工作日内做出解除行政强制措施的决定；需要进行药品检验的，药品监督管理部门应当自检验报告书发出之日起 15 日内，做出是否解除决定。

对提供虚假材料申请药品广告审批，被药品广告审查机关在受理审查中发现的，1 年内不受理该企业该品种的广告审批申请。对提供虚假材料申请药品广告审批，取得药品广告批准文号的，药品广告审查机关在发现后应当撤销该药品广告批准文号，并 3 年内不受理该企业该品种的广告审批申请。依法被收回、注销或者撤销药品广告批准文号的药品广告，必须立即停止发布；异地药品广告审查机关停止受理该企业该药品广告批准文号的广告备案。异地发布药品广告未向发布地药品广告审查机关备案的，发布地药品广告审查机关发现后，应当责令限期办理备案手续，逾期不改正的，停止该药品品种在发布地的广告发布活动。

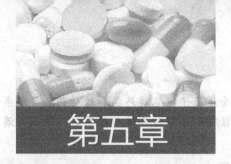

第五章

特殊管理药品的管理

知识目标：掌握麻醉药品、精神药品、医疗用毒性药品、易制毒化学品、兴奋剂、疫苗的生产、经营、使用管理规定。

熟悉上述药品在储存运输中的规定以及违反相关规定的法律责任。

技能目标：能够运用网络、图书馆等资源查阅、收集、整理关于特殊管理药品的法律法规，分析解决实际案例。

能够运用学习到的法律法规知识指导完成特殊管理药品的生产、经营、使用、储存、运输等工作。

素质目标：培养学生具备认真、严谨的科学态度，以及药学工作者懂法、守法、用法的法律意识。

《药品管理法》第三十五条规定："国家对麻醉药品、精神药品、医疗用毒性药品、放射性药品，实行特殊管理。管理办法由国务院制定。"

1988 年 12 月 27 日，国务院颁布施行《医疗用毒性药品管理办法》；2004 年 3 月 1 日国务院颁布施行《反兴奋剂条例》；2005 年 6 月 1 日起施行国务院颁布的《疫苗流通和预防接种管理条例》；2005 年 8 月 17 日，国务院第 102 次常务会议通过《易制毒化学品管理条例》；2005 年 11 月 1 日，国务院颁布施行《麻醉药品和精神药品管理条例》；2009 年 8 月 18 日，原国家食品药品监督管理局发布了《关于切实加强部分含特殊药品复方制剂销售管理的通知》。国家一系列法规条例的制定，主要是对麻醉药品、精神药品、医疗用毒性药品、药品类易制毒化学品、兴奋剂及疫苗进行严格管理，对其研究、生产、供应和使用过程严格控制，以保证医疗、教学、科研的正当需要，使确需使用这些药品的患者能合法、安全、合理使用药品，防止和杜绝生产、供应和使用各个环节可能出现的问题。

第一节　麻醉药品和精神药品的管理

导入案例

为牟取暴利，潘某在一偏僻山沟种植大量罂粟。次年，潘某从成熟的 6000 株罂粟果中提取乳胶状汁液，经过加工制成 100g 鸦片膏。同年，他们的犯罪活动被公安机关查获。法院审理后认为，潘某的行为构成非法种植毒品原植物罪。

案例分析：潘某的行为违反了《麻醉药品和精神药品管理条例》，构成了非法种植毒品原植物罪，因此法院依据《刑法》对其进行处罚，依法判处潘某有期徒刑 7 年。

一、麻醉药品和精神药品

根据《麻醉药品和精神药品管理条例》第三条规定，麻醉药品和精神药品，是指列入麻醉药品目录、精神药品目录的药品和其他物质。精神药品分为第一类精神药品和第二类精神药品。

2013 年 11 月 11 日，原国家食品药品监督管理局会同公安部和国家卫生计生委公布了《麻醉药品品种目录》（2013 年版）和《精神药品品种目录》（2013 年版），自 2014 年 1 月 1 日起施行（详见附录三麻醉药品品种目录、附录四精神药品品种目录）。

二、麻醉药品和精神药品的种植、实验研究、生产

1. 麻醉药品药用原植物的种植

（1）规定　《麻醉药品和精神药品管理条例》第七条至第九条对麻醉药品药用原植物的种植做出了规定。

国家对麻醉药品药用原植物的种植实行总量控制。国家药品监督管理部门和农业主管部门根据麻醉药品年度生产计划，制订麻醉药品药用原植物年度种植计划。

麻醉药品药用原植物种植企业由国家药品监督管理部门和农业主管部门共同确定，其他单位和个人不得种植麻醉药品药用原植物。麻醉药品药用原植物种植企业应当根据年度种植计划，种植麻醉药品药用原植物，并定期向国家药品监督管理部门和农业主管部门报告种植情况。

（2）非法种植毒品原植物的法律责任　《刑法》对非法种植毒品原植物做出详细规定：非法种植罂粟、大麻等毒品原植物的，一律强制铲除。有下列情形之一的，处以五年以下有期徒刑、拘役或者管制，并处罚金：

① 种植罂粟五百株以上不满三千株或者其他毒品原植物数量较大的；

② 经公安机关处理后又种植的；

③ 抗拒铲除的。

非法种植罂粟三千株以上或者其他毒品原植物数量大的，处以五年以上有期徒刑，并处罚金或者没收财产。

2. 麻醉药品和精神药品的实验研究

《麻醉药品和精神药品管理条例》第十条至第十三条对麻醉药品和精神药品的实验研究做出了规定。

开展麻醉药品和精神药品实验研究活动应当具备下列条件，并经国家药品监督管理部门批准：

① 以医疗、科学研究或者教学为目的；

② 有保证实验所需麻醉药品和精神药品安全的措施和管理制度；

③ 单位及其工作人员 2 年内没有违反有关禁毒的法律、行政法规规定的行为。

麻醉药品和精神药品的实验研究单位申请相关药品批准证明文件，应当依照《药品管理法》的规定办理；需要转让研究成果的，应当经国务院药品监督管理部门批准。有下列情况之一的，不得申请麻醉药品、精神药品实验研究：

① 医疗不得使用的麻醉药品、精神药品；

② 仿制国内监测期内的麻醉药品、精神药品；

③ 仿制国内药品标准试行期内的麻醉药品、精神药品；

④ 含罂粟壳的复方制剂；

⑤ 不符合麻醉药品、精神药品生产企业数量规定；

⑥ 申请人在药品实验研究或生产中曾有过违反有关禁毒法律、行政法规规定的行为；

⑦ 其他不符合国家麻醉药品、精神药品有关规定的情况。

药品研究单位在普通药品地点实验研究过程中，产生本条例规定的管制品种的，应当立即停止实验研究活动，并向国务院药品监督管理部门报告。国务院药品监督管理部门应当根据情况，及时作出是否同意其继续实验研究的决定。

3. 麻醉药品和精神药品的生产

（1）规定　《麻醉药品和精神药品管理条例》第十四条至第二十一条对麻醉药品的生产进行了规定。

国家对麻醉药品和精神药品实行定点生产制度。麻醉药品和精神药品的定点生产企业应当具备下列条件：

① 有药品生产许可证；

② 有麻醉药品和精神药品实验研究批准文件；

③ 有符合规定的麻醉药品和精神药品生产设施、储存条件和相应的安全管理设施；

④ 有通过网络实施企业安全生产管理和向药品监督管理部门报告生产信息的能力；

⑤ 有保证麻醉药品和精神药品安全生产的管理制度；

⑥ 有与麻醉药品和精神药品安全生产要求相适应的管理水平和经营规模；

⑦ 麻醉药品和精神药品生产管理、质量管理部门的人员应当熟悉麻醉药品和精神药品管理以及有关禁毒的法律、行政法规；

⑧ 没有生产、销售假药、劣药或者违反有关禁毒的法律、行政法规规定的行为；

⑨ 符合国家药品监督管理部门公布的麻醉药品和精神药品定点生产企业数量和布局的要求。

从事麻醉药品、第一类精神药品生产以及第二类精神药品原料药生产的企业，由国家药品监督管理部门批准；从事第二类精神药品制剂生产的企业，由所在地省、自治区、直辖市药品监督管理部门批准。

定点生产企业生产麻醉药品和精神药品，应当取得药品批准文号。未取得药品批准文号的，不得生产麻醉药品和精神药品。

定点生产企业应当严格按照国家批准的麻醉药品和精神药品年度生产计划安排生产，并依照规定报告生产情况。经批准定点生产的麻醉药品、第一类精神药品和第二类精神药品原料药不得委托加工。第二类精神药品制剂可以委托加工。

麻醉药品和精神药品的标签应当印有国务院药品监督管理部门规定的标志。

（2）法律责任　定点生产企业违反规定，有下列情形之一的，由药品监督管理部门责令限期改正，给予警告，并没收违法所得和违法销售的药品；逾期不改正的，责令停产，并处5万元以上10万元以下的罚款；情节严重的，取消其定点生产资格：

① 未按照麻醉药品和精神药品年度生产计划安排生产的；

② 未依照规定向药品监督管理部门报告生产情况的；

③ 未依照规定储存麻醉药品和精神药品，或者未依照规定建立、保存专用账册的；

④ 未依照规定销售麻醉药品和精神药品的；

⑤ 未依照规定销毁麻醉药品和精神药品的。

药品生产企业，食品、食品添加剂、化妆品、油漆等非药品生产企业或科研教学单位违反规定，购买麻醉药品和精神药品的，由药品监督管理部门没收违法购买的麻醉药品和精神药品，责令限期改正，给予警告；逾期不改正的，责令停产或者停止相关活动，并处 2 万元以上 5 万元以下的罚款。

三、麻醉药品和精神药品的经营

导入案例

某麻醉药品定点经营企业的员工吴某为牟取暴利，多次贩卖甲基苯丙胺（冰毒）给吸毒人员刘某。后刘某经公安机关抓获，供述其冰毒是从吴某处购买，公安人员抓获吴某，当场缴获甲基苯丙胺（冰毒）100g。

案例分析：案例中吴某为牟取暴利，多次贩卖甲基苯丙胺（冰毒）给吸毒人员刘某。吴某的行为构成贩卖毒品罪，应当依照《刑法》追究其刑事责任。

《麻醉药品和精神药品管理条例》第二十二条至第三十三条对麻醉药品的经营进行了规定。

1. 麻醉药品和精神药品的批发

国家对麻醉药品和精神药品实行定点经营制度。未经批准的任何单位和个人不得从事麻醉药品和精神药品经营活动。

麻醉药品和精神药品定点批发企业应当具备下列条件：

① 具备药品经营企业的条件；

② 有符合要求的麻醉药品和精神药品储存条件；

③ 有通过网络实施企业安全管理和向药品监督管理部门报告经营信息的能力；

④ 本单位及其工作人员 2 年内没有违反有关禁毒的法律、行政法规规定的行为；

⑤ 符合国家药品监督管理部门公布的定点批发企业布局；

⑥ 麻醉药品和第一类精神药品的定点批发企业，还应当具有保证供应责任区域内医疗机构所需麻醉药品和第一类精神药品的能力，并具有保证麻醉药品和第一类精神药品安全经营的管理制度。

从事麻醉药品和第一类精神药品批发业务的定点批发企业分为全国性批发企业和区域性批发企业。

全国性批发企业须经国家食品药品监督管理总局批准；区域性批发企业须经所在地省级食品药品监督管理部门批准，专门从事第二类精神药品批发业务的企业，需经所在地省级食品药品监督管理部门审批。

全国性批发企业应当从定点年产企业购进麻醉药品和第一类精神药品；应当具备经营90％以上品种规格的麻醉药品和第一类精神药品的能力，并保证储备 4 个月的销售量；可以向区域性批发企业，或者经批准向取得麻醉药品和第一类精神药品使用资格的医疗机构以及批准的其他单位销售麻醉药品和第一类精神药品，并将药品送至医疗机构。医疗机构不得自行提货。

区域性批发企业应从全国性批发企业或经批准，从定点生产企业购进麻醉药品和第一类精神药品；应当具备经营 60％以上品种规格的麻醉药品和第一类精神药品的能力，并保证储备2个月的销售量；可以向区域内取得麻醉药品和第一类精神药品使用资格的医疗机构销售该类药品，并将药品送至医疗机构；需要就近向其他区域内取得麻醉药品和第一类精神药品使用资格的医疗机构销售的，应当经国家药品监督管理部门批准。区域性批发企业之间因医疗急需、运输困难等特殊情况需要调剂麻醉药品和第一类精神药品的，应当在调剂后2日内将调剂情况分别报有关药品监督管理部门备案。

全国性批发企业和区域性批发企业可以从事第二类精神药品批发业务。

第二类精神药品定点批发企业可以向医疗机构、定点批发企业和符合规定的药品零售企业以及批准的其他单位销售第二类精神药品。

2. 麻醉药品和精神药品的零售

麻醉药品和第一类精神药品不得零售。

禁止使用现金进行麻醉药品和精神药品交易，但是个人合法购买麻醉药品和精神药品的除外。

第二类精神药品零售企业应当凭执业医师出具的处方，经执业药师或其他依法经过资格认定的药学技术人员复核，按规定剂量销售第二类精神药，并将处方保存2年备查；禁止超剂量或者无处方销售第二类精神药品。

不得向未成年人销售第二类精神药品。

3. 法律责任

（1）行政责任　定点批发企业违反规定，有下列情形之一的，由药品监督管理部门责令限期改正，给予警告；逾期不改正的，责令停业，并处2万元以上5万元以下的罚款；情节严重的，取消其定点批发资格。

① 未依照规定购进麻醉药品和第一类精神药品的；

② 未保证供药责任区域内的麻醉药品和第一类精神药品的供应的；

③ 未对医疗机构履行送货义务的；

④ 未依照规定报告麻醉药品和精神药品的进货、销售、库存数量以及流向的；

⑤ 未依照规定储存麻醉药品和精神药品，或者未依照规定建立、保存专用账册的；

⑥ 未依照规定销毁麻醉药品和精神药品的；

⑦ 区域性批发企业之间违反规定调剂麻醉药品和第一类精神药品。或者因特殊情况调剂麻醉药品和第一类精神药品后未依照规定备案的。

第二类精神药品零售企业违反规定储存、销售或者销毁第二类精神药品的，由药品监督管理部门责令限期改正，给予警告，并没收违法所得和违法销售的药品；逾期不改正的，责令停业，并处5000元以上2万元以下的罚款；情节严重的，取消其第二类精神药品零售资格。

（2）刑事责任　如果个人违反有关规定私自贩卖就会构成贩卖毒品罪。

《刑法》第三百四十七条规定："走私、贩卖、运输、制造毒品，无论数量多少，都应当追究刑事责任，予以刑事处罚。"

四、麻醉药品和精神药品的使用

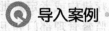 导入案例

某医院院长王某在担任院长期间，明知孙某为吸毒人员，仍多次非法向其提供"杜

冷丁" 15 支（50mg/支）。2006 年 12 月，省某人民法院一审认定王某构成非法提供麻醉
药品罪，判处王某有期徒刑 3 年，缓刑 3 年，并处罚金 6000 元。

　　案例分析：王某在担任院长期间，明知孙某为吸毒人员，仍多次非法向其提供"杜
冷丁" 15 支（50mg/支）。王某的行为构成非法提供麻醉药品罪，应当依照《刑法》追
究其刑事责任。

1. 药品生产企业使用麻醉药品和精神药品的规定

药品生产企业需要以麻醉药品和第一类精神药品为原料生产普通药品的，应当向所在地
省、自治区、直辖市人民政府药品监督管理部门报送年度需求计划，由所在地省、自治区、
直辖市人民政府药品监督管理部门汇总报国务院药品监督管理部门批准后，向定点生产企业
购买。

药品生产企业需要以第二类精神药品为原料生产普通药品的，应当将年度需求计划报所
在地省、自治区、直辖市人民政府药品监督管理部门，并向定点批发企业或者定点生产企业
购买。

食品、食品添加剂、化妆品、油漆等非药品生产企业需要使用咖啡因作为原料的，应当
经所在地省、自治区、直辖市人民政府药品监督管理部门批准，向定点批发企业或者定点生
产企业购买。

2. 科研教学单位使用麻醉药品和精神药品的规定

科学研究、教学单位需要使用麻醉药品和精神药品开展实验、教学活动的，应当经所在
地省、自治区、直辖市人民政府药品监督管理部门批准，向定点批发企业或者定点生产企业
购买。

需要使用麻醉药品和精神药品的标准品、对照品的，应当经所在地省、自治区、直辖市
人民政府药品监督管理部门批准，向国家药品监督管理部门批准的单位购买。

3. 医疗机构使用麻醉药品和精神药品的规定

（1）医疗机构对麻醉药品和第一类精神药品的使用　医疗机构需经有关卫生主管部门批
准，取得《麻醉药品、第一类精神药品购用印鉴卡》（以下称《印鉴卡》），才能向定点批发
企业购买麻醉药品和第一类精神药品。

医疗机构取得《印鉴卡》应当具备的条件为：

① 有与使用麻醉药品和第一类精神药品相关的诊疗科目；

② 有获得麻醉药品和第一类精神药品处方资格的执业医师；

③ 具有经过麻醉药品和第一类精神药品培训的、专职从事麻醉药品和第一类精神药品
管理的药学专业技术人员；

④ 有保证麻醉药品和第一类精神药品安全储存的设施和管理制度。

《印鉴卡》有效期为三年。《印鉴卡》有效期满前三个月，医疗机构应重新提出申请。当
《印鉴卡》中医疗机构名称、地址、医疗机构法人代表（负责人）、医疗管理部门负责人、药
学部门负责人、采购人员等项目发生变更时，医疗机构应当在变更发生之日起 3 日内办理变
更手续。

医疗机构抢救病人急需麻醉药品和第一类精神药品时，可以从其他医疗机构或者定点批
发企业紧急借用；抢救工作结束后，应当及时将借用情况报所在地的药品监督管理部门和卫
生主管部门备案。

取得麻醉药品和第一类精神药品处方资格的执业医师，只准在本医疗机构开具麻醉药品和第一类精神药品处方，但不得为自己开具该种处方；对确需使用麻醉药品或者第二类精神药品的患者，应当根据临床应用指导原则，满足其合理用药需求；对前来就诊的癌症疼痛患者和其他危重患者需要麻醉药品或者第一类精神药品时，应当满足其合理要求，及时为患者提供所需药品。

（2）麻醉药品和精神药品的处方管理　执业医师应当使用专用处方开具麻醉药品和精神药品。

麻醉药品和第一类精神药品处方的用纸为淡红色，处方右上角分别标注"麻""精一"；第二类精神药品处方的用纸为白色，处方右上角标注"精二"。

对麻醉药品和精神药品处方，处方的调配人、核对人应当仔细核对，签署姓名，并予以登记；对不符合规定的，处方的调配人、核对人应当拒绝发药。

医疗机构应当对麻醉药品和精神药品处方进行专册登记，加强管理。麻醉药品和第一类精神药品处方保存期限为 3 年，第二类精神药品处方保存期限为 2 年。

（3）医疗机构对麻醉药品和精神药品的管理　医疗单位应加强对麻醉药品和精神药品的管理，指定专职人员负责麻醉药品和精神药品日常管理工作；定期对管理和专业人员进行法律法规、专业知识及职业道德的培训。

医疗单位使用麻醉药品和精神药品时，凡是管制范围内的各种制剂，必须向麻醉药品和精神药品定点批发企业购买。对临床需要而市场无供应的麻醉药品和精神药品，医疗单位可以持《制剂许可证》和《印鉴卡》申请配制制剂，经所在省、自治区、直辖市药品监督管理部门批准后自行配制。医疗机构配制的麻醉药品和精神药品制剂只能在本医疗单位使用，不得对外销售。

医务人员为了医疗需要携带少量麻醉药品和精神药品出入境的，应当持有省级以上药品监督管理部门的携带证明。因治疗疾病需要，个人凭医疗机构出具的医疗诊断书、本人身份证明，可以携带单张处方最大用量以内的麻醉药品和第一类精神药品。

医疗机构、戒毒机构以开展戒毒治疗为目的，可以使用美沙酮或者国家确定的其他用于戒毒治疗的麻醉药品和精神药品。

门诊药房要设立固定的发药窗口，并要有明显标识，并由专人负责麻醉药品、第一类精神药品调配。处方的调配人、核对人应当仔细核对麻醉药品、第一类精神药品处方，签名并进行登记；对不符合规定的麻醉药品和第一类精神药品处方，拒绝发药。

医疗机构储存麻醉药品和精神药品应实行专人负责、专库专柜、专用账册、专册保存。

专人负责：入库验收麻醉药品和精神药品时，必须货到即验，清点到最小包装，双人验收，双人签字，出库双人复核。

专库专柜：专库设防盗设施并尽可能安装报警装置，专柜使用保险柜，专库专柜双人双锁管理。

专用账册：进出逐笔记录详细内容，做到账、物、批号相符。

专册保存：专用账册的保存应当在药品有效期满后不少于 2 年。

4. 法律责任

（1）行政责任　违反有关规定，致使麻醉药品和精神药品流入非法渠道造成危害，构成犯罪的，依法追究刑事责任；尚不构成犯罪的，由县级以上公安机关处 5 万元以上 10 万元以下罚款；有违法所得的，没收违法所得；情节严重的，处违法所得 2 倍以上 5 倍以下罚款；由原发证部门吊销其药品生产、经营和使用许可证明文件。

持《印鉴卡》的医疗机构违反规定，有下列情形之一的，由设区的市级人民政府卫生主管部门责令限期改正，给予警告，逾期不改正的，处 5000 元以上 1 万元以下的罚款；情节严重的，吊销其《印鉴卡》；对直接负责的主管人员和其他直接责任人员，依法给予降级、撤职、开除的处分：

① 未依照规定购买、储存麻醉药品和第一类精神药品的；

② 未依照规定保存麻醉药品和精神药品专用处方，或者未依照规定进行处方专册登记的；

③ 未依照规定报告麻醉药品和精神药品的进货、库存、使用数量的；

④ 紧急借用麻醉药品和第一类精神药品后未备案的；

⑤ 未依照规定销毁麻醉药品和精神药品的。

具有麻醉药品和第一类精神药品处方资格的执业医师，违反规定开具麻醉药品和第一类精神药品处方，或者未按照临床应用指导原则的要求使用麻醉药品和第一类精神药品的，由其所在医疗机构取消其麻醉药品和第一类精神药品处方资格；造成严重后果的，由原发证部门吊销其执业证书。执业医师未按照临床应用指导原则的要求使用第二类精神药品或者未使用专用处方开具第二类精神药品，造成严重后果的，由原发证部门吊销其执业证书。

未取得麻醉药品和第一类精神药品处方资格的执业医师擅自开具麻醉药品和第一类精神药品处方，由县级以上人民政府卫生主管部门给予警告，暂停其执业活动；造成严重后果的，吊销其执业证书；构成犯罪的，依法追究刑事责任。处方的调配人、核对人违反规定未对麻醉药品和第一类精神药品处方进行核对，造成严重后果的，由原发证部门吊销其执业证书。

(2) 刑事责任 从事生产、运输、管理、使用国家管制的麻醉药品、精神药品的人员，违法国家规定，向吸食、注射毒品的人提供国家管制的能够使人形成瘾癖的麻醉药品、精神药品的，构成非法提供麻醉药品、精神药品罪，应依照《刑法》论处。

五、麻醉药品和精神药品的储存与运输

导入案例

某食品药品监督管理局在检查时发现某麻醉药品定点生产企业未依照规定存储麻醉药品，在麻醉药品专用仓库里没有配备相应的防火设施，也没有按照规定建立、保存专用账册。

案例分析：某食品药品监督管理局在检查时发现某麻醉药品定点生产企业未依照规定存储麻醉药品，在麻醉药品专用仓库里没有配备相应的防火设施，也没有按照规定建立、保存专用账册。应按照《麻醉药品和精神药品管理条例》第六十七条规定，由药品监督管理部门责令限期改正，给予警告，并没收违法所得和违法销售的药品。

1. 麻醉药品和精神药品储存的规定

麻醉药品药用原植物种植企业、定点生产企业、全国性批发企业和区域性批发企业以及国家设立的麻醉药品储存单位，应当设置储存麻醉药品和第一类精神药品的专库。该专库应当符合下列要求：

① 安装专用防盗门，实行双人双锁管理；

② 具有相应的防火设施；

③ 具有监控设施和报警装置，报警装置应当与公安机关报警系统联网。

麻醉药品定点生产企业应当将麻醉药品原料药和制剂分别存放。

麻醉药品和第一类精神药品的使用单位应当设立专库或者专柜储存麻醉药品和第二类精神药品。专库应当设有防盗设施并安装报警装置；专柜应当使用保险柜。专库和专柜应当实行双人双锁管理。

麻醉药品药用原植物种植企业、定点生产企业、全国性批发企业和区域性批发企业、国家设立的麻醉药品储存单位以及麻醉药品和第一类精神药品的使用单位，应当专人负责管理，并建立储存麻醉药品和第一类精神药品的专用账册。药品出入库双人验收复核，做到账物相符。专用账册的保存期限应当自药品有效期期满之日起不少于 5 年。

第二类精神药品经营企业应当在药品库房中设立独立的专库或者专柜储存第二类精神药品，并建立专用账册，实行专人管理。专用账册的保存期限应当自药品有效期期满之日起不少于 5 年。

2. 麻醉药品和精神药品运输的规定

麻醉药品药用原植物种/植企业、麻醉药品和精神药品生产经营企业、麻醉药品储存单位、医疗/教学/科研单位以及承运单位等通过铁路、航空、道路、水路等运输麻醉药品和精神药品时，都应按照规定办理。

托运、承运和自行运输麻醉药品和精神药品的，应当采取安全保障措施，防止麻醉药品和精神药品在运输过程中被盗、被抢、丢失。

托运或者自行运输麻醉药品和第一类精神药品的单位，应当向所在地省级药品监督管理部门申领运输证明。运输证明有效期为 1 年。运输证明应当由专人保管，不得涂改、转让、转借。

因科研或生产特殊需要，单位需派专人携带少量麻醉药品、第一类精神药品的，应当随货携带运输证明（或批准购买的证明文件）、单位介绍信和本人身份证明以备查验。

运输第二类精神药品无需办理运输证明。

邮寄麻醉药品和精神药品，寄件单位要申办邮寄证明。邮寄证明一证一次有效，寄件人应当在详情单货名栏填写"麻醉药品"或"精神药品"，并加盖寄件单位运输专用章。邮寄物品的收件人必须是单位。

邮政营业机构应当查验收寄的麻醉药品和精神药品，收存邮寄证明并与详情单相关联一并存档，依据邮寄证明办理收寄手续。没有邮寄证明的不得收寄。邮寄证明保存 1 年备查。

收件单位应确定经办人收取麻醉药品、精神药品邮件。邮件到达时，经办人须到邮政营业机构领取麻醉药品、精神药品；在详情单上签字并加盖收件单位收货专用章；同时出示经办人身份证明。

邮寄过程中发生麻醉药品丢失、损毁、被盗的，邮政营业机构按邮政有关规定赔偿。其中丢失、被盗的，还应报当地公安机关、邮政主管部门和药品监督管理部门。

3. 法律责任

（1）非法储存麻醉药品和精神药品的法律责任 定点生产企业违反《麻醉药品和精神药品管理条例》规定，未依照规格储存麻醉药品和精神药品的，或者未依照规定建立、保存专用账册的，由药品监督管理部门责令限期改正，给予警告，并没收违法所得和违法销售的药品；逾期不改正的，责令停产，并处 5 万元以上 10 万元以下罚款；情节严重的，取消其定点生产资格。

（2）非法运输麻醉药品和精神药品的法律责任 违反规定运输麻醉药品和精神药品的，由药品监督管理部门和运输管理部门依照各自职责，责令改正，给予警告，处 2 万元以上 5

万元以下的罚款。

　　收寄麻醉药品、精神药品的邮政营业机构未依照规定办理邮寄手续的，由邮政主管部门责令改正，给予警告；造成麻醉药品、精神药品邮件丢失的，依照邮政法律、行政法规的规定处理。

　　个人违反有关规定，私自运输毒品就会构成运输毒品罪，依照《刑法》论处。

技能实训

　　1.《麻醉药品、第一类精神药品购用印鉴卡》如何取得？需要具备哪些条件？

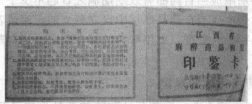

　　答：医疗机构需要使用麻醉药品和第一类精神药品的，应当经所在地设区的市级人民政府卫生主管部门批准，取得《麻醉药品、第一类精神药品购用印鉴卡》。

　　应当具备的条件为：

　　(1) 有与使用麻醉药品和第一类精神药品相关的诊疗科目；

　　(2) 有获得麻醉药品和第一类精神药品处方资格的执业医师；

　　(3) 具有经过麻醉药品和第一类精神药品培训的、专职从事麻醉药品和第一类精神药品管理的药学专业技术人员；

　　(4) 有保证麻醉药品和第一类精神药品安全储存的设施和管理制度。

　　2. 以下药品哪种是精神药品？哪种是麻醉药品？

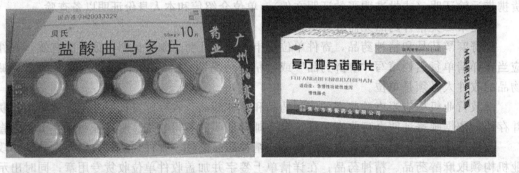

　　答：盐酸曲马多片和盐酸丁丙诺啡舌下片是精神药品，而盐酸美沙酮口服液则是麻醉药品。（注意识别法定标识）

考考你

一、单选题

1. 根据《麻醉药品和精神药品管理条例》规定，没有要求必须设置麻醉药品和第一类精神药品专库的企业是（　　）。

A. 麻醉药品药用原植物种植企业

B. 定点生产企业

C. 全国性批发企业

D. 区域性批发企业

E. 麻醉药品和第一类精神药品的使用单位

2.《麻醉药品和精神药品管理条例》规定，下列有关运输证明说法错误的是（　　）。

A. 托运或者自行运输第二类精神药品应取得运输证明

B. 托运证明应向托运或者自行运输麻醉药品和第一类精神药品的单位所在地省级药品监督管理部门申请领取

C. 运输证明应当有专人保管，不得涂改、转让、转借

D. 运输证明有效期为 1 年

E. 承运人在运输过程中应当携带运输证明副本，以备查

3.《麻醉药品和精神药品管理条例》规定，第二类精神药品经营企业（　　）。

A. 必须在药品库房中设立独立的专库储存第二类精神药品

B. 必须在药品库房中设立独立的专柜储存第二类精神药品

C. 必须在药品库房中设立独立的专库或专柜储存第二类精神药品

D. 应建立第二类精神药品专用账册，并自药品有效期满之日起保存不少于 1 年

E. 对第二类精神药品宜采用双人管理

【答案】1. E　2. A　3. C

二、多选题

1.《麻醉药品和精神药品管理条例》规定，麻醉药品和精神药品实行（　　）。

A. 定点生产制度　B. 定点经营制度　C. 生产总量控制　D. 市场调节价　E. 政府定价

2.《麻醉药品和精神药品管理条例》规定，全国性批发企业（　　）。

A. 应当从定点生产企业购进麻醉药品和第一类精神药品

B. 可以向区域性批发企业销售麻醉药品和第一类精神药品

C. 可以向区域性批发企业销售麻醉药品和第二类精神药品

D. 可以向药品零售企业供应麻醉药品和第一类精神药品

E. 经批准可以向取得麻醉药品和第一类精神药品使用资格的医疗机构销售麻醉药品和第一类精神药品

3. 根据《麻醉药品和精神药品管理条例》规定，有关麻醉药品、精神药品销售表述正确的是（　　）。

A. 麻醉药品和第一类精神药品不得零售

B. 经所在地设区的市级药品监督管理部门批准的药品零售连锁企业可以从事第二类精神药品零售业务

C. 第二类精神药品的销售应当凭执业医师出具的处方，按规定剂量销售，并将处方保存 3 年备查

D. 禁止超剂量或者无处方销售第二类精神药品

E. 可以凭处方向任何人销售第二类精神药品

【答案】1. ABCE　2. ABCE　3. ABD

第二节　医疗用毒性药品的管理

导入案例

2006 年 8 月 17 日，贾木村村妇郝某到龙岗卫生院就医，龙岗卫生院医生严某给郝某诊断后开具了中药方。在抓药过程中，药师王某盲目自信，误把砒霜当作滑石粉拿给郝某，郝某服药后经抢救无效死亡。8 月 18 日上午，有着几十年中医经历的严某得知郝某服药死亡的消息后，认为自己已开具的药方没有问题，照前日开具的药方再拿一服做试验。在抓药过程中，药师王某又误把砒霜当作滑石粉配药，老中医严某试服后经抢救无效死亡。经调查王某根本不具备药师资质，已被刑拘。

案例中的砒霜属于何种药物，为何会轻易致人死亡？对于此种药物的使用应当如何监管才能避免事故发生？

一、医疗用毒性药品

医疗用毒性药品是指毒性剧烈、治疗剂量与中毒剂量相近，使用不当会致人中毒或死亡的药品。

我国卫生部等有关部门将 27 种中药和 13 种西药列为毒性药品，具体品种如下（详见附录五医疗用毒性药品目录）。

1. 毒性中药的品种

砒石（红砒、白砒）、砒霜、生川乌、生马钱子、生甘遂、雄黄、生草乌、红娘虫、生白附子、生附子、水银、生巴豆、白降丹、生千金子、生半夏、斑蝥、青娘虫、洋金花、生天仙子、生南星、红粉、生藤黄、蟾酥、雪上一枝蒿、生狼毒、轻粉、闹羊花。

2. 毒性西药的品种

去乙酰毛花苷丙、阿托品、洋地黄毒苷、氢溴酸后马托品、三氧化二砷、毛果芸香碱、升汞、水杨酸毒扁豆碱、亚砷酸钾、氢溴酸东莨菪碱、士的宁、亚砷酸注射液、A 型肉毒毒素。

二、医疗用毒性药品的管理

1. 医疗用毒性药品的生产

毒性药品年度生产、收购、供应和配制计划，由省、自治区、直辖市食品药品监督管理部门根据医疗需要制订，下达给指定的毒性药品生产、收购、供应单位，并抄报国家食品药

品监督管理总局和国家中医药管理局。生产单位不得擅自改变生产计划自行销售。

药厂必须由医药专业人员负责生产、配制和质量检验，并建立严格的质量管理制度，严防与其他药品混杂。每次配料，必须经2人以上复核无误，并详细记录每次生产所用原料和成品数，经手人要签字备查。所有工具、容器应处理干净，以防污染其他药品。标示量要准确无误，包装容器要有毒药标志。生产毒性药品及其制剂，必须严格执行生产工艺操作规程，在本单位药品检验人员的监督下准确投料，并建立完整的生产记录，保存5年备查。在生产毒性药品过程中产生的废弃物，必须妥善处理，不得污染环境。

凡加工炮制毒性中药，必须按照《中华人民共和国药典》或省、自治区、直辖市食品药品监督管理部门制定的《炮制规范》的规定进行。药材符合药用要求的，方可用于供应、配方和中成药生产。

2. 医疗用毒性药品的经营

须由省级药品监督管理部门指定医疗用毒性药品的经营单位。其他任何单位或个人均不得从事毒性药品的收购、经营和配方活动。

收购、经营、加工和使用医疗用毒性药品的单位必须建立健全保管、验收、领发、核对等制度，严防收假、收错，严禁与其他药品混杂，做到划定仓位，专柜加锁并由专人保管。

医疗用毒性药品的包装容器上必须印有清晰完整的毒性标志。在医疗用毒性药品运输过程中，应当采取有效措施防止发生事故。

3. 医疗用毒性药品的使用

医疗单位供应和调配毒性药品，凭医生签名的正式处方；国营药店供应和调配毒性药品，凭盖有医生所在医疗单位公章的正式处方。每次处方剂量不得超过2日极量。调配处方时，必须认真负责，计量准确，按医嘱注明要求，并由配方人员及具有药师以上技术职称的复核人员签名盖章后方可发出。对处方未注明"生用"要求的毒性中药，应当付炮制品。如发现处方有疑问时，须经原处方医生重新审定后再行调配。处方一次有效，取药后处方存2年备查。

医疗用毒性药品的使用量与中毒剂量接近，因此剂量的选择是治疗安全的关键。医生使用时不应超出一次极量或一日极量；药师应严格复核处方，签字盖章后方可发出，对处方中的剂量有疑问时，应及时联系处方医生复核。

科研和教学单位所需的毒性药品，必须持本单位的证明信，经单位所在地县以上食品药品监督管理部门批准后，供应部门方能发售。

群众自配民间单、秘、验方需用毒性中药，购买时要持有本单位或城市街道办事处、乡（镇）人民政府的证明信，供应部门方能发售。每次购用量不得超过2日极量。

4. 处罚

对违反规定，擅自生产、收购、经营毒性药品的单位或者个人，由县以上食品药品监督管理部门没收其全部毒性药品，并处以警告或按非法所得的5~10倍罚款。情节严重、致人伤残或死亡，构成犯罪的，由司法机关依法追究其刑事责任。

当事人对行政处罚不服的，可以在接到处罚通知之日起15日内，向处理机关的上级机关申请复议。但申请复议期间仍执行原处罚决定，上一级机关应在接到申请之日起10日内做出答复。当事人对答复不服的，可以在接到答复之日起15日内，向人民法院起诉。

案例分析

案例中的砒霜与滑石粉完全不同，砒霜化学名称为三氧化二砷，是最古老的毒物之一，无臭无味，外观为白色霜状粉末，故称砒霜。滑石粉为白色或类白色、微细、无砂性的粉末，手摸有油腻感。无臭，无味，可作药用。

虽二者外观相似，但药性有天壤之别，砒霜因其毒性剧烈被列为医疗用毒性药品。

收购、经营、加工和使用医疗用毒性药品的单位必须建立健全保管、验收、领发、核对等制度，严防收假、收错，严禁与其他药品混杂，做到划定仓位，专柜加锁并由专人保管。医疗用毒性药品的包装容器上必须印有清晰完整的毒性标志。医疗单位供应和调配毒性药品，凭医生签名的正式处方；国营药店供应和调配毒性药品，凭盖有医生所在医疗单位公章的正式处方。每次处方剂量不得超过 2 日极量。调配处方时，必须认真负责，计量准确，按医嘱注明要求，并由配方人员及具有药师以上技术职称的复核人员签名盖章后方可发出。

只有严格按照规范操作，才能避免案例中事故的发生。

技能实训

1. 根据《医疗用毒性药品管理办法》，执业医师开具的处方中含有毒性中药马钱子，执业药师调配处方时应该如何做？

答：对于处方当中未注明"生用"的毒性中药，执业药师应当给付马钱子的炮制品。

2. 以下哪种药品是医疗用毒性药品？

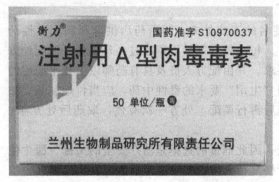 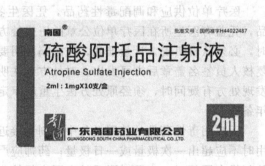

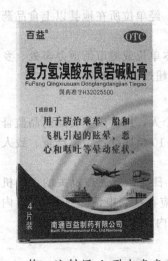 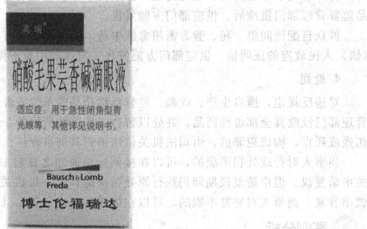

答：注射用 A 型肉毒毒素是医疗用毒性药品。（注意医疗用毒性药品的法定标识）

考考你

一、单选题

1. 药品零售企业供应和调配毒性药品（   ）。

A. 凭盖有医生所在的医疗单位公章的正式处方，不得超过三日极量

B. 凭工作证销售给个人，不得超过二日极量

C. 凭医师处方，不得超过三日极量

D. 凭医师处方可供应四日极量

E. 凭盖有医生所在的医疗单位公章的正式处方，不得超过二日极量

2. 毒性药品是指（   ）。

A. 毒性强烈，有效剂量与中毒剂量相近，使用不当会致人中毒或死亡的药品

B. 毒性剧烈，有效剂量与中毒剂量相近，使用不当会致人中毒或死亡的药品

C. 毒性强烈，有效剂量与中毒剂量相近，使用不当会致人死亡的药品

D. 毒性剧烈，治疗剂量与中毒剂量相近，使用不当会致人死亡的药品

E. 毒性剧烈，治疗剂量与中毒剂量相近，使用不当会致人中毒或死亡的药品

3. 根据《医疗用毒性药品管理办法》，执业医师开具的处方中含有毒性中药川乌，执业药师调配处方时应当（   ）。

A. 拒绝调配

B. 给付生川乌

C. 给付川乌的炮制品

D. 取药后处方保存 1 年备查

E. 每次处方剂量不得超过 3 日极量

【答案】1. E 2. E 3. C

二、多选题

1.《医疗用毒性药品管理办法》规定，收购、经营、加工、使用毒性药品的单位必须（   ）。

A. 建立健全保管、验收、领发、核对制度

B. 建立收支账目

C. 做到划定仓间或仓位，专柜加锁并专人保管

D. 严防收假、发错，严禁与其他药品混杂

E. 按季度盘点，做到账物相符

2. 医疗单位和国营药店供应和调配毒性药品（   ）。

A. 凭医生的正式处方，不超过三日极量

B. 科研和教学单位所需的毒性药品，持本单位的证明信，供应部门方能发售

C. 民间单、验、秘方需用毒性中药，必须持本单位或街道办、乡镇人民政府的证明信，供应部门方能发售

D. 处方上未注明"生用"的毒性中药，应当付炮制品

E. 毒性药品处方一次有效，取药后处方保存两年备查

【答案】1. ABCDE 2. CDE

第三节　药品类易制毒化学品的管理

导入案例

2009 年 4 月，杨某先为贩卖麻黄碱牟利，租用四川省双流县一废弃厂房，雇用曾某宝、刘某全、刘某辉等人利用其非法购得的"复方茶碱麻黄碱片"提炼麻黄碱。2010 年 3 月 9 日，杨某先指使曾某宝将提炼出的 200kg 麻黄碱贩卖给被告人王某情。同月 12 日，公安人员在上述加工厂内查获一批生产设备和配剂，从厂内水池中查获含有麻黄碱成分的液体，另从杨某先的办公室查获 28.38kg 的麻黄碱。2010 年 1～3 月，被告人王某情多次从被告人杨某先等人处购买麻黄碱后，先后 4 次组织或者伙同被告人王某祥、张某、王某林等人驾车将共计 475kg 的麻黄碱从四川省运输至广东省贩卖给他人。

请分析杨某先及其同伙的行为。

一、药品类易制毒化学品

为加强药品类易制毒化学品管理，防止流入非法渠道，国务院于 2005 年 11 月 1 日实施了《易制毒化学品管理条例》（以下简称《条例》）；根据《易制毒化学品管理条例》，2010 年 2 月 23 日卫生部部务会议审议通过了《药品类易制毒化学品管理办法》（以下简称《办法》）。

易制毒化学品分三类，第一类是可以用于制毒的主要原料，第二类和第三类是可以用于制毒的化学配剂。

在该《办法》中规定了药品类易制毒化学品是指《条例》中所确定的麦角酸、麦角胺、麦角新碱以及麻黄素、伪麻黄素、消旋麻黄素、去甲麻黄素、甲基麻黄素、麻黄浸膏、麻黄浸膏粉等麻黄素类物质。

二、药品类易制毒化学品的管理

1. 药品类易制毒化学品的生产和经营的规定

生产、经营药品类易制毒化学品，应当取得药品类易制毒化学品生产、经营许可。生产药品类易制毒化学品中属于药品的品种，还应当依照《药品管理法》和相关规定取得药品批准文号。

（1）生产药品类易制毒化学品的有关管理规定　药品生产企业申请生产药品类易制毒化学品，应当向所在地省、自治区、直辖市食品药品监督管理部门提出申请。经省、自治区、直辖市食品药品监督管理部门的审查、受理、现场检查后，将检查结果连同企业申报资料报送国家食品药品监督管理总局。经国家食品药品监督管理总局审查合格后，发给《药品类易制毒化学品生产许可批件》（简称《生产许可批件》），同时注明许可生产的药品类易制毒化学品名称。药品生产企业收到《生产许可批件》后，应当向所在地省、自治区、直辖市食品药品监督管理部门提出变更《药品生产许可证》生产范围的申请。省、自治区、直辖市食品药品监督管理部门应当根据《生产许可批件》，在《药品生产许可证》正本的生产范围中标注"药品类易制毒化学品";在副本的生产范围中标注"药品类易制毒化学品"后,括弧内标注药品类易制毒化学品名称。

药品类易制毒化学品生产企业不再生产药品类易制毒化学品的,应当在停止生产经营后3个月内办理注销相关许可手续。药品类易制毒化学品生产企业连续1年未生产的,应当书面报告所在地省、自治区、直辖市食品药品监督管理部门;需要恢复生产的,应当经所在地省、自治区、直辖市食品药品监督管理部门对企业的生产条件和安全管理情况进行现场检查。

药品类易制毒化学品生产企业变更生产地址、品种范围的,应当重新申办《生产许可批件》。

药品类易制毒化学品以及含有药品类易制毒化学品的制剂不得委托生产。

(2)经营药品类易制毒化学品的有关管理规定　药品类易制毒化学品的经营许可,国家食品药品监督管理总局委托省、自治区、直辖市食品药品监督管理部门办理。

药品类易制毒化学品单方制剂和小包装麻黄素,纳入麻醉药品销售渠道经营,仅能由麻醉药品全国性批发企业和区域性批发企业经销,不得零售。未实行药品批准文号管理的品种,纳入药品类易制毒化学品原料药渠道经营。

药品经营企业申请经营药品类易制毒化学品原料药,应当向所在地省、自治区、直辖市食品药品监督管理部门提出申请。经省、自治区、直辖市食品药品监督管理部门的审查、受理、现场检查和实质性审查后,对符合规定的,在《药品经营许可证》经营范围中标注"药品类易制毒化学品",并报国家食品药品监督管理总局备案。

2. 药品类易制毒化学品购买的规定

(1)购买许可　国家对药品类易制毒化学品实行购买许可制度。购买药品类易制毒化学品、药品类易制毒化学品生产企业自用药品类易制毒化学品原料药用于药品生产的均应当办理《药品类易制毒化学品购用证明》。

按规定购买药品类易制毒化学品标准品、对照品的以及药品类易制毒化学品生产企业凭药品类易制毒化学品出口许可自营出口药品类易制毒化学品的,可豁免办理《药品类易制毒化学品购用证明》(以下简称《购用证明》)。

《购用证明》由国家食品药品监督管理部门统一印制,有效期为3个月。

《购用证明》申请范围是受限制的,具有药品类易制毒化学品生产、经营、使用相应资质的单位,方有申请《购用证明》的资格。

购买药品类易制毒化学品时必须使用《购用证明》原件,不得使用复印件、传真件。《购用证明》只能在有效期内一次使用。《购用证明》不得转借、转让。

(2)购销管理　药品类易制毒化学品生产企业应当将药品类易制毒化学品原料药销售给取得《购用证明》的药品生产企业、药品经营企业和外贸出口企业。

药品类易制毒化学品经营企业应当将药品类易制毒化学品原料药销售给本省、自治区、直辖市行政区域内取得《购用证明》的单位。药品类易制毒化学品经营企业之间不得购销药品类易制毒化学品原料药。

教学科研单位只能凭《购用证明》从麻醉药品全国性批发企业、区域性批发企业和药品类易制毒化学品经营企业购买药品类易制毒化学品。

3. 药品类易制毒化学品的安全管理

药品类易制毒化学品生产企业、经营企业和使用药品类易制毒化学品的药品生产企业,应当设置专库或者在药品仓库中设立独立的专库(柜)储存药品类易制毒化学品。专库应当设有防盗设施，专柜应当使用保险柜；专库和专柜应当实行双人双锁管理。

药品类易制毒化学品生产企业、经营企业和使用药品类易制毒化学品的药品生产企业，应当建立药品类易制毒化学品专用账册。专用账册保存期限应当自药品类易制毒化学品有效期期满之日起不少于 2 年。

三、法律责任

未经许可或者备案擅自生产、经营、购买、运输易制毒化学品，伪造申请材料骗取易制毒化学品生产、经营、购买或者运输许可证，使用他人的或者伪造、变造、失效的许可证生产、经营、购买、运输易制毒化学品的，由公安机关没收非法生产、经营、购买或者运输的易制毒化学品、用于非法生产易制毒化学品的原料以及非法生产、经营、购买或者运输易制毒化学品的设备、工具，处非法生产、经营、购买或者运输的易制毒化学品货值 10 倍以上 20 倍以下的罚款，货值的 20 倍不足 1 万元的，按 1 万元罚款；有违法所得的，没收违法所得；有营业执照的，由工商行政管理部门吊销营业执照；构成犯罪的，依法追究刑事责任。

走私易制毒化学品的，由海关没收走私的易制毒化学品；有违法所得的，没收违法所得，并依照海关法律、行政法规给予行政处罚；构成犯罪的，依法追究刑事责任。

有下列行为之一的，由负有监督管理职责的行政主管部门给予警告，责令限期改正，处 1 万元以上 5 万元以下的罚款；对违反规定生产、经营、购买的易制毒化学品可以予以没收；逾期不改正的，责令限期停产停业整顿；逾期整顿不合格的，吊销相应的许可证：

① 易制毒化学品生产、经营、购买、运输或者进口、出口单位未按规定建立安全管理制度的；

② 将许可证或者备案证明转借他人使用的；

③ 超出许可的品种、数量生产、经营、购买易制毒化学品的；

④ 生产、经营、购买单位不记录或者不如实记录交易情况、不按规定保存交易记录或者不如实、不及时向公安机关和有关行政主管部门备案销售情况的；

⑤ 易制毒化学品丢失、被盗、被抢后未及时报告，造成严重后果的；

⑥ 除个人合法购买第一类中的药品类易制毒化学品药品制剂以及第三类易制毒化学品外，使用现金或者实物进行易制毒化学品交易的；

⑦ 易制毒化学品的产品包装和使用说明书不符合本条例规定要求的；

⑧ 生产、经营易制毒化学品的单位不如实或者不按时向有关行政主管部门和公安机关报告年度生产、经销和库存等情况的。

运输的易制毒化学品与易制毒化学品运输许可证或者备案证明载明的品种、数量、运入地、货主及收货人、承运人等情况不符，运输许可证种类不当，或者运输人员未全程携带运输许可证或者备案证明的，由公安机关责令停运整改，处 5000 元以上 5 万元以下的罚款；有危险物品运输资质的，运输主管部门可以依法吊销其运输资质。个人携带易制毒化学品不符合品种、数量规定的，没收易制毒化学品，处 1000 元以上 5000 元以下的罚款。

生产、经营、购买、运输或者进口、出口易制毒化学品的单位或者个人拒不接受有关行政主管部门监督检查的，由负有监督管理职责的行政主管部门责令改正，对直接负责的主管人员以及其他直接责任人员给予警告；情节严重的，对单位处 1 万元以上 5 万元以下的罚款，对直接负责的主管人员以及其他直接责任人员处 1000 元以上 5000 元以下的罚款；有违反治安管理行为的，依法给予治安管理处罚；构成犯罪的，依法追究刑事责任。

易制毒化学品行政主管部门工作人员在管理工作中有应当许可而不许可、不应当许可而滥许可，不依法受理备案，以及其他滥用职权、玩忽职守、徇私舞弊行为的，依法给予行政处分；构成犯罪的，依法追究刑事责任。

案例分析

　　麻黄碱属于易制毒化学品，并且属于第一类，是可以用于制毒的主要原料，属于特殊药品。杨某先、王某情及其同伙未经许可或者备案擅自生产、经营易制毒化学品麻黄碱，其行为严重违反了《易制毒化学品管理条例》，并且构成犯罪，依法应当追究刑事责任。因此法院判处被告人王某情有期徒刑十年，对被告人杨某先判处有期徒刑八年六个月。

技能实训

　　作为药品生产企业，申请生产药品类易制毒化学品，应当履行哪些程序？

　　答：向所在地省、自治区、直辖市食品药品监督管理部门提出申请。经省、自治区、直辖市食品药品监督管理部门的审查、受理、现场检查后，将检查结果连同企业申报资料报送国家食品药品监督管理总局。经国家食品药品监督管理总局审查合格后，发给《药品类易制毒化学品生产许可批件》。药品生产企业收到《生产许可批件》后，应当向所在地省、自治区、直辖市食品药品监督管理部门提出变更《药品生产许可证》生产范围的申请。省、自治区、直辖市食品药品监督管理部门应当根据《生产许可批件》，在《药品生产许可证》正本的生产范围中标注"药品类易制毒化学品"；在副本的生产范围中标注"药品类易制毒化学品"后，括弧内标注药品类易制毒化学品名称。

考考你

单选题

　　1. 下列药品中，不属于药品类易制毒化学品的品种是（　　　　）。

A. 麦角酸　　B. 麻黄浸膏　　C. 麦角新碱　　D. 可待因　　E. 麻黄素

　　2. 药品类易制毒化学品分为（　　　　）。

A. 一类　　B. 二类　　C. 三类　　D. 四类　　E. 五类

【答案】1. D　2. C

第四节　含特殊药品复方制剂的管理

导入案例

　　患者张某于1年前因咳嗽服用复方甘草片，咳嗽可缓解，此后每次咳嗽即服用复方甘草片。而后出现每晚睡前即有较重咳嗽，不能入睡，服用复方甘草片后方能入睡。至今1年多来每晚服复方甘草片6片即无不适主诉而入睡。

　　经医生详细检查发现患者神清合作。心肺正常。肝脾未触及。双下肢无水肿。神经系统检查未见异常。因此初步诊断为复方甘草片成瘾。对其采取了逐渐减量至停服复方甘草片的处理方法。

请分析，复方甘草片当中的什么成分导致患者出现癥癖，对这类药物是否应当加强管理？

一、含特殊药品复方制剂

含特殊药品复方制剂包括含麻黄碱类复方制剂、含可待因复方口服溶液、复方地芬诺酯片和复方甘草片。由于该类药品未列入特殊药品管理的处方药和非处方药在部分地区出现从药用渠道流失，被滥用或提取制毒的现象，在国内外造成不良影响，危害公众健康安全。

二、含特殊药品复方制剂的管理

为加强含特殊药品复方制剂的监管，严厉打击违法违规行为，2009 年 8 月 18 日原国家食品药品监督管理局发布了《关于切实加强部分含特殊药品复方制剂销售管理的通知》。

1. 对含特殊药品复方制剂的购销行为的规定

具有《药品经营许可证》的企业均可经营含特殊药品复方制剂。药品生产企业和药品批发企业可以将含特殊药品复方制剂销售给药品批发企业、药品零售企业和医疗机构。药品零售企业销售含特殊药品复方制剂时，处方药应当严格执行处方药与非处方药分类管理有关规定，非处方药一次销售不得超过 5 个最小包装。

药品生产、批发企业经营含特殊药品复方制剂时，应当按照药品 GMP、药品 GSP 的要求建立客户档案，核实并留存购销方资质证明复印件、采购人员（销售人员）法人委托书和身份证明复印件、核实记录等；指定专人负责采购（销售）、出（入）库验收、签订买卖合同等。销售含特殊药品复方制剂时，如发现购买方资质可疑的，应立即报请所在地设区的市级药品监管部门协助核实；发现采购人员身份可疑的，应立即报请所在地县级以上（含县级）公安机关协助核实。

药品生产、批发企业经营含特殊药品复方制剂时必须严格按照《关于规范药品购销中票据管理有关问题的通知》（国食药监安〔2009〕283 号，以下简称《通知》）规定开具、索要销售票据。药品生产和经营企业应按《通知》要求，核实购买付款的单位、金额与销售票据载明的单位、金额相一致，如发现异常暂停向对方销售含特殊药品复方制剂并立即向所在地设区的市级药品监管部门报告。药品监管部门核查发现可疑的，应立即通报同级公安机关。

药品生产、批发企业销售含特殊药品复方制剂时，应当严格执行出库复核制度，认真核对实物与销售出库单是否相符，并确保药品送达购买方《药品经营许可证》所载明的仓库地址、药品零售企业注册地址，或者医疗机构的药库。药品送达后，购买方应查验货物，无误后由入库员在随货同行单上签字。随货同行单原件留存，复印件加盖公章后及时返回销售方。销售方应查验返回的随货同行单复印件记载内容有无异常，发现问题应立即暂停向对方销售含特殊药品复方制剂，并立即向所在地设区的市级药品监管部门报告。药品监管部门核查发现可疑的，应立即通报同级公安机关。

药品生产企业和药品批发企业禁止使用现金进行含特殊药品复方制剂交易。

2. 对含特殊药品复方制剂的监督管理的规定

药品监管部门应加强领导，明确分工，密切协作，做到药品生产监管和经营监管的无缝衔接。采取有效措施，加大对含特殊药品复方制剂生产、经营企业的监督检查力度，重点对含特殊药品复方制剂购销中销售、采购、验收入库工作是否指定专人负责，资质的审核及证明材料留存、销售票据管理是否规范，药品销售流向、结算资金流向是否真实，药品进货验收是否符合规定等进行核查。检查中发现药品销售流向异常时，应当立即监督企业暂停销售，并请药品流入地药品监管部门进行协查，药品流入地药品监管部门应积极予以配合。核查中发现存在可疑的，还应立即通报同级公安机关。

3. 法律责任

药品生产、经营企业违反药品 GMP、GSP 有关规定销售含特殊药品复方制剂的，按照《药品管理法》第七十九条严肃查处，对药品生产企业还应责令整改，整改期间收回药品 GMP 证书；对直接导致含特殊药品复方制剂流入非法渠道的药品生产、药品批发企业，按照《药品管理法》第七十九条情节严重处理，吊销《药品生产许可证》或《药品经营许可证》。对涉嫌触犯刑律的，要及时移送公安机关处理。

🔍 案例分析

复方甘草片属于黏膜保护性镇咳药，主要是通过掩盖局部神经末梢的刺激，来发挥镇咳效果。复方甘草片内含阿片药，服用时间过长可导致成瘾性，一般连续应用不应超过 5 天。患者口服复方甘草片至今 1 年多来每晚服复方甘草片 6 片即无不适主诉而入睡。未服睡前即有较重咳嗽，不能入睡，再次服用复方甘草片后方能入睡，为成瘾症状，考虑为复方甘草片成瘾所致。提示：复方甘草片不适合长期服用。

鉴于这类复方制剂当中存在的成分可以成瘾进而导致滥用，更有非法分子利用复方药物中的成分制毒，因此国家对含特殊药品的复方制剂加强管理，避免其对患者和广大群众造成危害。

三、含麻黄碱复方制剂的管理

在本章第三节"药品类易制毒化学品的管理"中已经知道麻黄碱为易制毒化学品。由于麻黄碱是合成苯丙胺类毒品也就是制作冰毒最主要的原料，并且大部分感冒药中含有麻黄碱成分，有可能被不法分子大量购买用于提炼制造毒品。因此，2008 年 10 月 27 日，原国家食品药品监督管理局发布了《关于进一步加强含麻黄碱类复方制剂管理的通知》，对麻黄碱类复方制剂的管理进行规定。

近年来，含麻黄碱类复方制剂被违法犯罪分子通过各种手段骗购，从正常药用渠道流失被用于制毒。通过加强含麻黄碱类复方制剂的监管，取得了一定的成效。但制毒犯罪分子又采取雇佣人员多次购买的方式，向部分地区药品零售企业骗购含麻黄碱类复方制剂，造成不同程度的药品流失。因此，2012 年 9 月 4 日，原国家食品药品监督管理局发布了《关于加强含麻黄碱类复方制剂管理有关事宜的通知》，对含有麻黄碱的复方制剂的销售做了进一步规范。

1. 对含麻黄碱类复方制剂的经营行为的规定

具有蛋白同化制剂、肽类激素定点批发资质的药品经营企业，方可从事含麻黄碱类复方制剂的批发业务。

药品零售企业销售含麻黄碱类复方制剂，应当查验购买者的身份证，并对其姓名和身份证号码予以登记。除处方药按处方剂量销售外，一次销售不得超过 2 个最小包装。

药品零售企业不得开架销售含麻黄碱类复方制剂，应当设置专柜由专人管理、专册登记，登记内容包括药品名称、规格、销售数量、生产企业、生产批号、购买人姓名、身份证号码。

单位剂量麻黄碱类药物含量大于 30mg（不含 30mg）的含麻黄碱类复方制剂，列入必须凭处方销售的处方药管理。医疗机构应当严格按照《处方管理办法》开具处方。药品零售企业必须凭执业医师开具的处方销售上述药品。

药品零售企业发现超过正常医疗需求，大量、多次购买含麻黄碱类复方制剂的，应当立即向当地食品药品监管部门和公安机关报告。除个人合法购买外，禁止使用现金进行含麻黄碱类复方制剂交易。

2. 对含麻黄碱类复方制剂的生产企业的规定

含麻黄碱类复方制剂每个最小包装规格麻黄碱类药物含量口服固体制剂不得超 720mg，口服液体制剂不得超过 800mg。

药品生产企业和药品批发企业销售含麻黄碱类复方制剂时，应当核实购买方资质证明材料、采购人员身份证明等情况，无误后方可销售，并跟踪核实药品到货情况，核实记录保存至药品有效期后一年备查。发现含麻黄碱类复方制剂购买方存在异常情况时，应当立即停止销售，并向当地县级以上公安机关和药品监管部门报告。

对含麻黄碱类复方制剂的仿制药注册申请，应严格技术标准和工艺要求，重点审查原辅料来源，把握仿制产品的一致性，严把审评审批关口。含麻黄碱类复方制剂不得委托生产。境内企业不得接受境外厂商委托生产含麻黄碱类复方制剂。

3. 对含麻黄碱类复方制剂的监督检查

药品生产企业和具有蛋白同化制剂、肽类激素定点批发资质的药品经营企业应当于每季度第一个月 10 日前，向所在地设区的市级以上药品监管部门及同级公安机关报送上季度含麻黄碱类复方制剂的生产、经销、流向和库存情况。

药品监管部门应当加强对含麻黄碱类复方制剂生产经营的监管，对违反规定销售造成含麻黄碱类复方制剂流入非法渠道的药品生产、经营企业，应当按照《药品管理法》《国务院关于加强食品等产品安全监督管理的特别规定》等有关法律规定，给予吊销《药品生产许可证》《药品经营许可证》的处罚。对涉嫌构成犯罪的，要及时移送公安机关处理。

技能实训

一、对违反规定销售造成含麻黄碱类复方制剂流入非法渠道的药品生产、经营企业，药监、公安部门应当如何处置？

答：应当按照《药品管理法》《国务院关于加强食品等产品安全监督管理的特别规定》等有关法律规定，给予吊销《药品生产许可证》、《药品经营许可证》的处罚。对涉嫌构成犯罪的，要及时移送公安机关处理。

二、以下哪种药品属于含麻黄碱类复方制剂？

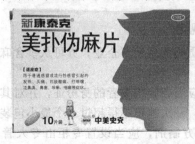 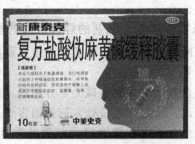

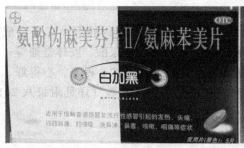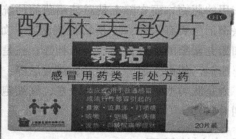

答：以上四种商品都是含麻黄碱类复方制剂。

考考你

单选题

1. 药品零售企业销售含特殊药品复方制剂时，处方药应当严格执行处方药与非处方药分类管理有关规定，非处方药一次销售不得超（   ）个最小包装。

A. 1　　B. 2　　C. 3　　D. 4　　E. 5

2. 药品零售企业销售含麻黄碱类复方制剂，除处方药按处方剂量销售外，一次销售不得超过（   ）个最小包装。

A. 1　　B. 2　　C. 3　　D. 4　　E. 5

【答案】1. E　2. B

第五节　兴奋剂管理

导入案例

全世界最成功网球运动员之一，玛利亚·莎拉波娃最近遇上了个大麻烦。2016 年 3 月 8 日，莎拉波娃在洛杉矶召开新闻发布会，她宣布由于在参加澳网期间未能通过兴奋剂检测，将从 3 月 12 日开始被禁赛，后续处罚视检测结果而定。对于莎拉波娃来说这多少是一场无妄之灾。她被检测出服用的药物米屈肼是她从 2006 年就开始服用的，因为这种药物可以被用来治疗镁缺乏以及莎拉波娃家族遗传的高血糖。2016 年初，米屈肼被列入违禁药物名录，这才导致了这一兴奋剂事件。

那么究竟哪些药物属于兴奋剂范畴，兴奋剂应该在包装或者说明书上做哪些特殊标识呢？

一、兴奋剂

兴奋剂在英语中称"Dope"，原意为"供赛马使用的一种鸦片麻醉混合剂"。由于运动员为提高成绩而最早服用的药物大多属于兴奋剂药物刺激剂类，所以尽管后来被禁用的其他类型药物并不都具有兴奋性（如利尿剂），甚至有的还具有抑制性（如 β 受体阻断剂），但国际上对禁用药物仍习惯沿用兴奋剂的称谓。因此，如今通常所说的兴奋剂不再是单指那些起兴奋作用的药物，而实际上是对禁用药物的统称。

兴奋剂主要有六种：一是精神刺激剂，如麻黄素、可卡因、苯丙胺等；二是合成类固醇，如睾丸素睾酮、康复龙、大力补等；三是利尿剂，如速尿、利尿酸、安体舒通等；四是麻醉止痛剂，如可待因、杜冷丁、芬太尼等；五是β受体阻断剂，如心得安、心得舒、心得怡等；六是肽类激素，如人生长激素、红细胞生成素、促性腺激素等（详见附录八2016年兴奋剂目录）。

二、兴奋剂的管理

由于兴奋剂具有特殊的药理功能，因此国务院于2004年3月1日颁布实行《反兴奋剂条例》。对兴奋剂目录所列禁用物质实行严格管理，任何单位和个人不得非法生产、销售、进出口。

1. 兴奋剂生产的管理

生产兴奋剂目录所列蛋白同化制剂、肽类激素，应当依照《中华人民共和国药品管理法》的规定取得《药品生产许可证》、药品批准文号。

生产企业应当记录蛋白同化制剂、肽类激素的生产、销售和库存情况，并保存记录至超过蛋白同化制剂、肽类激素有效期2年。

2. 兴奋剂经营的管理

依照《药品管理法》的规定取得《药品经营许可证》的药品批发企业，具备下列条件，并经省、自治区、直辖市人民政府食品药品监督管理部门批准，方可经营蛋白同化制剂、肽类激素：

① 有专门的管理人员；

② 有专储仓库或者专储药柜；

③ 有专门的验收、检查、保管、销售和出入库登记制度；

④ 法律、行政法规规定的其他条件。

蛋白同化制剂、肽类激素的验收、检查、保管、销售和出入库登记记录应当保存至超过蛋白同化制剂、肽类激素有效期2年。

除胰岛素外，药品零售企业不得经营蛋白同化制剂或者其他肽类激素。

蛋白同化制剂、肽类激素的生产企业只能向医疗机构、符合本条例规定的药品批发企业和其他同类生产企业供应蛋白同化制剂、肽类激素。蛋白同化制剂、肽类激素的批发企业只能向医疗机构，蛋白同化制剂、肽类激素的生产企业和其他同类批发企业供应蛋白同化制剂、肽类激素。

3. 兴奋剂进出口的管理

进口蛋白同化制剂、肽类激素，除依照《药品管理法》及其实施条例的规定取得国务院食品药品监督管理部门发给的进口药品注册证书外，还应当取得进口准许证。

申请出口蛋白同化制剂、肽类激素，应当说明供应对象并提交进口国政府主管部门的相关证明文件等资料。省、自治区、直辖市人民政府食品药品监督管理部门应当自收到申请之日起15个工作日内作出决定；提交进口国政府主管部门的相关证明文件等资料的，应当予以批准，发给出口准许证。海关凭出口准许证放行。

蛋白同化制剂、肽类激素的进口单位只能向蛋白同化制剂、肽类激素的生产企业、医疗机构和符合本条例规定的药品批发企业供应蛋白同化制剂、肽类激素。

4. 兴奋剂使用的管理

医疗机构只能凭依法享有处方权的执业医师开具的处方向患者提供蛋白同化制剂、肽类激素。处方应当保存 2 年。

兴奋剂目录所列禁用物质属于麻醉药品、精神药品、医疗用毒性药品和易制毒化学品的，其生产、销售、进口、运输和使用，依照《药品管理法》和有关行政法规的规定实行特殊管理。

药品、食品中含有兴奋剂目录所列禁用物质的，生产企业应当在包装标识或者产品说明书上用中文注明"运动员慎用"字样。

5. 法律责任

违反本条例规定，有下列行为之一的，由县级以上食品药品监督管理部门按照国务院食品药品监督管理部门规定的职责分工，没收非法生产、经营的蛋白同化制剂、肽类激素和违法所得，并处违法生产、经营药品货值金额 2 倍以上 5 倍以下的罚款；情节严重的，由发证机关吊销《药品生产许可证》《药品经营许可证》；构成犯罪的，依法追究刑事责任：

① 生产企业擅自生产蛋白同化制剂、肽类激素，或者未按照本条例规定渠道供应蛋白同化制剂、肽类激素的；

② 药品批发企业擅自经营蛋白同化制剂、肽类激素，或者未按照本条例规定渠道供应蛋白同化制剂、肽类激素的；

③ 药品零售企业擅自经营蛋白同化制剂、肽类激素的。

🔍 案例分析 ·

米屈肼是临床上用来治疗心绞痛、心肌梗死和慢性心脏衰竭的抗局部缺血药，米屈肼是肉毒碱的结构类似物，能竞争抑制丁酸甜菜碱羟化酶，从而抑制肉毒碱的生物合成，直接抑制肉毒碱依赖的脂肪酸在线粒体的转运。据反兴奋机构认定，该药物可以起到使血液中乳酸和尿素的含量下降；提高糖原水平，使用者糖原水平比一般人增多；增加使用者的耐力和有氧运动能力；增加体力；增加身体恢复能力和刺激中枢神经系统、防止压力这六大项优势，因此完全符合违禁药物的条件。2016 年 1 月 1 日，米屈肼被世界反兴奋剂机构添加进了违禁药物名单。

对于药品、食品中含有兴奋剂目录所列禁用物质的，生产企业应当在包装标识或者产品说明书上用中文注明"运动员慎用"字样。

━━━━━━━━━━ **技能实训** ━━━━━━━━━━

在《反兴奋剂条例》中，作为药品批发企业，依照《药品管理法》的规定取得《药品经营许可证》后，还应具备哪些条件，并且经过省、自治区、直辖市人民政府食品药品监督管理部门批准之后，方可经营蛋白同化制剂、肽类激素？

答：需要具备以下条件：

(1) 有专门的管理人员；

(2) 有专储仓库或者专储药柜；

(3) 有专门的验收、检查、保管、销售和出入库登记制度；

(4) 法律、行政法规规定的其他条件。

考考你

单选题

1. 蛋白同化制剂、肽类激素只能凭处方向患者销售，处方保存（　　）。

A. 1年　　　B. 2年　　　C. 3年　　　D. 4年　　　E. 5年

2. 药品、食品中含有兴奋剂目录所列禁用物质的，生产企业应当在包装标识或者产品说明书上用中文注明（　　）字样。

A. 慎用　　　B. 禁用　　　C. 运动员慎用　　　D. 运动员禁用　　　E. 运动员忌用

【答案】1. B　2. C

第六节　疫苗的管理

导入案例

2016年5月6日，陕西省食品药品监督管理局官网发布关于陕西益康众生医药生物有限公司以及陕西益德生物药业有限公司许可证被吊销的公告。

陕西食药监局公告称，陕西益康众生医药生物有限公司、陕西益德生物药业有限公司向个人非法销售疫苗，编造销售记录，情节严重。

请分析，该两家公司违反了哪些法律法规。

一、疫苗

疫苗是指为了预防、控制传染病的发生、流行，用于人体预防接种的疫苗类预防性生物制品。

预防接种的疫苗分为两类。第一类疫苗，是指政府免费向公民提供，公民应当依照政府的规定受种的疫苗，包括国家免疫规划确定的疫苗，省、自治区、直辖市人民政府在执行国家免疫规划时增加的疫苗，以及县级以上人民政府或者其卫生主管部门组织的应急接种或者群体性预防接种所使用的疫苗；第二类疫苗，是指由公民自费并且自愿受种的其他疫苗。接种第一类疫苗由政府承担费用。接种第二类疫苗由受种者或者其监护人承担费。

二、疫苗的管理

近年，关于疫苗生产、流通、使用方面的问题频见于新闻报道，这也使人们更加重视疫苗这一特殊药品管理的重要性。为了加强对疫苗流通和预防接种的管理，预防、控制传染病的发生、流行，保障人体健康和公共卫生，早在2005年3月24日国务院就根据《中华人民共和国药品管理法》和《中华人民共和国传染病防治法》，制定了《疫苗流通和预防接种管理条例》。该条例的颁布与实施就是为了加强对疫苗流通、预防接种及监督的管理。

2016年3月，山东济南非法经营疫苗系列案件的发生再次暴露疫苗生产、流通、使用环节的问题。针对此事件暴露出来的问题，2016年4月13日，李克强总理主持召开国务院常务会议，讨论并原则通过《国务院关于修改〈疫苗流通和预防接种管理条例〉的决定（草案）》。

1. 疫苗流通

（1）对生产、经营企业的规定 采购疫苗，应当通过省级公共资源交易平台进行。

依照国家有关规定负责采购第一类疫苗的部门应当依法与疫苗生产企业签订政府采购合同，约定疫苗的品种、数量、价格等内容。疫苗生产企业应当按照政府采购合同的约定，向省级疾病预防控制机构或者其指定的其他疾病预防控制机构供应第一类疫苗，不得向其他单位或者个人供应。疫苗生产企业可以向疾病预防控制机构、接种单位、疫苗批发企业销售本企业生产的第二类疫苗。疫苗批发企业可以向疾病预防控制机构、接种单位、其他疫苗批发企业销售第二类疫苗。

疫苗生产企业、疫苗批发企业应当在其供应的纳入国家免疫规划疫苗的最小外包装的显著位置，标明"免费"字样以及国务院卫生主管部门规定的"免疫规划"专用标识。

疫苗生产企业在销售疫苗时，应当提供由药品检验机构依法签发的生物制品每批检验合格或者审核批准证明复印件，并加盖企业印章；销售进口疫苗的，还应当提供进口药品通关单复印件，并加盖企业印章。应当依照《药品管理法》和国务院药品监督管理部门的规定，建立真实、完整的销售记录，并保存至超过疫苗有效期2年备查。

（2）对疾病预防机构的规定 省级疾病预防控制机构应当做好分发第一类疫苗的组织工作，并按照使用计划将第一类疫苗组织分发到设区的市级疾病预防控制机构或者县级疾病预防控制机构。县级疾病预防控制机构应当按照使用计划将第一类疫苗分发到接种单位和乡级医疗卫生机构。乡级医疗卫生机构应当将第一类疫苗分发到承担预防接种工作的村医疗卫生机构。医疗卫生机构不得向其他单位或者个人分发第一类疫苗；分发第一类疫苗，不得收取任何费用。

第二类疫苗由省级疾病预防控制机构组织在省级公共资源交易平台集中采购，由县级疾病预防控制机构向疫苗生产企业采购后供应给本行政区域的接种单位。疫苗生产企业应当直接向县级疾病预防控制机构配送第二类疫苗，或者委托具备冷链储存、运输条件的企业配送。接受委托配送第二类疫苗的企业不得委托配送。县级疾病预防控制机构向接种单位供应第二类疫苗可以收取疫苗费用以及储存、运输费用。疫苗费用按照采购价格收取，储存、运输费用按照省、自治区、直辖市的规定收取。收费情况应当向社会公开。

疾病预防控制机构、接种单位、疫苗生产企业、接受委托配送疫苗的企业应当遵守疫苗储存、运输管理规范，保证疫苗质量。疫苗储存、运输的全过程应当始终处于规定的温度环境，不得脱离冷链，并定时监测、记录温度。对于冷链运输时间长、需要配送至偏远地区的疫苗，省级疾病预防控制机构应当提出加贴温度控制标签的要求。疫苗储存、运输管理的相关规范由国务院卫生主管部门、药品监督管理部门制定。

疾病预防控制机构应当依照国务院卫生主管部门的规定，建立真实、完整的购进、储存、分发、供应记录，做到票、账、货、款一致，并保存至超过疫苗有效期2年备查。疾病预防控制机构接收或者购进疫苗时应当索要疫苗储存、运输全过程的温度监测记录；对不能提供全过程温度监测记录或者温度控制不符合要求的，不得接收或者购进，并应当立即向药品监督管理部门、卫生主管部门报告。

2. 疫苗的接种

接种单位应当具备下列条件：

① 具有医疗机构执业许可证件；

② 具有经过县级人民政府卫生主管部门组织的预防接种专业培训并考核合格的执业医

师、执业助理医师、护士或者乡村医生;

③ 具有符合疫苗储存、运输管理规范的冷藏设施、设备和冷藏保管制度。

接种单位接收第一类疫苗或者购进第二类疫苗,应当索要疫苗储存、运输全过程的温度监测记录,建立并保存真实、完整的接收、购进记录,做到票、账、货、款一致。对不能提供全过程温度监测记录或者温度控制不符合要求的,接种单位不得接收或者购进,并应当立即向所在地县级人民政府药品监督管理部门、卫生主管部门报告。

医疗卫生人员应当对符合接种条件的受种者实施接种,并依照国务院卫生主管部门的规定,记录疫苗的品种、生产企业、最小包装单位的识别信息、有效期、接种时间、实施接种的医疗卫生人员、受种者等内容。接种记录保存时间不得少于 5 年。

接种单位应当按照国家免疫规划对居住在其责任区域内需要接种第一类疫苗的受种者接种,并达到国家免疫规划所要求的接种率。疾病预防控制机构应当及时向接种单位分发第一类疫苗。

因接种第一类疫苗引起预防接种异常反应需要对受种者予以补偿的,补偿费用由省、自治区、直辖市人民政府财政部门在预防接种工作经费中安排。因接种第二类疫苗引起预防接种异常反应需要对受种者予以补偿的,补偿费用由相关的疫苗生产企业承担。国家鼓励建立通过商业保险等形式对预防接种异常反应受种者予以补偿的机制。

接种单位接种第一类疫苗不得收取任何费用。接种单位接种第二类疫苗可以收取服务费、接种耗材费,具体收费标准由所在地的省、自治区、直辖市人民政府价格主管部门核定。任何单位或者个人不得擅自进行群体性预防接种。

3. 监督管理

药品监督管理部门依照《药品管理法》及其实施条例的有关规定,对疫苗在储存、运输、供应、销售、分发和使用等环节中的质量进行监督检查,并将检查结果及时向同级卫生主管部门通报。药品监督管理部门根据监督检查需要对疫苗进行抽查检验的,有关单位和个人应当予以配合,不得拒绝。

药品监督管理部门在监督检查中,对有证据证明可能危害人体健康的疫苗及其有关材料可以采取查封、扣押的措施,并在 7 日内作出处理决定;疫苗需要检验的,应当自检验报告书发出之日起 15 日内作出处理决定。

卫生主管部门、药品监督管理部门发现疫苗质量问题和预防接种异常反应以及其他情况时,应当及时互相通报,实现信息共享。

国家建立疫苗全程追溯制度。国务院药品监督管理部门会同国务院卫生主管部门制定统一的疫苗追溯体系技术规范。疫苗生产企业、疾病预防控制机构、接种单位应当依照《药品管理法》《疫苗流通和预防接种管理条例》和国务院药品监督管理部门、卫生主管部门的规定建立疫苗追溯体系,如实记录疫苗的流通、使用信息,实现疫苗最小包装单位的生产、储存、运输、使用全过程可追溯。

疾病预防控制机构、接种单位对包装无法识别、超过有效期、脱离冷链、经检验不符合标准、来源不明的疫苗,应当如实登记,向所在地县级人民政府药品监督管理部门报告,由县级人民政府药品监督管理部门会同同级卫生主管部门按照规定监督销毁。疾病预防控制机构、接种单位应当如实记录销毁情况,销毁记录保存时间不得少于 5 年。

疾病预防控制机构、接种单位、疫苗生产企业发现假劣或者质量可疑的疫苗,应当立即停止接种、分发、供应、销售,并立即向所在地的县级人民政府卫生主管部门和药品监督管理部门报告,不得自行处理。接到报告的卫生主管部门应当立即组织疾病预防控制机构和接种单位采取必要的应急处置措施,同时向上级卫生主管部门报告;接到报告的药品监督管理部门应当对假劣或者质量可疑的疫苗依法采取查封、扣押等措施。

县级以上人民政府卫生主管部门在各自职责范围内履行下列监督检查职责：

① 对医疗卫生机构实施国家免疫规划的情况进行监督检查；

② 对疾病预防控制机构开展与预防接种相关的宣传、培训、技术指导等工作进行监督检查；

③ 对医疗卫生机构分发和购买疫苗的情况进行监督检查。

卫生主管部门应当主要通过对医疗卫生机构依照本条例规定所作的疫苗分发、储存、运输和接种等记录进行检查，履行监督管理职责；必要时，可以进行现场监督检查。卫生主管部门对监督检查情况应当予以记录，发现违法行为的，应当责令有关单位立即改正。

卫生主管部门、药品监督管理部门发现疫苗质量问题和预防接种异常反应以及其他情况时，应当及时互相通报。

4. 法律责任

（1）疫苗生产、经营的法律责任　疫苗生产企业未依照规定建立并保存疫苗销售记录的，依照《药品管理法》第七十八条的规定处罚。

疫苗生产企业未依照规定在纳入国家免疫规划疫苗的最小外包装上标明"免费"字样以及"免疫规划"专用标识的，由药品监督管理部门责令改正，给予警告；拒不改正的，处5000元以上2万元以下的罚款，并封存相关的疫苗。

疫苗生产企业向县级疾病预防控制机构以外的单位或者个人销售第二类疫苗的，由药品监督管理部门没收违法销售的疫苗，并处违法销售的疫苗货值金额2倍以上5倍以下的罚款；有违法所得的，没收违法所得；其直接负责的主管人员和其他直接责任人员5年内不得从事药品生产经营活动；情节严重的，依法吊销疫苗生产资格或者撤销疫苗进口批准证明文件，其直接负责的主管人员和其他直接责任人员10年内不得从事药品生产经营活动；构成犯罪的，依法追究刑事责任。

疾病预防控制机构、接种单位、疫苗生产企业、疫苗批发企业未在规定的冷藏条件下储存、运输疫苗的，由药品监督管理部门责令改正，给予警告，对所储存、运输的疫苗予以销毁；疾病预防控制机构、接种单位拒不改正的，造成严重后果的，由卫生主管部门对主要负责人、直接负责的主管人员和其他直接责任人员依法给予撤职、开除的处分，并吊销接种单位的接种资格；疫苗生产企业、疫苗批发企业拒不改正的，由药品监督管理部门依法责令停产、停业整顿，并处5000元以上2万元以下的罚款；造成严重后果的，依法吊销疫苗生产资格、疫苗经营资格。

不具有疫苗经营资格的单位或者个人经营疫苗的，由药品监督管理部门依照《药品管理法》第七十三条的规定处罚。

（2）卫生部门及药品监督部门的法律责任　县级以上人民政府卫生主管部门、药品监督管理部门违反本条例规定，有下列情形之一的，由本级人民政府、上级人民政府卫生主管部门或者药品监督管理部门责令改正，通报批评；造成受种者人身损害，传染病传播、流行或者其他严重后果的，对直接负责的主管人员和其他直接责任人员依法给予处分；造成特别严重后果的，其主要负责人还应当引咎辞职；构成犯罪的，依法追究刑事责任：

① 未依照本条例规定履行监督检查职责，或者发现违法行为不及时查处的；

② 未及时核实、处理对下级卫生主管部门、药品监督管理部门不履行监督管理职责的举报的；

③ 接到发现预防接种异常反应或者疑似预防接种异常反应的相关报告，未立即组织调查处理的；

④ 擅自进行群体性预防接种的；

⑤ 违反本条例的其他失职、渎职行为。

县级以上人民政府未依照本条例规定履行预防接种保障职责的，由上级人民政府责令改正，通报批评；造成传染病传播、流行或者其他严重后果的，对直接负责的主管人员和其他直接责任人员依法给予处分；发生特别严重的疫苗质量安全事件或者连续发生严重的疫苗质量安全事件的地区，其人民政府主要负责人还应当引咎辞职；构成犯罪的，依法追究刑事责任。

疾病预防控制机构有下列情形之一的，由县级以上人民政府卫生主管部门责令改正，通报批评，给予警告；有违法所得的，没收违法所得；拒不改正的，对主要负责人、直接负责的主管人员和其他直接责任人员依法给予警告至降级的处分：

① 未按照使用计划将第一类疫苗分发到下级疾病预防控制机构、接种单位、乡级医疗卫生机构的；

② 未依照规定建立并保存疫苗购进、储存、分发、供应记录的；

③ 接收或者购进疫苗时未依照规定索要温度监测记录，接收、购进不符合要求的疫苗，或者未依照规定报告的。

疾病预防控制机构、接种单位、疫苗生产企业、接受委托配送疫苗的企业未在规定的冷藏条件下储存、运输疫苗的，由药品监督管理部门责令改正，给予警告，对所储存、运输的疫苗予以销毁；由卫生主管部门对疾病预防控制机构、接种单位的主要负责人、直接负责的主管人员和其他直接责任人员依法给予警告至撤职的处分，造成严重后果的，依法给予开除的处分，并吊销接种单位的接种资格；由药品监督管理部门依法责令疫苗生产企业、接受委托配送疫苗的企业停产、停业整顿，并处违反规定储存、运输的疫苗货值金额2倍以上5倍以下的罚款，造成严重后果的，依法吊销疫苗生产资格或者撤销疫苗进口批准证明文件，其直接负责的主管人员和其他直接责任人员10年内不得从事药品生产经营活动；构成犯罪的，依法追究刑事责任。

(3) 接种单位的法律责任　接种单位有下列情形之一的，由所在地的县级人民政府卫生主管部门责令改正，给予警告；拒不改正的，对主要负责人、直接负责的主管人员依法给予警告至降级的处分，对负有责任的医疗卫生人员责令暂停3个月以上6个月以下的执业活动：

① 接收或者购进疫苗时未依照规定索要温度监测记录，接收、购进不符合要求的疫苗，或者未依照规定报告的；

② 未依照规定建立并保存真实、完整的疫苗接收或者购进记录的；

③ 未在其接种场所的显著位置公示第一类疫苗的品种和接种方法的；

④ 医疗卫生人员在接种前，未依照本条例规定告知、询问受种者或者其监护人有关情况的；

⑤ 实施预防接种的医疗卫生人员未依照规定填写并保存接种记录的；

⑥ 未依照规定对接种疫苗的情况进行登记并报告的。

疾病预防控制机构、接种单位有下列情形之一的，由县级以上地方人民政府卫生主管部门责令改正，给予警告；有违法所得的，没收违法所得；拒不改正的，对主要负责人、直接负责的主管人员和其他直接责任人员依法给予警告至撤职的处分；造成受种者人身损害或者其他严重后果的，对主要负责人、直接负责的主管人员依法给予开除的处分，并由原发证部门吊销负有责任的医疗卫生人员的执业证书；构成犯罪的，依法追究刑事责任：

① 违反本条例规定，未通过省级公共资源交易平台采购疫苗的；

② 违反本条例规定，从疫苗生产企业、县级疾病预防控制机构以外的单位或者个人购进第二类疫苗的；

③ 接种疫苗未遵守预防接种工作规范、免疫程序、疫苗使用指导原则、接种方案的；

④ 发现预防接种异常反应或者疑似预防接种异常反应，未依照规定及时处理或者报告的；

⑤ 擅自进行群体性预防接种的；

⑥ 未依照规定对包装无法识别、超过有效期、脱离冷链、经检验不符合标准、来源不明的疫苗进行登记、报告，或者未依照规定记录销毁情况的。

（4）其他相关人员法律责任 违反《疫苗流通和预防接种管理条例》规定，疫苗生产企业、县级疾病预防控制机构以外的单位或者个人经营疫苗的，由药品监督管理部门依照《药品管理法》第七十二条的规定处罚。

案例分析

　　陕西益康众生医药生物有限公司、陕西益德生物药业有限公司的行为违反《药品管理法》第十八条和《疫苗流通和预防接种管理条例》第六十三条的规定。依据《药品管理法》第八十四条和《疫苗流通和预防接种管理条例》第六十三条的规定，陕西食药监局经研究决定吊销陕西益康众生医药生物有限公司、陕西益德生物药业有限公司《药品经营许可证》。

　　目前上述公司的《药品经营许可证》正副本已被依法收回。

技能实训

在工作过程中发现假劣或者质量可疑的疫苗后，应当如何处理？

答：

1. 作为疾病预防控制机构、接种单位应当立即停止接种；

2. 疫苗生产企业、疫苗批发企业应当立即停止分发、供应、销售；

3. 疾病预防控制中心、接种单位、疫苗生产企业、疫苗批发企业应立即向所在地的县级人民政府卫生主管部门和药品监督管理部门报告，不得自行处理；

4. 接到报告的卫生主管部门应当立即组织疾病预防控制机构和接种单位采取必要的应急措施，同时向上级卫生主管部门报告；

5. 接到报告的药品监督管理部门应当对假劣或者质量可疑的疫苗依法采取查封、扣押等措施。

考考你

一、单选题

　　1. 根据《疫苗流通和预防接种管理条例》规定，以下说法正确的是（　　　）。

　　A. 药品批发企业经市级药品监督管理部门批准，可以经营疫苗

　　B. 药品批发企业经省级药品监督管理部门批准，可以经营疫苗

　　C. 药品批发企业经国家药品监督管理部门批准，可以经营疫苗

　　D. 药品零售连锁企业经省级药品监督管理部门批准，可以经营疫苗

　　E. 药品零售企业经省级药品监督管理部门批准，可以经营疫苗

2. 根据《疫苗流通和预防接种管理条例》规定，药品批发企业从事疫苗经营活动的条件不包括（　　）。

A. 具有执业药师

B. 具有从事疫苗管理的专业技术人员

C. 具有保证疫苗质量的冷藏设施、设备和冷藏运输工具

D. 具有符合疫苗运输管理规范的制度

E. 具有符合疫苗存储管理规范的制度

3.《疫苗流通和预防接种管理条例》规定，属于第二类疫苗的是（　　）。

A. 政府免费向公民提供，公民应当根据政府的规定受种的疫苗

B. 由公民自费并自愿受种的疫苗

C. 国家免疫规划确定的疫苗

D. 省、自治区、直辖市人民政府在执行国家免疫规划时增加的疫苗

E. 县级以上人民政府或者其卫生主管部门组织的应急接种或者群体性预防接种所使用的疫苗

4.《疫苗流通和预防接种管理条例》规定，可以向接种单位供应第二类疫苗的是（　　）。

A. 药品零售连锁企业

B. 省级疾病预防控制机构

C. 社区的市级疾病预防控制机构

D. 县级疾病预防控制机构

E. 医疗机构

【答案】1. B　2. A　3. B　4. D

二、多选题

1.《疫苗流通和预防接种管理条例》规定，疫苗批发企业可以向下列哪些单位销售本企业生产的第二类疫苗（　　）。

A. 其他疫苗批发企业　　B. 零售药店　　C. 卫生主管部门

D. 接种单位　　　　　　E. 疾病预防控制机构

2.《疫苗流通和预防接种管理条例》规定，有关第二类疫苗的供应说法正确的是（　　）。

A. 疫苗生产企业可以向疾病预防控制机构、接种单位销售本企业生产的第二类疫苗

B. 疫苗生产企业可以向疫苗批发企业销售本企业生产的第二类疫苗

C. 县级疾病预防控制机构可以向接种单位供应第二类疫苗

D. 设区的市级以上的疾病预防控制机构可以向接种单位供应第二类疫苗

E. 省级以上的疾病预防控制机构可以向接种单位供应第二类疫苗

【答案】1. ADE　2. ABC

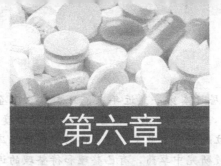

第六章
中药管理

✏️ **知识目标**：掌握中药的概念分类，掌握野生药材资源保护分级目录，熟悉中药材、中药饮片、中成药管理规定。

☆ **技能目标**：能熟练运用中药材、中药饮片、中成药管理规定，对现实工作中有关中药的药事行为做出准确判断，并自觉遵守有关规定。

◎ **素质目标**：培养学生认真、科学的从业精神，对于中药材、中药饮片、中成药，要按照国家有关规定规范从业，生产经营的必须是合格中药材、中药饮片、中成药。培养学生中药学职业道德。

中医药是中华民族在与疾病长期斗争的过程中积累的宝贵财富，其有效的实践和丰富的知识中蕴含着深厚的科学内涵，是中华民族优秀文化的重要组成部分，为中华民族的繁衍昌盛和人类健康做出了不可磨灭的贡献。

党和政府一直关注和重视中医药事业的发展，通过制定一系列的方针、政策，保护和促进了中医药事业的发展，特别是改革开放以来，有关中医药的各项政策和法规得到了进一步的落实，中药现代化、中医药创新体系建设等一系列的措施陆续出台，为中药治病救人、康复保健奠定了坚实的基础。

第一节 中 药

🔍 **导入案例**

"中国人海外抢购洋中药"给中药产业带来的启示

在日本东京"松本清药妆店"一次入手20盒感冒药的上海妈妈何静告诉记者，对比日本感冒药与国产感冒药，二者在成分原料上差别并不大，但"日本感冒药的口感明显好很多，且有专门针对小孩的十几种不同口味，包装精致、设计也非常可爱，哄孩子吃药省力多了。"

中药在日本有悠久的历史。中药或植物药在日本称为"汉方药"或"和汉药"，已经有400多年的发展历史，其中又以福井、富山两地最为著名。福井是日本著名的农业县，主要是原材料的种植；富山县除了每年生产2100多亿日元的治疗用药外，每年生产非处方"配置药"200多亿日元，占日本全国的52%。另外，富山县每1万人中就有55人从事医药品生产，按人均统计居日本第一。近年来，日本建立了企业、政府、大学组织的"产官学三位一体"的体制，利用高新技术设备，加大研发力度，通过传统医学与尖端技术的融合创造新产业。建立起世界上最大、最完备的中药数据库，通过生物试验、临床、药物代谢工程学等解析手段研究中草药，有已整理和待整理的近7万份标本，采自中国、印度、巴西和非洲地区的草药皆陈列其中。业界普遍认为，与日本相比，中国对草药的基础研究有优势，但要做到科学地了解和运用中草药，还有一定差距。

一、中药

中药是指在中医基础理论指导下用以防病治病的药物。将我国传统的药物称之为中药，或称传统药。中药包含中药材、中药饮片、中成药、民族药。中药具有独特的理论体系和形式，充分反映了我国历史、文化、自然资源等方面的特点，它是我国传统药物的中药组成方面。

1. 中药必须以"中医药理论"为指导

中医药学理论体系的基本内容是：以阴阳五行学说为基础；用脏腑、经络、卫气营血、三焦等表示机体的功能部位；以八纲——阴、阳、表、里、寒、热、虚、实来表示机体的功能状态；以望、闻、问、切四诊为了解机体表现状况的手段；按照辨证施治的原则，确定机体的状况，而采取相应的治疗和预防措施，也就是中医理、法、方、药学术体系的统一及理论与实践的统一。

2. 中药的理论内涵和实际基础

中药作为中医药理论体系中的重要组成部分，除遵循中医药理论外，还有着独特的理论内涵和实践基础。

(1) 药物本身特殊性能的表述　有性味归经、升降浮沉。①四气：寒、热、温、凉。②五味：酸、苦、甘、辛、咸。③归经：药物作用的定位概念，包括脏腑、经络、三焦、卫气营血。④升降浮沉：反映药物作用的趋向性，说明药物作用性质，以指导临床用药。

(2) 药物的功效以中医药学术语言表达　如：解表、清热凉血、补养、安神、理气、化痰、平肝息风、活血化瘀等。

(3) 药物配伍应用的特有规律　药物配伍应用的特有规律——君、臣、佐、使，各味药在组方中共同组成一个功能整体，与机体的整体功能状态——"证"相对应而发挥作用。在配伍的组方中要考虑到药物配伍理论的基本内容与炮制对药性构成的主要影响因素。

二、中药的分类

中药在人们防病治病中具有不可替代的作用。中药的资源优势、疗效优势、预防保健优势及市场前景越来越被国际社会认可，对促进世界医药科学的发展和人类健康产生积极影响。

中药包括中药材、中药饮片和中成药三大部分。

1. 中药材

中药材是指药用植物、动物、矿物的药用部分采收后经产地初加工形成的原料药材。一般传统中药材讲究地道药材，地道药材是指传统中药材中具有特定的种质、特定的产区或特定的生产技术和加工方法所生产的中药材。大部分中药材来源于植物，药用部位有根、茎、叶、花、果实、种子、皮等，少部分来自于药用动物骨角、胆、结石、皮、肉及脏器等。药用动、植物最初主要来源于野生动、植物。由于医药发展和科技进步，药物需求量日益增长，野生动植物药材已不能满足人们的需求，便出现了人工栽培植物和家养动物的品种。矿物加工品种及动物的化石等，如朱砂、石膏、轻粉、芒硝、白降丹、红粉、自然铜、密陀僧、雄黄、紫石英、龙骨等。

2. 中药饮片

"饮片"是指在中医药理论指导下，根据辨证施治和调剂、制剂的需要，对中药材进行特殊加工炮制后的制成品。中医临床用以治病的药物是中药饮片和中成药，而中成药的原料亦是中药饮片，并非中药材。所以，严格地讲，中药的性味归经及功效实为中药饮片的属性。饮片有广义与狭义之分：广义是指，凡是供中医临床配方用的全部药材统称为饮片；狭义则指切制成一定形状的药材，如片、块、丝、段等称为饮片。中药饮片大多由中药饮片加工企业提供。

3. 中成药

"成药"一词的发明系晋代葛洪（公元 261—312 年）。葛洪在《肘后备急方》中第一次提出"成药剂"的名词。主张药物按处方配好，加工成一定剂型备临床急需。所以说"成药"是根据疗效确切、应用范围广泛的处方、验方或秘方，具备一定质量规格，批量生产供应的药物。在"成药"生产中，为有别于西药，故称之为"中成药"。如丸、散、膏、丹、露、酒、锭、片剂、冲剂、糖浆等。中成药应由依法取得药品生产许可证的企业生产，质量符合国家药品标准，包装、标签、说明书符合《药品管理法》规定。

技能实训

以下哪些是中药材，哪些是中药饮片，哪些是中成药？

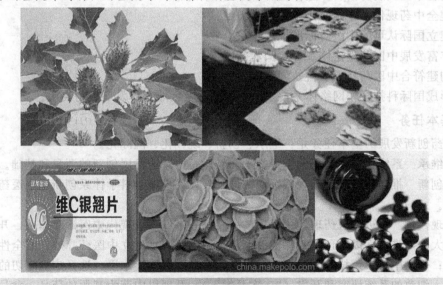

三、中药创新

为了贯彻落实《国家中长期科学和技术发展规划纲要（2006～2020 年）》，指导全国中医药创新发展工作，科技部、卫生部、国家中医药管理局、国家食品药品监督管理总局、教育部、国家民族事务委员会、农业部、商务部、文化部、国家人口和计划生育委员会、国家质量监督检验检疫总局、国家林业局、国家知识产权局、中国科学院、中国工程院、国家自然科学基金委员会等十六个部门联合制定了中医药创新发展规划纲要（2006～2020年）。

1. 指导思想

坚持以人为本、为人类健康服务的根本宗旨，按照"自主创新、重点跨越、支撑发展、引领未来"的新时期科技工作方针，在继承发扬中医药优势特色的基础上，充分利用现代科学技术，努力证实、阐明中医药的科学内涵，通过技术创新提高中医医疗服务能力和中药产业技术水平，通过知识创新丰富和完善中医药理论体系和医疗保健模式，加快中医药现代化和国际化进程，全面提高我国的医疗保健和重大疾病防治水平，不断满足广大民众的社会需求，确立我国在传统医药领域的优势地位，提高中医药的国际化能力和国际市场份额，为人类健康做出更大贡献。

2. 基本原则

坚持"继承与创新并重、中医中药协调发展、现代化与国际化相互促进、多学科结合"的基本原则，推动中医药传承与创新发展。

3. 战略目标

中医药创新发展的总体目标是：通过科技创新支撑中医药现代化发展，不断提高中医药对我国经济和社会发展的贡献率，巩固和加强我国在传统医药领域的优势地位；重点突破中医药传承和医学及生命科学创新发展的关键问题，争取成为中国科技走向世界的突破口之一；促进东西方医学优势互补、相互融合，为建立具有中国特色的新医药学奠定基础；应用全球科技资源推进中医药国际化进程，弘扬中华民族优秀文化，为人类卫生保健事业做出新贡献。

① 完善中医疾病防治、养生保健和诊疗技术体系。

② 健全中药现代产业技术体系。

③ 建立国际认可的中医药标准规范体系。

④ 丰富发展中医药理论体系。

⑤ 构建符合中医药特点的科技创新体系。

⑥ 形成国际科技合作网络体系，中医药的国际及区域合作发展取得突破。

4. 基本任务

中医药创新发展的基本任务是：继承、创新、现代化、国际化。

（1）继承　系统继承中医药的宝贵知识和经验是中医药发展创新的源泉和基础。

（2）创新　推动传统医学和现代医学协同发展，促进医学科学体系创新是中医药现代的长远目标。

（3）现代化　推进中医药现代化发展的主要任务是：建设现代中医诊疗体系，开展中医药防治重大、疑难疾病以及预防、保健、康复作用的研究；建立中医药疗效、安全性评价方法与标准；研发中医诊疗技术与专用仪器设备，提高中医诊疗水平。选择疗效确切的传统中药进行深入细致的系统研究和开发（"二次开发"）；开展以中药为基源的药品、食品、保健品、化妆品和农用、兽用等高附加值的新产品研发；提高中药产品的质量标准和技术水平。发展绿色中药材种植（养殖）业，促进中药材规范化生产，确保中药产业可持续发展；研制适用于中药生产的工程技术及其装备，提高中药制造业水平；加强对中药商业及其流通方式的现代化研究。

（4）国际化　中医药国际化发展的主要任务是：建立符合中医药特点的标准规范并争取

成为传统医药的国际标准；加强符合国际市场需求的医疗、保健产品研究开发；争取中医药的合法地位，使中医药能够进入西方国家医院、药房和医疗保险系统；建立国际化的中医药研究与技术平台、信息平台和人才队伍；积极推进中医药医疗、教学、科研、生产合作与学术、技术交流；通过联合办医、办学、合办研究机构等，使中医药知识与文化得到有效的传播。

5. 优先领域

① 中药产业发展以建立现代中药产业链、保障中医药疗效为目标，不断提高中药产业和产品创新能力，为市场提供疗效确切、品质优良、安全方便、质量可控的中药产品，为培育健康产业服务。

② 基础理论研究以证实和阐明中医药的科学内涵为目的，充分运用中医药学的历史积累、实践经验和现代系统科学、复杂科学的思想方法与技术手段开展多学科交叉研究，为建立具有中国特色的新医药学打下基础。

③ 标准规范研究以构建符合自身特点的中医药标准规范体系、提高中医药标准水平为目标，在借鉴现代医药和其他国家传统医药经验的基础上，争取使中医药标准规范成为国际传统医药标准规范。

④ 创新体系建设以构建服务于中医药现代化和国际化发展的知识与技术创新体系为目的，加强符合中医药自身特点的方法学研究和平台建设以及人才培养，提高自主创新能力。

⑤ 国际科技合作以应用全球科技资源推动中医药进入国际主流市场为目标，以我为主开展国际传统医药科技合作和交流，促进国际社会对中医药的理解和以中医药为代表的传统医药的推广应用。

6. 政策措施

① 加大投入。集成国家相关计划支持中医药创新发展，形成项目联动机制。

② 政策扶持。制定若干鼓励中医药发展的政策法规，推动适合中医药特点的标准规范的建立与完善，加强中医药知识产权和资源的保护与利用；建立成果、信息管理和推广、共享机制；制定积极的人才政策，营造良好的创新环境，吸引跨学科人才和海内外人才，建设一支多学科、跨领域、产学研、海内外结合的人才队伍。

③ 组织协调。加强中医药发展战略和机制研究，协调相关部门和各级政府推动本规划纲要的实施。

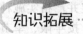

知识拓展 ···

知识拓展——中药创新、现代化、国际化的典范

例一：极草始终把创新放在首位，一颗小小的冬虫夏草纯粉含片，历经 3800 多次试验，凝聚了极草无数个研发团队夜以继日智慧的结晶，创下了百余项发明专利和实用新型技术的先例，它的诞生从根本上解决了冬虫夏草作为中药仅仅依赖传统吃法，难以彻底发挥其功效作用的难题。

例二：天士力的国际化进程起步于产品的国际化。在 1997 年 12 月 9 日，天士力的主打产品复方丹参滴丸以药品形式正式通过美国 FDA 的 IND 审定。这是中国第一个获得 FDA 认证的复方中成药，也是全球首个获得国际通行证的复方中成药。这已成为中药国际化的一个里程碑。

例三：同仁堂海外战略的第一个 10 年是比较成功的。特别是在东南亚地区，通过终端药店和分公司的建立，提高了同仁堂和中药在当地市场的知名度和民众的认知度，出口品种也从 1993 年的不足 30 个发展到现在的 130 多个。

第二节　中药材管理

导入案例

内蒙古大兴安岭林区是我国高纬度地区不可多得的天然植物园。林区生长的野生植物有千余种，仅野生药材种类就有黄芪、桔梗、五味子、赤芍、百合、贯众。由于野生药材质优价高，盗采野生药材的行为越发严重，不仅林间大坑小坑密布，就连陡峭山坡也不能幸免，沙化日趋严重。每年的春、夏、秋三季大量挖药者和收药的人员涌入，绝大部分被挖走的药材是根茎，生态环境在恶变。今年，仅牙克石工商部门就堵截查获野生药材 30 余吨。

一、中药材生产质量管理

中药材生产作为中药产业发展的基础部分，直接制约着中药其他产业的发展。中药材是中药饮片和中成药生产的原料，中药材生产关系到中药材的供应、质量和临床疗效。因此，搞好中药材生产和质量是中药产业发展的关键。

1. 中药材种植、养殖管理

国家重视中药材资源的保护、利用和可持续发展，加强中药材野生资源的采集和抚育管理，采集使用国家保护品种，要严格按规定履行审批手续。严禁非法贩卖野生动物和非法采挖野生中药材资源。国家保护野生中药材资源，扶持濒危动植物中药材人工代用品的研究和开发利用。

国家鼓励培育中药材。对集中规模化栽培养殖，质量可以控制并符合国家药品监督管理部门规定条件的中药材品种，实行批准文号管理。

要在全国中药材资源普查的基础上结合本地中药材资源分布、自然环境条件、传统种植养殖历史和道地药材特性，加强中药材种植养殖的科学管理，按品种逐一制定并严格实施种植养殖和采集技术规范，统一建立种子种苗繁育基地，合理使用农药和化肥，按年限、季节和药用部位采收中药材，提高中药材种植养殖的科学化、规范化水平。

禁止在非适宜区种植养殖中药材，严禁使用高毒、剧毒农药，严禁滥用农药、抗生素、化肥，特别是动物激素类物质、植物生长调节剂和除草剂。根据药用植物的营养特点及土壤的供肥能力，确定施肥种类、时间和数量，施用肥料的种类以有机肥为主，根据不同药用植物物种生长发育的需要有限度地使用化学肥料。允许施用经充分腐熟达到无害化卫生标准的农家肥。禁止施用城市生活垃圾、工业垃圾及医院垃圾和粪便。

药用植物病虫害的防治应采取综合防治策略，如必须施用农药时，应按照《中华人民共和国农药管理条例》的规定，采用最小有效剂量并选用高效、低毒、低残留农药，以降低农药残留和重金属污染。禁止将中毒、感染疫病的药用动物加工成中药材。

对养殖、栽培或野生采集的药用动植物，应准确鉴定其物种，包括亚种、变种或品种，记录其中文名及学名。种子、菌种和繁殖材料在生产、储运过程中应实行检验和检疫制度以保证质量和防止病虫害及杂草的传播；防止伪劣种子、菌种和繁殖材料的交易与传播。加快技术、信息和供应保障服务体系建设，完善中药材质量控制标准以及农药、重金属等有害物质限量控制标准；加强检验检测，防止不合格的中药材流入市场。

根据药用动物生存环境、食性、行为特点及对环境的适应能力等，确定相应的养殖方式和方法。科学配制饲料，定时定量投喂。适时适量地补充维生素、矿物质及其他必要的添加剂，不得添加激素、类激素等添加剂。药用动物养殖应视季节、气温、通气等情况，确定给水的时间及次数。草食动物应尽可能通过多食青绿多汁的饲料补充水分。应按动物习性进行药用动物的引种及驯化，捕捉和运输时应避免动物机体和精神损伤。引种动物必须严格检疫，并进行一定时间的隔离、观察。加强中药材良种选育、配种工作，建立良种繁育基地，保护药用动植物种质资源。禁止将中毒、感染疫病的药用动物加工成中药材。

2. 中药材产地初加工管理

产地初加工是指在中药材产地对地产中药材进行洁净、除去非药用部位、干燥等处理，是防止霉变虫蛀、便于储存运输、保障中药材质量的重要手段。各地要结合地产中药材的特点，加强对中药材产地初加工的管理，逐步实现初加工集中化、规范化、产业化。

要对地产中药材逐品种制定产地初加工规范，统一质量控制标准，改进加工工艺，提高中药材产地初加工水平，避免粗制滥造导致中药材有效成分流失、质量下降，严禁滥用硫黄熏蒸等方法，二氧化硫等物质残留必须符合国家规定。严厉打击产地初加工过程中掺杂使假、染色增重、污染霉变、非法提取等违法违规行为。

采集应坚持"最大持续产量"原则，野生或半野生药用动植物的采集应坚持"最大持续产量"原则，"最大持续产量"即不危害生态环境，可持续生产（采收）的最大产量。

确定适宜的采收时间和方法，有计划地进行野生抚育、轮采与封育，以利生物的繁衍与资源的更新。根据产品质量及植物单位面积产量或动物养殖数量，并参考传统采收经验等因素确定适宜的采收时间，包括采收期、采收年限，以及采收方法。

对采收机械、器具、加工场地的要求，采收机械、器具应保持清洁、无污染，存放在无虫鼠害和禽畜的干燥场所。

加工场地应清洁、通风，具有遮阳、防雨和防鼠、虫及禽畜的设施。

对药用部分采收后的要求，药用部分采收后，经过拣选、清洗、切制或修整等适宜的加工，需干燥的应采用适宜的方法和技术迅速干燥，并控制温度和湿度，使中药材不受污染，有效成分不被破坏。

鲜用药材可采用冷藏、砂藏、罐贮、生物保鲜等适宜的保鲜方法，尽可能不使用保鲜剂和防腐剂。如必须使用时，应符合国家对食品添加剂的有关规定。采收及初加工过程中应尽可能排除非药用部分及异物，特别是杂草及有毒物质，剔除破损、腐烂变质的部分。地道药材加工时，地道药材应按传统方法进行加工。如有改动，应提供充分试验数据，不得影响药材质量。

3. 中药材自种、自采、自用的管理规定

自种、自采、自用中草药是指乡村中医药技术人员自己种植、采收、使用，不需特殊加工炮制的植物中草药。《中共中央、国务院关于进一步加强农村卫生工作的决定》提出了在

规范农村中医药管理和服务的基础上，允许乡村中医药技术人员自种、自采、自用中草药的要求。

为了加强乡村中医药技术人员自种自采自用中草药的管理，规范其服务行为，切实减轻农民医药负担，保障农民用药安全有效，2006 年 7 月 31 日，卫生部、国家中医药管理局发布《关于加强乡村中医药技术人员自种自采自用中草药管理的通知》。通知要求自种、自采、自用中草药的人员应同时具备以下条件：

① 熟悉中草药知识和栽培技术、具有中草药辨识能力；

② 熟练掌握中医基本理论、技能和自种自采中草药的性味功用、临床疗效、用法用量、配伍禁忌、毒副反应、注意事项等。

乡村中医药技术人员不得自种自采自用下列中草药：①国家规定需特殊管理的医疗用毒性中草药；②国家规定需特殊管理的麻醉药品原植物；③国家规定需特殊管理的濒稀野生植物药材。根据当地实际工作需要，乡村中医药技术人员自种自采自用的中草药，只限于其所在的村医疗机构内使用，不得上市流通，不得加工成中药制剂。自种自采自用的中草药应当保证药材质量，不得使用变质、被污染等影响人体安全、药效的药材。对有毒副反应的中草药，乡村中医药技术人员应严格掌握其用法用量，并熟悉其中毒的预防和救治。发现可能与用药有关的毒副反应，应按规定及时向当地主管部门报告。乡村民族医药技术人员自种、自采、自用民族草药的管理参照上述条款执行。

知识拓展

国务院印发《关于取消 13 项国务院部门行政许可事项的决定》（国发〔2016〕10 号），规定取消《中药材生产质量管理规范》（GAP）认证。

中药材 GAP 作为一项旨在推动药材规范化种植、保证药材质量的非强制性行业标准，自 2002 年起至今，已有 10 余年。采访中，有业内人士推测，中药材规范化种植还将继续推行，取消中药材 GAP 认证后，监管仍会加强。

谁向市场供应药品，谁就该对药品质量负全责。取消认证，是简政放权的举措之一。但作为相关生产企业，要保证药品质量稳定可控，药材质量稳定是关键，这是必须进行规范化种植的意义所在。

对于存在资源瓶颈的药材，企业必须自建或共建规范化种植基地，确保可持续生产。现在从政府到监管机构、到行业，都强调生产的可追溯质量保证体系。药材没有稳定可控的来源，药品的生产将会是无米之炊，可能也就自动退出了。

二、野生药材资源保护

近年来对药用植物野生种群的过度采集造成了 100 多种中药资源量急剧下降。冬虫夏草、川贝母、川黄连、麻黄等野生资源破坏严重，人参、三七、杜仲、天麻的野生个体已很难发现。野生中药材的无序采挖，导致了大面积植被被毁、生态环境日益恶化。宁夏甘草滥采乱挖已损失了 800 万亩草原，全国每年因采收麻黄而破坏的草场达到 2700 平方公里。因此，加强对野生药材资源的保护和管理刻不容缓。

为了保护和合理利用野生药材资源，适应人民医疗保健事业的需要，国务院制定了《野生药材资源保护管理条例》。国家对野生药材资源实行保护、采猎相结合的原则，并创造条件开展人工种养。在我国境内采猎、经营野生药材的任何单位或个人，除国家另有规定外，都必须遵守本条例。

1. 国家重点保护野生药材物种的分级和管理部门

国家重点保护的野生药材物种分为三级管理。

一级保护野生药材物种系指濒临灭绝状态的稀有珍贵野生药材物种。

二级保护野生药材物种系指分布区域缩小，资源处于衰竭状态的重要野生药材物种。

三级保护野生药材物种系指资源严重减少的主要常用野生药材物种。

国家重点保护的野生药材物种名录共收载了野生药材物种76种，中药材42种。其中一级保护的野生药材物种有4种，中药材4种；二级的野生药材物种27种，中药材17种；三级保护的野生药材物种45种，中药材21种。

国家药品监督管理部门会同国务院野生动物、植物管理部门负责制定国家重点保护的野生药材物种名录的工作。县以上药品监督管理部门会同同级野生动物、植物管理部门制定采猎、收购二级、三级保护野生药材物种的计划，报上一级药品监督管理部门批准。县以上药品监督管理部门会同同级野生动物、植物管理部门确定禁止采猎区、禁止采猎期和禁止使用采猎的工具。国家药品监督管理部门负责确定采药证的格式，县以上药品监督管理部门会同同级野生动物、植物管理部门负责采药证的核发。国家药品监督管理部门会同国务院有关部门负责确定实行限量出口和出口许可证制度的品种，确定野生药材的规格、等级标准。

2. 国家重点保护野生药材采猎管理

《野生药材资源保护管理条例》规定，禁止采猎一级保护野生药材物种。采猎、收购二级、三级保护野生药材物种必须按照批准的计划执行。采猎者必须持有采药证，需要进行采伐或狩猎的，必须申请采伐证或狩猎证。不得在禁止采猎期、禁止采猎区采猎二级、三级保护野生药材物种，并不得使用禁用工具进行采猎。二级、三级保护野生药材物种属于国家计划管理的品种，由中国药材公司统一经营管理，其余品种由产地县药材公司或其他单位按照计划收购。

3. 国家重点保护的野生药材出口管理规定

一级保护野生药材物种属于自然淘汰的，其药用部分由各级药材公司负责经营管理，但不得出口。二级、三级保护野生药材物种的药用部分，除国家另有规定外，实行限量出口。

违反保护野生药材物种出口管理的，由工商行政管理部门或者有关部门没收其野生药材和全部违法所得，并处以罚款。

4. 国家重点保护的野生药材名录

（1）一级保护药材名称　虎骨、豹骨、羚羊角、鹿茸（梅花鹿）。

（2）二级保护药材名称　鹿茸（马鹿）、麝香（3个品种）、熊胆（2个品种）、穿山甲、蟾酥（2个品种）、蛤蟆油、金钱白花蛇、乌梢蛇、蕲蛇、蛤蚧、甘草（3个品种）、黄连（3个品种）、人参、杜仲、厚朴（2个品种）、黄柏（2个品种）、血竭。

（3）三级保护药材名称　川贝母（4个品种）、伊贝母（2个品种）、刺五加、黄芩、天冬、猪苓、龙胆（4个品种）、防风、远志（2个品种）、胡黄连、肉苁蓉、秦艽（4个品种）、细辛（3个品种）、紫草、五味子（2个品种）、蔓荆子（2个品种）、诃子（2个品种）、山茱萸、石斛（5个品种）、阿魏（2个品种）、连翘（2个品种）、羌活（2个品种）。

考考你

一、单选题

中药材生产关系到中药材的质量和临床疗效，下列关于中药材种植和产地初加工管理的说法，错误的是（　　）。

A. 禁止在非适宜区种/养殖中药材

B. 中药材产地初加工严禁滥用硫黄熏蒸

C. 对地道药材采收加工应选用现代化、产业化方法

D. 对野生或是半野生药用动植物的采集应坚持"最大持续生产"的原则

【答案】C

二、配伍题

A. 羚羊角

B. 丹参

C. 黄芩

D. 甘草

1. 分布区域缩小，资源处于衰竭状态的重要野生物种药材是（　　）。

2. 根据《野生药材资源保护管理条例》，禁止采猎的野生物种药材是（　　）。

3. 野生药材物种属于自然淘汰的，其药用部分由各级药材公司负责经营管理，不得出口的是（　　）。

【答案】1. D　2. A　3. A

第三节　中药饮片管理

导入案例

近期沙坪坝区分局派出执法人员深入中药材中药饮片生产、经营和使用单位开展监督检查。6月30日，在对某中医诊所使用的中药材中药饮片进行例行检查时，发现其购货凭证仅为手工填写未盖公章的公司调拨单，分局以该诊所涉嫌从非法渠道购进中药饮片立案查处。

经查，该诊所当年3～6月期间，从渝中区储奇门中药材市场陈某处购进红花、天麻和党参等89种中药饮片，购进药品货值金额5826元。执法人员对库存的中药饮片进行检查，发现绝大多数产品包装上除手工标示名称外，无产地、生产单位、生产日期等其他的必备标识，检查产品外观质量也存在诸多疑点等。该诊所业主承认，其供应商陈某未取得《药品经营许可证》，自己由于平时不注重学习药品安全管理法律法规，不懂得使用的药品必须从具有药品生产、经营资格的企业购进，而是为了照顾朋友生意导致从非法渠道购进药品，质量也得不到保证。

一、中药饮片生产经营管理

中药饮片生产是以中医理论为指导的我国特有的制药技术。中药饮片既可根据中药处方

直接调配煎汤（剂）服用，又可作为中成药生产的原料供制药厂使用，其质量好坏，直接影响中医临床疗效，直接关系到公众用药安全和中药现代化的进程。

1. 中药饮片生产监管

《药品管理法》规定："中药饮片的炮制，必须按照国家药品标准炮制，国家药品标准没有规定的，必须按照省、自治区、直辖市药品监督管理部门制定的炮制规范炮制。""生产新药或者已有国家标准的药品，须经国家药品监督管理部门批准，并发给批准文号；但是，生产没有实施批准文号管理的中药材和中药饮片除外。""实行批准文号管理的中药材、中药饮片品种目录由国务院药品监督管理部门会同国务院中医药管理部门制定。"

《药品管理法实施条例》规定：生产中药饮片，应当选用与药品质量相适应的包装材料和容器；包装不符合规定的中药饮片，不得销售。

中药饮片包装必须印有或贴有标签。中药饮片的标签必须注明品名、规格、产地、生产企业、产品批号、生产日期，实施批准文号管理的中药饮片还必须注明批准文号。

针对中药饮片存在无包装或包装不符合法定规定的情况，《关于加强中药饮片包装监督管理的通知》（国食药监办〔2003〕358号，2003年12月18日发布）指出：严禁选用与药品性质不相适应和对药品质量可能产生影响的包装材料。中药饮片在发运过程中必须要有包装。每件包装上必须注明品名、产地、日期、调出单位等，并附有质量合格的标志。对不符合上述要求的中药饮片，一律不准销售。对2004年7月1日以后仍不符合中药饮片包装要求的行为要依法进行查处。

为加强中药饮片生产经营管理，2011年1月5日原国家食品药品监督管理局、卫生部、国家中医药管理局以国食药监安〔2011〕25号印发《关于加强中药饮片监督管理的通知》。中药饮片生产经营必须依法取得许可证照，按照法律法规及有关规定组织开展生产经营活动。严禁未取得合法资质的企业和个人从事中药饮片生产、中药提取。各地要坚决取缔无证生产经营中药饮片的非法窝点，严厉打击私切滥制等非法加工、变相生产中药饮片的行为。要加强对药品生产经营企业的管理，严厉打击药品生产经营企业出租出借许可证照、将中药饮片生产转包给非法窝点或药农、购买非法中药饮片改换包装出售等违法行为。鼓励和引导中药饮片、中成药生产企业逐步使用可追溯的中药材为原料，在传统主产区建立中药材种植养殖和生产加工基地，保证中药材质量稳定。

生产中药饮片必须持有《药品生产许可证》《药品GMP证书》；必须以中药材为起始原料，使用符合药用标准的中药材，并应尽量固定药材产地；必须严格执行国家药品标准和地方中药饮片炮制规范、工艺规程；必须在符合药品GMP条件下组织生产，出厂的中药饮片应检验合格，并随货附纸质或电子版的检验报告书。批发零售中药饮片必须持有《药品经营许可证》《药品GSP证书》，必须从持有《药品GMP证书》的生产企业或持有《药品GSP证书》的经营企业采购。批发企业销售给医疗机构、药品零售企业和使用单位的中药饮片，应随货附加盖单位公章的生产、经营企业资质证书及检验报告书（复印件）。

严禁生产企业外购中药饮片半成品或成品进行分包装或改换包装标签等行为。严禁经营企业从事饮片分包装、改换标签等活动；严禁从中药材市场或其他不具备饮片生产经营资质的单位或个人采购中药饮片。

2. 中药饮片经营监管

为保证中药饮片质量，《药品经营质量管理规范》对药品经营企业中影响中药饮片质量的关键环节及人员资质提出要求。

（1）药品批发企业　质量负责人应当具有大学本科以上学历、执业药师资格和 3 年以上药品经营质量管理工作经历，在质量管理工作中具备正确判断和保障实施的能力。

企业质量管理部门负责人应当具有执业药师资格和 3 年以上药品经营质量管理工作经历，能独立解决经营过程中的质量问题。

从事中药材、中药饮片验收工作的，应当具有中药学专业中专以上学历或者具有中药学中级以上专业技术职称。

从事中药材、中药饮片养护工作的，应当具有中药学专业中专以上学历或者具有中药学初级以上专业技术职称；直接收购地产中药材的，验收人员应当具有中药学中级以上专业技术职称。

经营中药材、中药饮片的，应当有专用的库房和养护工作场所，直接收购地产中药材的应当设置中药样品室（柜）。采购中药材、中药饮片的还应当标明产地。

中药材的验收记录应当包括品名、产地、供货单位、到货数量、验收合格数量等内容。

中药饮片验收记录应当包括品名、规格、批号、产地、生产日期、生产厂商、供货单位、到货数量、验收合格数量等内容，实施批准文号管理的中药饮片还应当记录批准文号。

（2）药品零售企业　法定代表人或者企业负责人应当具备执业药师资格。企业应当按照国家有关规定配备执业药师，负责处方审核，指导合理用药。

从事中药饮片质量管理、验收、采购人员应当具有中药学中专以上学历或者具有中药学专业初级以上专业技术职称。中药饮片调剂人员应当具有中药学中专以上学历或者具备中药调剂员资格。

储存中药饮片应当设立专用库房。中药饮片柜斗谱的书写应当正名正字；装斗前应当复核，防止错斗、串斗；应当定期清斗，防止饮片生虫、发霉、变质；不同批号的饮片装斗前应当清斗并记录；应当定期对陈列、存放的药品进行检查，重点检查拆零药品和易变质、近效期、摆放时间较长的药品以及中药饮片。发现有质量疑问的药品应当及时撤柜，停止销售，由质量管理人员确认和处理，并保留相关记录。毒性中药品种和罂粟壳不得陈列。

销售中药饮片做到计量准确，并告知煎服方法及注意事项；提供中药饮片代煎服务的，应当符合国家有关规定。

加强对医疗机构中药饮片采购行为监管，严禁医疗机构从中药材市场或其他没有资质的单位和个人，违法采购中药饮片调剂使用。医疗机构如加工少量自用特殊规格饮片，应将品种、数量、加工理由和特殊性等情况向所在地市级以上食品药品监管部门备案。

在中药饮片生产过程中存在一些违法违规行为，如使用假劣中药材、被污染或提取过的中药材进行投料生产；生产过程中添加其他物质造成饮片污染；外购中药饮片（含半成品）进行分包装或改换包装标签；出租出借证照，虚开票据，为不法分子提供产品检验报告，不按炮制规范或超出核准范围炮制，不按规定检验；与"黑窝点"勾结制假售假等违法违规行为。在中药饮片流通使用环节也存在一些违法违规行为，如药品经营企业和医疗机构购进、销售和使用增重、染色、被污染的中药材和提取过的及其他假劣中药饮片；擅自加工药材冒充中药饮片销售；出租出借证照，虚开票据，与"黑窝点"相互勾结制假售假；从非法渠道购买中药饮片等违法违规行为。作为执业药师在进行产品质量管理和指导合理用药时，要严防假劣中药饮片进入购销和使用环节。

中药饮片是国家基本药物目录品种，质量优劣直接关系到中医医疗效果。近年来，各级监督管理部门采取一系列措施，加强监管，规范了中药饮片的生产、经营和使用行为，使中药饮片质量水平有所提高。然而中药饮片生产、经营和使用等环节还存在一些不规范的问题，个别生产企业存在着不按《药品生产质量管理规范》（GMP）要求生产，甚至外购散装饮片，加工包装等行为；部分经营企业和医疗机构存在着从不具有资质的生产经营企业采购和使用中药饮片等问题，应进一步加强中药饮片监督管理工作。

二、毒性中药饮片管理

1. 国家药品监督管理部门对毒性中药材的饮片，实行统一规划，合理布局，定点生产

毒性中药材饮片定点生产原则如下。

① 对于市场需求量大，毒性药材生产较多的地区定点要合理布局，相对集中，按省区确定 2～3 个定点企业。

② 对于一些产地集中的毒性中药材品种，如朱砂、雄黄、附子等，要全国集中统一定点生产，供全国使用。逐步实现以毒性中药材主产区为中心择优定点。

③ 毒性中药材饮片定点生产企业，要符合《医疗用毒性药品管理办法》等规范要求。

2. 加强对定点生产毒性中药材饮片企业的管理

建立健全毒性中药材饮片的各项生产管理制度，包括生产管理、质量管理、仓储管理、营销管理等。强化和规范毒性中药材饮片生产工艺技术管理，制定切实可行的工艺操作规程，建立批生产记录，保证生产过程的严肃性、规范性。加强毒性中药材饮片包装管理，毒性中药材饮片严格执行《中药饮片包装管理办法》，包装要有突出、鲜明的毒药标志。

建立毒性中药材饮片生产、技术经济指标统计报告制度。定点生产的毒性中药饮片，应销往具有经营毒性中药饮片资格的经营单位或直销到医疗单位。

3. 毒性中药饮片的经营管理

具有经营毒性中药资格的企业采购毒性中药饮片，必须从持有毒性中药材饮片定点生产证的中药饮片生产企业和具有经营毒性中药资格的批发企业购进，严禁从非法渠道购进毒性中药饮片。

毒性中药饮片必须按照国家有关规定，实行专人、专库（柜）、专账、专用衡器，双人双锁保管。做到账、货、卡相符。

考考你

单选题

下列关于中药饮片管理的说法，错误的是（　　）。

A. 生产中药饮片必须持有《药品生产许可证》

B. 批发零售中药饮片必须持有《药品经营许可证》

C. 药品零售企业的中药饮片调剂人员应具有中药学中专以上学历或者具有中药调剂员的资格

D. 医疗机构临方炮制中药饮片应持有《医疗机构制剂许可证》

【答案】D

第四节　中成药管理

导入案例

原告为海南亨新药业有限公司，被告为江苏鹏鹞药业有限公司。原告诉称：公司生产的"抗癌平丸"经国家药监局批准为国家中药保护品种，取得中药保护品种证书，保护期为 2002 年 9 月 12 日至 2009 年 9 月 12 日。根据《中药品种保护条例》等有关法律法规规定，中药保护品种在保护期内只限于由取得保护的企业生产，其他非持有保护证书的企业一律不得仿制和生产。被告无视国家法律规定，继续大量生产和销售同品种的"抗癌平丸"。据此，请求法院判令被告停止侵权，并在中国医药报刊公开赔礼道歉，赔偿经济损失 480 万元。

被告鹏鹞公司辩称："抗癌平丸"是我公司于 1974 年研制，1979 年首先生产，并已获得国家批准生产，依法享有在先权，不是仿制，不存在侵权。中药保护并无绝对排他权，我公司也已按规定正在申报同品种保护，且在六个月后停止了生产，未违反有关规定，更不属于不正当竞争。我公司认为原告诉讼系滥用诉权的一种不正当竞争行为，法律应公平地对待双方享有的合法权利，依法秉公而断，驳回原告的诉讼请求。

判决如下：

一、被告江苏鹏鹞药业有限公司在其获得"抗癌平丸"同品种中药保护证书之前，停止生产和销售其产品"抗癌平丸"。

二、由被告江苏鹏鹞药业有限公司赔偿原告海南亨新药业有限公司经济损失 2052631.55 元（计算方法：2002 年至 2003 年 7 月亏损额的平均数，从 2002 年 9 月 12 日计算至 2003 年 12 月 30 日，共 15 个月零 18 天）；利润损失 819000 元（比照 2000 年减负后每年可得利润 63 万元计算，共计 15 个月零 18 天）；差旅费 124007.86 元，以上合计 2995639.41 元。

一、中药品种保护

1. 中药品种保护的目的和意义

《药品管理法》明确规定国家实行中药品种保护制度。国务院于 1992 年 10 月 14 日，发布《中药品种保护条例》，自 1993 年 1 月 1 日起施行。《中药品种保护条例》规定，国家鼓励研制开发临床有效的中药品种，对质量稳定、疗效确切的中药品种实行分级保护制度。其目的是为了提高中药品种的质量，保护中药生产企业的合法权益、促进中药事业的发展。中药品种保护制度的实施，促进了中药质量和信誉的提升，起到了保护先进、促进老药再提高的作用；保护了中药生产企业的合法权益，使一批传统名贵中成药和创新中药免除了被低水平仿制，调动了企业研究开发中药新药的积极性；维护了正常的生产秩序，促进了中药产业的集约化、规模化和规范化生产，促进了中药名牌产品的形成和科技进步。

2. 《中药品种保护条例》的适用范围

适用于中国境内生产制造的中药品种，包括中成药、天然药物的提取物及其制剂的提取物和中药人工制品。

申请专利的中药品种，依照专利法的规定办理，不适用本条例。申请专利的中药品种除外。

国家食品药品监督管理部门负责全国中药品种保护的监督管理工作，国家中医药管理局协同管理全国中药品种的保护工作。

3. 中药保护品种的范围和等级划分

（1）中药保护品种的范围 依照《中药品种保护条例》（以下简称《条例》），受保护的中药品种，必须是列入国家药品标准的品种。

（2）中药保护品种的等级划分 对受保护的中药品种分为一级和二级进行管理。中药一级保护品种的保护期限分别为 30 年、20 年、10 年，中药二级保护品种的保护期限为 7 年。

① 申请中药一级保护品种应具备的条件。符合下列条件之一的中药品种，可以申请一级保护：a. 对特定疾病有特殊疗效的；b. 相当于国家一级保护野生药材物种的人工制成品；c. 用于预防和治疗特殊疾病的。

对特定疾病有特殊疗效，是指对某一疾病在治疗效果上取得重大突破性进展。

相当于国家一级保护野生药材物种的人工制成品是指列为国家一级保护物种药材的人工制成品；或目前虽属于二级保护物种，但其野生资源已处于濒危状态物种药材的人工制成品。

特殊疾病，是指严重危害百姓身体健康和正常社会生活、经济秩序的重大疑难疾病、危急重症、烈性传染病和罕见病。用于预防和治疗特殊疾病的中药品种，其疗效应明显优于现有治疗方法。

② 申请中药二级保护品种应具备的条件。符合下列条件之一的中药品种，可以申请二级保护：a. 符合上述一级保护的品种或者已经解除一级保护的品种；b. 对特定疾病有显著疗效的；c. 从天然药物中提取的有效物质及特殊制剂。

对特定疾病有显著疗效，是指能突出中医辨证施治、对症下药的理法特色，具有显著临床应用优势，或对主治的疾病、证候或症状的疗效优于同类品种。

从天然药物中提取的有效物质及特殊制剂，是指从中药、天然药物中提取的有效成分、有效部位制成的制剂，且具有临床应用优势。

4. 中药保护品种的保护措施

（1）中药一级保护品种的保护措施

① 该品种的处方组成、工艺制法在保护期内由获得《中药保护品种证书》的生产企业和有关的药品监督管理部门、单位和个人负责保密，不得公开。负有保密责任的有关部门、企业和单位应按照国家有关规定，建立必要的保密制度。

② 向国外转让中药一级保护品种的处方组成、工艺制法，应当按照国家有关保密的规定办理。

③ 因特殊情况需要延长保护期的，由生产企业在该品种保护期满前 6 个月，依照中药品种保护的申请办理程序申报。由国家药品监督管理部门确定延长的保护期限，不得超过第一次批准的保护期限。

（2）中药二级保护品种的保护措施 中药二级保护品种在保护期满后可以延长保护期限，时间为 7 年，由生产企业在该品种保护期满前 6 个月，依据条例规定的程序申报。

（3）其他规定 除临床用药紧张的中药保护品种另有规定外，被批准保护的中药品种在保护期内仅限于已获得《中药保护品种证书》的企业生产。对已批准保护的中药品种，如果在批准前是由多家企业生产的，其中未申请《中药保护品种证书》的企业应当自公告发布之日起 5 个月内向国家药品监督管理部门申报，按规定提交完整的资料，经指定的药品检验机构对申报品种进行质量检验，达到国家药品标准的，经国家药品监督管理部门审批后，补发批准文件和《中药保护品种证书》，对未达到国家药品标准的，国家药品监督管理部门依照药品管理的法律、行政法规的规定，撤销该中药品种的批准文号。

中药保护品种在保护期内向国外申请注册时，必须经过国家药品监督管理部门批准同意，否则，不得办理。

考考你

一、单选题

下列关于中药保护品种保护措施的说法，错误的是（   ）。

A. 向国外转让中药一级保护品种的处方组成、工艺制法，应当按照国家有关保密规定办理

B. 中药保护品种需要延长保护期的，由生产企业在该品种保护期满前 6 个月，依照程序申报

C. 除临床用药紧张的中药保护品种另有规定外，被批准保护的中药品种在保护期内仅限于已获得《中药保护品种证书》的企业生产

D. 中药品种在保护期内向外国申请注册时，必须经国家中医药管理部门批准

【答案】D

二、配伍题

A. 30 年

B. 7 年

C. 20 年

D. 10 年

1. 中药一级保护品种的最低保护年限是（   ）。

2. 中药二级保护品种的最低保护年限是（   ）。

【答案】1. D   2. B

5. 申请中药品种保护的程序

① 中药生产企业向所在地省级药品监督管理部门提出申请经初审签署意见后，报国家药品监督管理部门。在特殊情况下，中药生产企业也可以直接向国家药品监督管理部门提出申请。

② 国家药品监督管理部门委托国家中药品种保护审评委员会进行审评。

③ 国家药品监督管理部门根据审评结论，决定对申请的中药品种是否给予保护。经批准保护的中药品种，由国家药品监督管理局发给《中药保护品种证书》，并在指定的专业报刊上予以公告。

6. 罚则

① 违反本《条例》的规定，将一级保护品种的处方组成、工艺制法泄密者，对其责任人员，由所在单位或者上级机关给予行政处分，构成犯罪的，依法追究刑事责任。

② 对违反本《条例》，擅自仿制和生产中药保护品种的，由县级以上药品监督管理部门以生产假药依法论处。伪造《中药保护品种证书》及有关证明文件进行生产、销售的，由县

级以上药品监督管理部门没收其全部有关药品及违法所得，并可处以有关药品正品价格 3 倍以下罚款，对构成犯罪的，由司法机关依法追究刑事责任。

7. 中药品种保护指导原则

2009 年 2 月 3 日原国家药品监督管理局以国食药监注〔2009〕57 号发布《关于印发中药品种保护指导原则的通知》。通知指出：为加强中药品种保护管理工作，突出中医药特色，鼓励创新，促进提高，保护先进，保证中药品种保护工作的科学性、公正性和规范性，针对进一步做好中药品种保护管理工作的有关事项通知如下。

（1）对已受理的中药品种保护申请，将在国家局政府网站予以公示。自公示之日起至作出行政决定期间，各地一律暂停受理该品种的仿制申请。

（2）对批准保护的品种，国家局将在政府网站和《中国医药报》上予以公告。生产该品种的其他生产企业应自公告发布之日起 6 个月内向局受理中心提出同品种保护申请并提交完整资料；对逾期提出申请的，局受理中心将不予受理。申请延长保护期的生产企业，应当在该品种保护期届满 6 个月前向局受理中心提出申请并提交完整资料。

（3）有下列情形之一的，国家局将终止中药品种保护审评审批，予以退审。

① 在审评过程中发现申报资料不真实的，或在资料真实性核查中不能证明其申报资料真实性的；

② 未在规定时限内按要求提交资料的；

③ 申报企业主动提出撤回申请的；

④ 其他不符合国家法律、法规及有关规定的。

（4）未获得同品种保护的企业，应按《条例》规定停止该品种的生产，如继续生产的，将中止其该品种药品批准文号的效力，并按《条例》第二十三条的有关规定进行查处。已受理同品种保护申请和延长保护期申请的企业，在该品种审批期间可继续生产、销售。

① 保护品种生产企业的《药品生产许可证》被撤销、吊销或注销的；

② 保护品种的药品批准文号被撤销或注销的；

③ 申请企业提供虚假的证明文件、资料、样品或者采取其他欺骗手段取得保护审批件及证书的；

④ 保护品种生产企业主动提出终止保护的；

⑤ 累计 2 年不缴纳保护品种年费的；

⑥ 未按照规定完成改进提高工作的；

⑦ 其他不符合法律、法规规定的。

（5）已被终止保护的品种的生产企业，不得再次申请该品种的中药品种保护。申请企业对审批结论有异议的，可以在收到审批意见之日起 60 日内向国家局提出复审申请并说明复审理由。复审仅限于原申报资料，国家局应当在 50 日内做出结论，如需进行技术审查的，由国家中药品种保护审评委员会按照原申请时限组织审评。

二、中药注射剂管理

1. 概述

中药注射剂是指从药材中提取的有效物质制成的可供注入人体内，包括肌内、穴位、静脉注射和静脉滴注使用的灭菌溶液或乳状液、混悬液，以及供临用前配成溶液的无菌粉末或浓溶液等注入人体的制剂。

（1）中药注射剂的理论基础是中医理论。由于注射剂直接注入体内，质量要求很高，组成药味越多越难研制，故其组成药味数宜少，最好不超过3味。纳入国家标准的109种中药注射剂涉及原料药143种，其中在药物组成中只出现1次的100种，出现2次及超过2次的43种。这43种原料药，共计在单方和复方中重复出现160次。以上重复出现的原料药，其功能较多地集中在清热（15种，其中清热解毒药10种）、补益（5种）和活血化瘀（4种）方面。显然，供制备中药注射剂的常用原料药，只是常用中药的一小部分，远不如制备汤剂或中成药所用的原料药品种类多。

（2）中药注射剂的处方组成除植物药材以外，还包括珍珠母（珍珠粉）、水牛角、山羊角、藿香、鹿茸、水蛭、没药（一种树脂）、地龙、明矾、斑蝥（一种昆虫）等动物及矿物材料。

（3）由于中药中所含的成分过于复杂，单味中药材中化学成分从几十种到几百种不等，难以分离、提纯，仅依靠目前所拥有的技术手段还不能完全弄清其中的有效和有害成分。而且中药原材料受产地、气候、种植方式、储存方式等影响，其有效或有害成分相差很大。

2. 加强中药注射剂生产管理、不良反应监测和召回工作

中药注射剂大多由成药加工或提取中药有效成分而成，因使用方便和起效快而逐渐得到广泛运用。但同时也出现了一些不良反应，严重者甚至危及生命，引起了临床的高度重视。

针对中药注射剂在临床使用中出现的问题，2008年12月24日，卫生部、原国家食品药品监督管理局、国家中医药管理局以卫医政发〔2008〕71号联合发布《进一步加强中药注射剂生产和临床使用管理的通知》（以下简称《通知》）。

《通知》指出近年来，"鱼腥草注射液""刺五加注射液""炎毒清注射液""复方蒲公英注射液""鱼金注射液"等多个品种的中药注射剂因发生严重不良事件或存在严重不良反应被暂停销售使用。

知识拓展

湖北省汉阳一3岁小孩在静脉滴注鱼腥草注射液后死亡。武汉市卫生局称，这是去年以来出现的第4例由鱼腥草注射液导致的死亡病例。

近年来，各地关于鱼腥草注射液的不良反应报道不断。湖北省药品不良反应监测办公室负责人余星说，该药是近年来才上市的中药注射液，临床用于治疗上呼吸道感染等疾病，疗效是肯定的。2003年开始，国家下发通知将其列为不良反应重点监测药品之一。

余星指出，按有关规定，鱼腥草注射液在使用前不需要做皮试。但医疗单位在使用时务必注意：缓慢静脉滴注，除用葡萄糖注射液稀释外，不要与其他化学药物混用，同时应密切观察患者，注射时一旦出现头昏、心悸、恶心、呕吐或视力模糊等不适，应立即停用该药并实施抢救。

《通知》要求：为保障医疗安全和患者用药安全，进一步加强中药注射剂生产和临床使用管理，药品生产企业应严格按照《药品生产质量管理规范》组织生产，加强中药注射剂生产全过程的质量管理和检验，确保中药注射剂生产质量。

应加强中药注射剂销售管理，必要时应能及时全部召回售出药品。药品生产企业要建立健全药品不良反应报告、调查、分析、评价和处理的规章制度。指定专门机构或人员负责中药注射剂不良反应报告和监测工作；对药品质量投诉和药品不良反应应详细记录，并按照有关规定及时向当地药品监督管理部门报告；对收集的信息及时进行分析、组织调查，发现存在安全隐患的，主动召回。

药品生产企业应制定药品退货和召回程序。因质量原因退货和召回的中药注射剂,应按照有关规定销毁,并有记录。

3. 加强中药注射剂临床使用管理

中药注射剂应当在医疗机构内凭医师处方使用,医疗机构应当制定对过敏性休克等紧急情况进行抢救的规程。

医疗机构要加强对中药注射剂采购、验收、储存、调剂的管理。药学部门要严格执行药品进货检查验收制度,建立真实完整的购进记录,保证药品来源可追溯,坚决杜绝不合格药品进入临床;要严格按照药品说明书中规定的药品储存条件储存药品;在发放药品时严格按照《药品管理法》《处方管理办法》进行审核。

医疗机构要加强对中药注射剂临床使用的管理。要求医护人员按照《中药注射剂临床使用基本原则》,严格按照药品说明书使用,严格掌握功能主治和禁忌证;加强用药监测,医护人员使用中药注射剂前,应严格执行用药查对制度,发现异常,立即停止使用,并按规定报告;临床药师要加强中药注射剂临床使用的指导,确保用药安全。

医疗机构要加强中药注射剂不良反应(事件)的监测和报告工作。要准确掌握使用中药注射剂患者的情况,做好临床观察和病历记录,发现可疑不良事件要及时采取应对措施,对出现损害的患者及时救治,并按照规定报告;妥善保留相关药品、患者使用后的残存药液及输液器等,以备检验。

4. 中药注射剂临床使用基本原则

(1)选用中药注射剂应严格掌握适应证,合理选择给药途径。能口服给药的,不选用注射给药;能肌内注射给药的,不选用静脉注射或滴注给药。必须选用静脉注射或滴注给药的应加强监测。

(2)辨证施药,严格掌握功能主治。临床使用应辨证用药,严格按照药品说明书规定的功能主治使用,禁止超功能主治用药。

(3)严格掌握用法用量及疗程。按照药品说明书推荐剂量、调配要求、给药速度、疗程使用药品。不超剂量、过快滴注和长期连续用药。

(4)严禁混合配伍,谨慎联合用药。中药注射剂应单独使用,禁忌与其他药品混合配伍使用。谨慎联合用药,如确需联合使用其他药品时,应谨慎考虑与中药注射剂的间隔时间以及药物相互作用等问题。

(5)用药前应仔细询问过敏史,对过敏体质者应慎用。

(6)对老人、儿童、肝肾功能异常患者等特殊人群和初次使用中药注射剂的患者应慎重使用,加强监测。对长期使用的患者在每疗程间要有一定的时间间隔。

(7)加强用药监护。用药过程中,应密切观察用药反应,特别是开始30分钟。发现异常,立即停药,采用积极救治措施,救治患者。

附　录

附录一　中华人民共和国药品管理法（2015年修订版）

第一章　总则

第一条　为加强药品监督管理，保证药品质量，保障人体用药安全，维护人民身体健康和用药的合法权益，特制定本法。

第二条　在中华人民共和国境内从事药品的研制、生产、经营、使用和监督管理的单位或者个人，必须遵守本法。

第三条　国家发展现代药和传统药，充分发挥其在预防、医疗和保健中的作用。国家保护野生药材资源，鼓励培育中药材。

第四条　国家鼓励研究和创制新药，保护公民、法人和其他组织研究、开发新药的合法权益。

第五条　国务院药品监督管理部门主管全国药品监督管理工作。国务院有关部门在各自的职责范围内负责与药品有关的监督管理工作。

省、自治区、直辖市人民政府药品监督管理部门负责本行政区域内的药品监督管理工作。省、自治区、直辖市人民政府有关部门在各自的职责范围内负责与药品有关的监督管理工作。

国务院药品监督管理部门应当配合国务院经济综合主管部门，执行国家制定的药品行业发展规划和产业政策。

第六条　药品监督管理部门设置或者确定的药品检验机构，承担依法实施药品审批和药品质量监督检查所需的药品检验工作。

第二章　药品生产企业管理

第七条　开办药品生产企业，须经企业所在地省、自治区、直辖市人民政府药品监督管理部门批准并发给《药品生产许可证》。无《药品生产许可证》的，不得生产药品。

《药品生产许可证》应当标明有效期和生产范围，到期重新审查发证。

药品监督管理部门批准开办药品生产企业，除依据本法第八条规定的条件外，还应当符合国家制定的药品行业发展规划和产业政策，防止重复建设。

第八条　开办药品生产企业，必须具备以下条件：

（一）具有依法经过资格认定的药学技术人员、工程技术人员及相应的技术工人；

（二）具有与其药品生产相适应的厂房、设施和卫生环境；

（三）具有能对所生产药品进行质量管理和质量检验的机构、人员以及必要的仪器设备；

（四）具有保证药品质量的规章制度。

第九条　药品生产企业必须按照国务院药品监督管理部门依据本法制定的《药品生产质量管理规范》组织生产。药品监督管理部门按照规定对药品生产企业是否符合《药品生产质量管理规范》的要求进行认证；对认证合格的，发给认证证书。

《药品生产质量管理规范》的具体实施办法、实施步骤由国务院药品监督管理部门规定。

第十条　除中药饮片的炮制外，药品必须按照国家药品标准和国务院药品监督管理部门批准的生产工艺进行生产，生产记录必须完整准确。药品生产企业改变影响药品质量的生产工艺的，必须报原批准部门审核批准。

中药饮片必须按照国家药品标准炮制；国家药品标准没有规定的，必须按照省、自治区、直辖市人民政府药品监督管理部门制定的炮制规范炮制。省、自治区、直辖市人民政府药品监督管理部门制定的炮制规范应当报国务院药品监督管理部门备案。

第十一条　生产药品所需的原料、辅料，必须符合药用要求。

第十二条　药品生产企业必须对其生产的药品进行质量检验；不符合国家药品标准或者不按照省、自治区、直辖市人民政府药品监督管理部门制定的中药饮片炮制规范炮制的，不得出厂。

第十三条　经省、自治区、直辖市人民政府药品监督管理部门批准，药品生产企业可以接受委托生产药品。

第三章　药品经营企业管理

第十四条　开办药品批发企业，须经企业所在地省、自治区、直辖市人民政府药品监督管理部门批准并发给《药品经营许可证》；开办药品零售企业，须经企业所在地县级以上地方药品监督管理部门批准并发给《药品经营许可证》。无《药品经营许可证》的，不得经营药品。

《药品经营许可证》应当标明有效期和经营范围，到期重新审查发证。

药品监督管理部门批准开办药品经营企业，除依据本法第十五条规定的条件外，还应当遵循合理布局和方便群众购药的原则。

第十五条　开办药品经营企业必须具备以下条件：

（一）具有依法经过资格认定的药学技术人员；

（二）具有与所经营药品相适应的营业场所、设备、仓储设施、卫生环境；

（三）具有与所经营药品相适应的质量管理机构或者人员；

（四）具有保证所经营药品质量的规章制度。

第十六条　药品经营企业必须按照国务院药品监督管理部门依据本法制定的《药品经营质量管理规范》经营药品。药品监督管理部门按照规定对药品经营企业是否符合《药品经营质量管理规范》的要求进行认证；对认证合格的，发给认证证书。

《药品经营质量管理规范》的具体实施办法、实施步骤由国务院药品监督管理部门规定。

第十七条　药品经营企业购进药品，必须建立并执行进货检查验收制度，验明药品合格证明和其他标识；不符合规定要求的，不得购进。

第十八条　药品经营企业购销药品，必须有真实完整的购销记录。购销记录必须注明药品的通用名称、剂型、规格、批号、有效期、生产厂商、购（销）货单位、购（销）货数量、购销价格、购（销）货日期及国务院药品监督管理部门规定的其他内容。

第十九条　药品经营企业销售药品必须准确无误，并正确说明用法、用量和注意事项；调配处方必须经过核对，对处方所列药品不得擅自更改或者代用。对有配伍禁忌或者超剂量的处方，应当拒绝调配；必要时，经处方医师更正或者重新签字，方可调配。

药品经营企业销售中药材，必须标明产地。

第二十条　药品经营企业必须制定和执行药品保管制度，采取必要的冷藏、防冻、防潮、防虫、防鼠等措施，保证药品质量。

药品入库和出库必须执行检查制度。

第二十一条　城乡集市贸易市场可以出售中药材，国务院另有规定的除外。

城乡集市贸易市场不得出售中药材以外的药品，但持有《药品经营许可证》的药品零售企业在规定的范围内可以在城乡集市贸易市场设点出售中药材以外的药品。具体办法由国务院规定。

<h2 style="text-align:center">第四章　医疗机构的药剂管理</h2>

第二十二条　医疗机构必须配备依法经过资格认定的药学技术人员。非药学技术人员不得直接从事药剂技术工作。

第二十三条　医疗机构配制制剂，须经所在地省、自治区、直辖市人民政府卫生行政部门审核同意，由省、自治区、直辖市人民政府药品监督管理部门批准，发给《医疗机构制剂许可证》。无《医疗机构制剂许可证》的，不得配制制剂。

《医疗机构制剂许可证》应当标明有效期，到期重新审查发证。

第二十四条　医疗机构配制制剂，必须具有能够保证制剂质量的设施、管理制度、检验仪器和卫生条件。

第二十五条　医疗机构配制的制剂，应当是本单位临床需要而市场上没有供应的品种，并须经所在地省、自治区、直辖市人民政府药品监督管理部门批准后方可配制。配制的制剂必须按照规定进行质量检验；合格的，凭医师处方在本医疗机构使用。特殊情况下，经国务院或者省、自治区、直辖市人民政府的药品监督管理部门批准，医疗机构配制的制剂可以在指定的医疗机构之间调剂使用。

医疗机构配制的制剂，不得在市场销售。

第二十六条　医疗机构购进药品，必须建立并执行进货检查验收制度，验明药品合格证明和其他标识；不符合规定要求的，不得购进和使用。

第二十七条　医疗机构的药剂人员调配处方，必须经过核对，对处方所列药品不得擅自更改或者代用。对有配伍禁忌或者超剂量的处方，应当拒绝调配；必要时，经处方医师更正或者重新签字，方可调配。

第二十八条　医疗机构必须制定和执行药品保管制度，采取必要的冷藏、防冻、防潮、防虫、防鼠等措施，保证药品质量。

<h2 style="text-align:center">第五章　药品管理</h2>

第二十九条　研制新药，必须按照国务院药品监督管理部门的规定如实报送研制方法、质量指标、药理及毒理试验结果等有关资料和样品，经国务院药品监督管理部门批准后，方可进行临床试验。药物临床试验机构资格的认定办法，由国务院药品监督管理部门、国务院卫生行政部门共同制定。

完成临床试验并通过审批的新药，由国务院药品监督管理部门批准，发给新药证书。

第三十条　药物的非临床安全性评价研究机构和临床试验机构必须分别执行药物非临床研究质量管理规范、药物临床试验质量管理规范。

药物非临床研究质量管理规范、药物临床试验质量管理规范由国务院确定的部门制定。

第三十一条　生产新药或者已有国家标准的药品的，须经国务院药品监督管理部门批准，并发给药品批准文号；但是，生产没有实施批准文号管理的中药材和中药饮片除外。实施批准文号管理的中药材、中药饮片品种目录由国务院药品监督管理部门会同国务院中医药管理部门制定。

药品生产企业在取得药品批准文号后，方可生产该药品。

第三十二条　药品必须符合国家药品标准。中药饮片依照本法第十条第二款的规定执行。

国务院药品监督管理部门颁布的《中华人民共和国药典》和药品标准为国家药品标准。

国务院药品监督管理部门组织药典委员会，负责国家药品标准的制定和修订。

国务院药品监督管理部门的药品检验机构负责标定国家药品标准品、对照品。

第三十三条　国务院药品监督管理部门组织药学、医学和其他技术人员，对新药进行审评，对已经批准生产的药品进行再评价。

第三十四条　药品生产企业、药品经营企业、医疗机构必须从具有药品生产、经营资格的企业购进药品；但是，购进没有实施批准文号管理的中药材除外。

第三十五条　国家对麻醉药品、精神药品、医疗用毒性药品、放射性药品，实行特殊管理。管理办法由国务院制定。

第三十六条　国家实行中药品种保护制度。具体办法由国务院制定。

第三十七条　国家对药品实行处方药与非处方药分类管理制度。具体办法由国务院制定。

第三十八条　禁止进口疗效不确、不良反应大或者其他原因危害人体健康的药品。

第三十九条　药品进口，须经国务院药品监督管理部门组织审查，经审查确认符合质量标准、安全有效的，方可批准进口，并发给进口药品注册证书。

医疗单位临床急需或者个人自用进口的少量药品，按照国家有关规定办理进口手续。

第四十条　药品必须从允许药品进口的口岸进口，并由进口药品的企业向口岸所在地药品监督管理部门登记备案。海关凭药品监督管理部门出具的《进口药品通关单》放行。无《进口药品通关单》的，海关不得放行。

口岸所在地药品监督管理部门应当通知药品检验机构按照国务院药品监督管理部门的规定对进口药品进行抽查检验，并依照本法第四十一条第二款的规定收取检验费。

允许药品进口的口岸由国务院药品监督管理部门会同海关总署提出，报国务院批准。

第四十一条　国务院药品监督管理部门对下列药品在销售前或者进口时，指定药品检验机构进行检验；检验不合格的，不得销售或者进口：

（一）国务院药品监督管理部门规定的生物制品；

（二）首次在中国销售的药品；

（三）国务院规定的其他药品。

前款所列药品的检验费项目和收费标准由国务院财政部门会同国务院价格主管部门核定并公告。检验费收缴办法由国务院财政部门会同国务院药品监督管理部门制定。

第四十二条　国务院药品监督管理部门对已经批准生产或者进口的药品，应当组织调查；对疗效不确、不良反应大或者其他原因危害人体健康的药品，应当撤销批准文号或者进口药品注册证书。

已被撤销批准文号或者进口药品注册证书的药品，不得生产或者进口、销售和使用；已经生产或者进口的，由当地药品监督管理部门监督销毁或者处理。

第四十三条　国家实行药品储备制度。

国内发生重大灾情、疫情及其他突发事件时，国务院规定的部门可以紧急调用企业药品。

第四十四条　对国内供应不足的药品，国务院有权限制或者禁止出口。

第四十五条　进口、出口麻醉药品和国家规定范围内的精神药品，必须持有国务院药品监督管理部门发给的《进口准许证》《出口准许证》。

第四十六条　新发现和从国外引种的药材，经国务院药品监督管理部门审核批准后，方可销售。

第四十七条　地区性民间习用药材的管理办法，由国务院药品监督管理部门会同国务院中医药管理部门制定。

第四十八条　禁止生产（包括配制，下同）、销售假药。

有下列情形之一的，为假药：

（一）药品所含成分与国家药品标准规定的成分不符的；

（二）以非药品冒充药品或者以他种药品冒充此种药品的。

有下列情形之一的药品，按假药论处：

（一）国务院药品监督管理部门规定禁止使用的；

（二）依照本法必须批准而未经批准生产、进口，或者依照本法必须检验而未经检验即销售的；

（三）变质的；

（四）被污染的；

（五）使用依照本法必须取得批准文号而未取得批准文号的原料药生产的；

（六）所标明的适应证或者功能主治超出规定范围的。

第四十九条　禁止生产、销售劣药。

药品成分的含量不符合国家药品标准的，为劣药。

有下列情形之一的药品，按劣药论处：

（一）未标明有效期或者更改有效期的；

（二）不注明或者更改生产批号的；

（三）超过有效期的；

（四）直接接触药品的包装材料和容器未经批准的；

（五）擅自添加着色剂、防腐剂、香料、矫味剂及辅料的；

（六）其他不符合药品标准规定的。

第五十条　列入国家药品标准的药品名称为药品通用名称。已经作为药品通用名称的，该名称不得作为药品商标使用。

第五十一条　药品生产企业、药品经营企业和医疗机构直接接触药品的工作人员，必须每年进行健康检查。患有传染病或者其他可能污染药品的疾病的，不得从事直接接触药品的工作。

第六章　药品包装的管理

第五十二条　直接接触药品的包装材料和容器，必须符合药用要求，符合保障人体健康、安全的标准，并由药品监督管理部门在审批药品时一并审批。

药品生产企业不得使用未经批准的直接接触药品的包装材料和容器。

对不合格的直接接触药品的包装材料和容器，由药品监督管理部门责令停止使用。

第五十三条　药品包装必须适合药品质量的要求，方便储存、运输和医疗使用。

发运中药材必须有包装。在每件包装上，必须注明品名、产地、日期、调出单位，并附有质量合格的标志。

第五十四条　药品包装必须按照规定印有或者贴有标签并附有说明书。

标签或者说明书上必须注明药品的通用名称、成分、规格、生产企业、批准文号、产品批号、生产日期、有效期、适应证或者功能主治、用法、用量、禁忌、不良反应和注意事项。

麻醉药品、精神药品、医疗用毒性药品、放射性药品、外用药品和非处方药的标签，必须印有规定的标志。

第七章 药品价格和广告的管理

第五十五条 依法实行市场调节价的药品，药品的生产企业、经营企业和医疗机构应当按照公平、合理和诚实信用、质价相符的原则制定价格，为用药者提供价格合理的药品。

药品的生产企业、经营企业和医疗机构应当遵守国务院价格主管部门关于药价管理的规定，制定和标明药品零售价格，禁止暴利和损害用药者利益的价格欺诈行为。

第五十六条 药品的生产企业、经营企业、医疗机构应当依法向政府价格主管部门提供其药品的实际购销价格和购销数量等资料。

第五十七条 医疗机构应当向患者提供所用药品的价格清单；医疗保险定点医疗机构还应当按照规定的办法如实公布其常用药品的价格，加强合理用药的管理。具体办法由国务院卫生行政部门规定。

第五十八条 禁止药品的生产企业、经营企业和医疗机构在药品购销中账外暗中给予、收受回扣或者其他利益。

禁止药品的生产企业、经营企业或者其代理人以任何名义给予使用其药品的医疗机构的负责人、药品采购人员、医师等有关人员以财物或者其他利益。禁止医疗机构的负责人、药品采购人员、医师等有关人员以任何名义收受药品的生产企业、经营企业或者其代理人给予的财物或者其他利益。

第五十九条 药品广告须经企业所在地省、自治区、直辖市人民政府药品监督管理部门批准，并发给药品广告批准文号；未取得药品广告批准文号的，不得发布。

处方药可以在国务院卫生行政部门和国务院药品监督管理部门共同指定的医学、药学专业刊物上介绍，但不得在大众传播媒介发布广告或者以其他方式进行以公众为对象的广告宣传。

第六十条 药品广告的内容必须真实、合法，以国务院药品监督管理部门批准的说明书为准，不得含有虚假的内容。

药品广告不得含有不科学的表示功效的断言或者保证；不得利用国家机关、医药科研单位、学术机构或者专家、学者、医师、患者的名义和形象作证明。

非药品广告不得有涉及药品的宣传。

第六十一条 省、自治区、直辖市人民政府药品监督管理部门应当对其批准的药品广告进行检查，对于违反本法和《中华人民共和国广告法》的广告，应当向广告监督管理机关通报并提出处理建议，广告监督管理机关应当依法作出处理。

第六十二条 药品价格和广告，本法未规定的，适用《中华人民共和国价格法》《中华人民共和国广告法》的规定。

第八章 药品监督

第六十三条 药品监督管理部门有权按照法律、行政法规的规定对报经其审批的药品研制和药品的生产、经营以及医疗机构使用药品的事项进行监督检查，有关单位和个人不得拒绝和隐瞒。

药品监督管理部门进行监督检查时，必须出示证明文件，对监督检查中知悉的被检查人的技术秘密和业务秘密应当保密。

第六十四条 药品监督管理部门根据监督检查的需要，可以对药品质量进行抽查检验。抽查检验应当按照规定抽样，并不得收取任何费用。所需费用按照国务院规定列支。

药品监督管理部门对有证据证明可能危害人体健康的药品及其有关材料可以采取查封、扣押的行政强制措施，并在七日内作出行政处理决定；药品需要检验的，必须自检验报告书发出之日起十五日内作出行政处理决定。

第六十五条　国务院和省、自治区、直辖市人民政府的药品监督管理部门应当定期公告药品质量抽查检验的结果；公告不当的，必须在原公告范围内予以更正。

第六十六条　当事人对药品检验机构的检验结果有异议的，可以自收到药品检验结果之日起七日内向原药品检验机构或者上一级药品监督管理部门设置或者确定的药品检验机构申请复验，也可以直接向国务院药品监督管理部门设置或者确定的药品检验机构申请复验。受理复验的药品检验机构必须在国务院药品监督管理部门规定的时间内作出复验结论。

第六十七条　药品监督管理部门应当按照规定，依据《药品生产质量管理规范》《药品经营质量管理规范》，对经其认证合格的药品生产企业、药品经营企业进行认证后的跟踪检查。

第六十八条　地方人民政府和药品监督管理部门不得以要求实施药品检验、审批等手段限制或者排斥非本地区药品生产企业依照本法规定生产的药品进入本地区。

第六十九条　药品监督管理部门及其设置的药品检验机构和确定的专业从事药品检验的机构不得参与药品生产经营活动，不得以其名义推荐或者监制、监销药品。

药品监督管理部门及其设置的药品检验机构和确定的专业从事药品检验的机构的工作人员不得参与药品生产经营活动。

第七十条　国家实行药品不良反应报告制度。药品生产企业、药品经营企业和医疗机构必须经常考察本单位所生产、经营、使用的药品质量、疗效和反应。发现可能与用药有关的严重不良反应，必须及时向当地省、自治区、直辖市人民政府药品监督管理部门和卫生行政部门报告。具体办法由国务院药品监督管理部门会同国务院卫生行政部门制定。

对已确认发生严重不良反应的药品，国务院或者省、自治区、直辖市人民政府的药品监督管理部门可以采取停止生产、销售、使用的紧急控制措施，并应当在五日内组织鉴定，自鉴定结论作出之日起十五日内依法作出行政处理决定。

第七十一条　药品生产企业、药品经营企业和医疗机构的药品检验机构或者人员，应当接受当地药品监督管理部门设置的药品检验机构的业务指导。

第九章　法律责任

第七十二条　未取得《药品生产许可证》《药品经营许可证》或者《医疗机构制剂许可证》生产药品、经营药品的，依法予以取缔，没收违法生产、销售的药品和违法所得，并处违法生产、销售的药品（包括已售出的和未售出的药品，下同）货值金额二倍以上五倍以下的罚款；构成犯罪的，依法追究刑事责任。

第七十三条　生产、销售假药的，没收违法生产、销售的药品和违法所得，并处违法生产、销售药品货值金额二倍以上五倍以下的罚款；有药品批准证明文件的予以撤销，并责令停产、停业整顿；情节严重的，吊销《药品生产许可证》《药品经营许可证》或者《医疗机构制剂许可证》；构成犯罪的，依法追究刑事责任。

第七十四条　生产、销售劣药的，没收违法生产、销售的药品和违法所得，并处违法生产、销售药品货值金额一倍以上三倍以下的罚款；情节严重的，责令停产、停业整顿或者撤销药品批准证明文件，吊销《药品生产许可证》《药品经营许可证》或者《医疗机构制剂许可证》；构成犯罪的，依法追究刑事责任。

第七十五条　从事生产、销售假药及生产、销售劣药情节严重的企业或者其他单位，其直接负责的主管人员和其他直接责任人员十年内不得从事药品生产、经营活动。

对生产者专门用于生产假药、劣药的原辅材料、包装材料、生产设备，予以没收。

第七十六条　知道或者应当知道属于假劣药品而为其提供运输、保管、仓储等便利条件的，没收全部运输、保管、仓储的收入，并处违法收入百分之五十以上三倍以下的罚款；构成犯罪的，依法追究刑事责任。

第七十七条　对假药、劣药的处罚通知，必须载明药品检验机构的质量检验结果；但是，本法第四十八条第三款第（一）、（二）、（五）、（六）项和第四十九条第三款规定的情形除外。

第七十八条　药品的生产企业、经营企业、药物非临床安全性评价研究机构、药物临床试验机构未按照规定实施《药品生产质量管理规范》、《药品经营质量管理规范》、药物非临床研究质量管理规范、药物临床试验质量管理规范的，给予警告，责令限期改正；逾期不改正的，责令停产、停业整顿，并处五千元以上二万元以下的罚款；情节严重的，吊销《药品生产许可证》《药品经营许可证》和药物临床试验机构的资格。

第七十九条　药品的生产企业、经营企业或者医疗机构违反本法第三十四条的规定，从无《药品生产许可证》《药品经营许可证》的企业购进药品的，责令改正，没收违法购进的药品，并处违法购进药品货值金额二倍以上五倍以下的罚款；有违法所得的，没收违法所得；情节严重的，吊销《药品生产许可证》《药品经营许可证》或者医疗机构执业许可证书。

第八十条　进口已获得药品进口注册证书的药品，未按照本法规定向允许药品进口的口岸所在地的药品监督管理部门登记备案的，给予警告，责令限期改正；逾期不改正的，撤销进口药品注册证书。

第八十一条　伪造、变造、买卖、出租、出借许可证或者药品批准证明文件的，没收违法所得，并处违法所得一倍以上三倍以下的罚款；没有违法所得的，处二万元以上十万元以下的罚款；情节严重的，并吊销卖方、出租方、出借方的《药品生产许可证》、《药品经营许可证》《医疗机构制剂许可证》或者撤销药品批准证明文件；构成犯罪的，依法追究刑事责任。

第八十二条　违反本法规定，提供虚假的证明、文件资料样品或者采取其他欺骗手段取得《药品生产许可证》《药品经营许可证》《医疗机构制剂许可证》或者药品批准证明文件的，吊销《药品生产许可证》《药品经营许可证》《医疗机构制剂许可证》或者撤销药品批准证明文件，五年内不受理其申请，并处一万元以上三万元以下的罚款。

第八十三条　医疗机构将其配制的制剂在市场销售的，责令改正，没收违法销售的制剂，并处违法销售制剂货值金额一倍以上三倍以下的罚款；有违法所得的，没收违法所得。

第八十四条　药品经营企业违反本法第十八条、第十九条规定的，责令改正，给予警告；情节严重的，吊销《药品经营许可证》。

第八十五条　药品标识不符合本法第五十四条规定的，除依法应当按照假药、劣药论处的外，责令改正，给予警告；情节严重的，撤销该药品的批准证明文件。

第八十六条　药品检验机构出具虚假检验报告，构成犯罪的，依法追究刑事责任；不构成犯罪的，责令改正，给予警告，对单位并处三万元以上五万元以下的罚款；对直接负责的主管人员和其他直接责任人员依法给予降级、撤职、开除的处分，并处三万元以下的罚款；有违法所得的，没收违法所得；情节严重的，撤销其检验资格。药品检验机构出具的检验结果不实，造成损失的，应当承担相应的赔偿责任。

第八十七条　本法第七十二条至第八十六条规定的行政处罚，由县级以上药品监督管理部门按照国务院药品监督管理部门规定的职责分工决定；吊销《药品生产许可证》、《药品经营许可证》、《医疗机构制剂许可证》、医疗机构执业许可证书或者撤销药品批准证明文件的，由原发证、批准的部门决定。

第八十八条　违反本法第五十五条、第五十六条关于药品价格管理的规定的，依照《中华人民共和国价格法》的规定处罚。

第八十九条　药品的生产企业、经营企业、医疗机构在药品购销中暗中给予、收受回扣或者其他利益的，药品的生产企业、经营企业或者其代理人给予使用其药品的医疗机构的负责人、药品采购人员、医师等有关人员以财物或者其他利益的，由工商行政管理部门处一万元以上二十万元以下的罚款，有违法所得的，予以没收；情节严重的，由工商行政管理部门吊销药品生产企业、药品经营企业的营业执照，并通知药品监督管理部门，由药品监督管理部门吊销其《药品生产许可证》《药品经营许可证》；构成犯罪的，依法追究刑事责任。

第九十条　药品的生产企业、经营企业的负责人、采购人员等有关人员在药品购销中收受其他生产企业、经营企业或者其代理人给予的财物或者其他利益的，依法给予处分，没收违法所得；构成犯罪的，依法追究刑事责任。

医疗机构的负责人、药品采购人员、医师等有关人员收受药品生产企业、药品经营企业或者其代理人给予的财物或者其他利益的，由卫生行政部门或者本单位给予处分，没收违法所得；对违法行为情节严重的执业医师，由卫生行政部门吊销其执业证书；构成犯罪的，依法追究刑事责任。

第九十一条　违反本法有关药品广告的管理规定的，依照《中华人民共和国广告法》的规定处罚，并由发给广告批准文号的药品监督管理部门撤销广告批准文号，一年内不受理该品种的广告审批申请；构成犯罪的，依法追究刑事责任。

药品监督管理部门对药品广告不依法履行审查职责，批准发布的广告有虚假或者其他违反法律、行政法规的内容的，对直接负责的主管人员和其他直接责任人员依法给予行政处分；构成犯罪的，依法追究刑事责任。

第九十二条　药品的生产企业、经营企业、医疗机构违反本法规定，给药品使用者造成损害的，依法承担赔偿责任。

第九十三条　药品监督管理部门违反本法规定，有下列行为之一的，由其上级主管机关或者监察机关责令收回违法发给的证书、撤销药品批准证明文件，对直接负责的主管人员和其他直接责任人员依法给予行政处分；构成犯罪的，依法追究刑事责任：

（一）对不符合《药品生产质量管理规范》《药品经营质量管理规范》的企业发给符合有关规范的认证证书的，或者对取得认证证书的企业未按照规定履行跟踪检查的职责，对不符合认证条件的企业未依法责令其改正或者撤销其认证证书的；

（二）对不符合法定条件的单位发给《药品生产许可证》《药品经营许可证》或者《医疗机构制剂许可证》的；

（三）对不符合进口条件的药品发给进口药品注册证书的；

（四）对不具备临床试验条件或者生产条件而批准进行临床试验、发给新药证书、发给药品批准文号的。

第九十四条　药品监督管理部门或者其设置的药品检验机构或者其确定的专业从事药品检验的机构参与药品生产经营活动的，由其上级机关或者监察机关责令改正，有违法收入的予以没收；情节严重的，对直接负责的主管人员和其他直接责任人员依法给予行政处分。

药品监督管理部门或者其设置的药品检验机构或者其确定的专业从事药品检验的机构的工作人员参与药品生产经营活动的，依法给予行政处分。

第九十五条　药品监督管理部门或者其设置、确定的药品检验机构在药品监督检验中违法收取检验费用的，由政府有关部门责令退还，对直接负责的主管人员和其他直接责任人员依法给予行政处分。对违法收取检验费用情节严重的药品检验机构，撤销其检验资格。

第九十六条　药品监督管理部门应当依法履行监督检查职责，监督已取得《药品生产许可证》《药品经营许可证》的企业依照本法规定从事药品生产、经营活动。

已取得《药品生产许可证》《药品经营许可证》的企业生产、销售假药、劣药的，除依法追究该企业的法律责任外，对有失职、渎职行为的药品监督管理部门直接负责的主管人员和其他直接责任人员依法给予行政处分；构成犯罪的，依法追究刑事责任。

第九十七条　药品监督管理部门对下级药品监督管理部门违反本法的行政行为，责令限期改正；逾期不改正的，有权予以改变或者撤销。

第九十八条　药品监督管理人员滥用职权、徇私舞弊、玩忽职守，构成犯罪的，依法追究刑事责任；尚不构成犯罪的，依法给予行政处分。

第九十九条　本章规定的货值金额以违法生产、销售药品的标价计算；没有标价的，按照同类药品的市场价格计算。

第十章　附　则

第一百条　本法下列用语的含义是：

药品，是指用于预防、治疗、诊断人的疾病，有目的地调节人的生理机能并规定有适应证或者功能主治、用法和用量的物质，包括中药材、中药饮片、中成药、化学原料药及其制剂、抗生素、生化药品、放射性药品、血清、疫苗、血液制品和诊断药品等。

辅料，是指生产药品和调配处方时所用的赋形剂和附加剂。

药品生产企业，是指生产药品的专营企业或者兼营企业。

药品经营企业，是指经营药品的专营企业或者兼营企业。

第一百零一条　中药材的种植、采集和饲养的管理办法，由国务院另行制定。

第一百零二条　国家对预防性生物制品的流通实行特殊管理。具体办法由国务院制定。

第一百零三条　中国人民解放军执行本法的具体办法，由国务院、中央军事委员会依据本法制定。

第一百零四条　本法自 2001 年 12 月 1 日起施行。

附录二　中华人民共和国药品管理法实施条例
（2016 年 2 月 6 日修正版）

第一章　总　则

第一条

根据《中华人民共和国药品管理法》（以下简称《药品管理法》），制定本条例。

第二条

国务院药品监督管理部门设置国家药品检验机构。

省、自治区、直辖市人民政府药品监督管理部门可以在本行政区域内设置药品检验机构。地方药品检验机构的设置规划由省、自治区、直辖市人民政府药品监督管理部门提出，报省、自治区、直辖市人民政府批准。

国务院和省、自治区、直辖市人民政府的药品监督管理部门可以根据需要，确定符合药品检验条件的检验机构承担药品检验工作。

第二章　药品生产企业管理

第三条

开办药品生产企业，申办人应当向拟办企业所在地省、自治区、直辖市人民政府药品监督管理部门提出申请。省、自治区、直辖市人民政府药品监督管理部门应当自收到申请之日起 30 个工作日内，依据《药品管理法》第八条规定的开办条件组织验收；验收合格的，发给《药品生产许可证》。

第四条

药品生产企业变更《药品生产许可证》许可事项的，应当在许可事项发生变更 30 日前，向原发证机关申请《药品生产许可证》变更登记；未经批准，不得变更许可事项。原发证机关应当自收到申请之日起 15 个工作日内作出决定。

第五条

省级以上人民政府药品监督管理部门应当按照《药品生产质量管理规范》和国务院药品监督管理部门规定的实施办法和实施步骤，组织对药品生产企业的认证工作；符合《药品生产质量管理规范》的，发给认证证书。其中，生产注射剂、放射性药品和国务院药品监督管理部门规定的生物制品的药品生产企业的认证工作，由国务院药品监督管理部门负责。

《药品生产质量管理规范》认证证书的格式由国务院药品监督管理部门统一规定。

第六条

新开办药品生产企业、药品生产企业新建药品生产车间或者新增生产剂型的，应当自取得药品生产证明文件或者经批准正式生产之日起 30 日内，按照规定向药品监督管理部门申请《药品生产质量管理规范》认证。受理申请的药品监督管理部门应当自收到企业申请之日起 6 个月内，组织对申请企业是否符合《药品生产质量管理规范》进行认证；认证合格的，发给认证证书。

第七条

国务院药品监督管理部门应当设立《药品生产质量管理规范》认证检查员库。《药品生产质量管理规范》认证检查员必须符合国务院药品监督管理部门规定的条件。进行《药品生产质量管理规范》认证，必须按照国务院药品监督管理部门的规定，从《药品生产质量管理规范》认证检查员库中随机抽取认证检查员组成认证检查组进行认证检查。

第八条

《药品生产许可证》有效期为 5 年。有效期届满，需要继续生产药品的，持证企业应当在许可证有效期届满前 6 个月，按照国务院药品监督管理部门的规定申请换发《药品生产许可证》。

药品生产企业终止生产药品或者关闭的，《药品生产许可证》由原发证部门缴销。

第九条

药品生产企业生产药品所使用的原料药，必须具有国务院药品监督管理部门核发的药品批准文号或者进口药品注册证书、医药产品注册证书；但是，未实施批准文号管理的中药材、中药饮片除外。

第十条

依据《药品管理法》第十三条规定，接受委托生产药品的，受托方必须是持有与其受托生产的药品相适应的《药品生产质量管理规范》认证证书的药品生产企业。

疫苗、血液制品和国务院药品监督管理部门规定的其他药品，不得委托生产。

第三章　药品经营企业管理

第十一条

开办药品批发企业，申办人应当向拟办企业所在地省、自治区、直辖市人民政府药品监督管理部门提出申请。省、自治区、直辖市人民政府药品监督管理部门应当自收到申请之日起 30 个工作日内，依据国务院药品监督管理部门规定的设置标准作出是否同意筹建的决定。

申办人完成拟办企业筹建后，应当向原审批部门申请验收。原审批部门应当自收到申请之日起 30 个工作日内，依据《药品管理法》第十五条规定的开办条件组织验收；符合条件的，发给《药品经营许可证》。

第十二条

开办药品零售企业，申办人应当向拟办企业所在地设区的市级药品监督管理机构或者省、自治区、直辖市人民政府药品监督管理部门直接设置的县级药品监督管理机构提出申请。受理申请的药品监督管理机构应当自收到申请之日起 30 个工作日内，依据国务院药品监督管理部门的规定，结合当地常住人口数量、地域、交通状况和实际需要进行审查，作出是否同意筹建的决定。申办人完成拟办企业筹建后，应当向原审批机构申请验收。原审批机构应当自收到申请之日起 15 个工作日内，依据《药品管理法》第十五条规定的开办条件组织验收；符合条件的，发给《药品经营许可证》。

第十三条

省、自治区、直辖市人民政府药品监督管理部门和设区的市级药品监督管理机构负责组织药品经营企业的认证工作。药品经营企业应当按照国务院药品监督管理部门规定的实施办法和实施步骤，通过省、自治区、直辖市人民政府药品监督管理部门或者设区的市级药品监督管理机构组织的《药品经营质量管理规范》的认证，取得认证证书。《药品经营质量管理规范》认证证书的格式由国务院药品监督管理部门统一规定。

新开办药品批发企业和药品零售企业，应当自取得《药品经营许可证》之日起 30 日内，向发给其《药品经营许可证》的药品监督管理部门或者药品监督管理机构申请《药品经营质量管理规范》认证。受理申请的药品监督管理部门或者药品监督管理机构应当自收到申请之日起 3 个月内，按照国务院药品监督管理部门的规定，组织对申请认证的药品批发企业或者药品零售企业是否符合《药品经营质量管理规范》进行认证；认证合格的，发给认证证书。

第十四条

省、自治区、直辖市人民政府药品监督管理部门应当设立《药品经营质量管理规范》认证检查员库。《药品经营质量管理规范》认证检查员必须符合国务院药品监督管理部门规定的条件。进行《药品经营质量管理规范》认证，必须按照国务院药品监督管理部门的规定，从《药品经营质量管理规范》认证检查员库中随机抽取认证检查员组成认证检查组进行认证检查。

第十五条

国家实行处方药和非处方药分类管理制度。国家根据非处方药品的安全性，将非处方药分为甲类非处方药和乙类非处方药。

经营处方药、甲类非处方药的药品零售企业，应当配备执业药师或其他依法经资格认定的药学技术人员。经营乙类非处方药的药品零售企业，应当配备经设区的市级药品监督管理机构或者省、自治区、直辖市人民政府药品监督管理部门直接设置的县级药品监督管理机构组织考核合格的业务人员。

第十六条

药品经营企业变更《药品经营许可证》许可事项的，应当在许可事项发生变更 30 日前，向原发证机关申请《药品经营许可证》变更登记；未经批准，不得变更许可事项。原发证机关应当自收到企业申请之日起 15 个工作日内作出决定。

第十七条

《药品经营许可证》有效期为 5 年。有效期届满，需要继续经营药品的，持证企业应当在许可证有效期届满前 6 个月，按照国务院药品监督管理部门的规定申请换发《药品经营许可证》。

药品经营企业终止经营药品或者关闭的，《药品经营许可证》由原发证机关缴销。

第十八条

交通不便的边远地区城乡集市贸易市场没有药品零售企业的，当地药品零售企业经所在地县（市）药品监督管理机构批准并到工商行政管理部门办理登记注册后，可以在该城乡集市贸易市场内设点并在批准经营的药品范围内销售非处方药品。

第十九条

通过互联网进行药品交易的药品生产企业、药品经营企业、医疗机构及其交易的药品，必须符合《药品管理法》和本条例的规定。互联网药品交易服务的管理办法，由国务院药品监督管理部门会同国务院有关部门制定。

第四章　医疗机构的药剂管理

第二十条

医疗机构设立制剂室，应当向所在地省、自治区、直辖市人民政府卫生行政部门提出申请，经审核同意后，报同级人民政府药品监督管理部门审批；省、自治区、直辖市人民政府药品监督管理部门验收合格的，予以批准，发给《医疗机构制剂许可证》。

省、自治区、直辖市人民政府卫生行政部门和药品监督管理部门应当在各自收到申请之日起 30 个工作日内，作出是否同意或者批准的决定。

第二十一条

医疗机构变更《医疗机构制剂许可证》许可事项的，应当在许可事项发生变更 30 日前，依照本条例第二十条的规定向原审核、批准机关申请《医疗机构制剂许可证》变更登记；未经批准，不得变更许可事项。原审核、批准机关应当在各自收到申请之日起 15 个工作日内作出决定。

医疗机构新增配制剂型或者改变配制场所的，应当经所在地省、自治区、直辖市人民政府药品监督管理部门验收合格后，依照前款规定办理《医疗机构制剂许可证》变更登记。

第二十二条

《医疗机构制剂许可证》有效期为 5 年。有效期届满，需要继续配制制剂的，医疗机构应当在许可证有效期届满前 6 个月，按照国务院药品监督管理部门的规定申请换发《医疗机构制剂许可证》。

医疗机构终止配制制剂或者关闭的，《医疗机构制剂许可证》由原发证机关缴销。

第二十三条

医疗机构配制制剂，必须按照国务院药品监督管理部门的规定报送有关资料和样品，经所在地省、自治区、直辖市人民政府药品监督管理部门批准，并发给制剂批准文号后，方可配制。

第二十四条

医疗机构配制的制剂不得在市场上销售或者变相销售，不得发布医疗机构制剂广告。

发生灾情、疫情、突发事件或者临床急需而市场没有供应时，经国务院或者省、自治区、直辖市人民政府的药品监督管理部门批准，在规定期限内，医疗机构配制的制剂可以在指定的医疗机构之间调剂使用。

国务院药品监督管理部门规定的特殊制剂的调剂使用以及省、自治区、直辖市之间医疗机构制剂的调剂使用，必须经国务院药品监督管理部门批准。

第二十五条

医疗机构审核和调配处方的药剂人员必须是依法经资格认定的药学技术人员。

第二十六条

医疗机构购进药品，必须有真实、完整的药品购进记录。药品购进记录必须注明药品的通用名称、剂型、规格、批号、有效期、生产厂商、供货单位、购货数量、购进价格、购货日期以及国务院药品监督管理部门规定的其他内容。

第二十七条

医疗机构向患者提供的药品应当与诊疗范围相适应，并凭执业医师或者执业助理医师的处方调配。

计划生育技术服务机构采购和向患者提供药品，其范围应当与经批准的服务范围相一致，并凭执业医师或者执业助理医师的处方调配。

个人设置的门诊部、诊所等医疗机构不得配备常用药品和急救药品以外的其他药品。常用药品和急救药品的范围和品种，由所在地的省、自治区、直辖市人民政府卫生行政部门会同同级人民政府药品监督管理部门规定。

第五章 药品管理

第二十八条

药物非临床安全性评价研究机构必须执行《药物非临床研究质量管理规范》，药物临床试验机构必须执行《药物临床试验质量管理规范》。《药物非临床研究质量管理规范》《药物临床试验质量管理规范》由国务院药品监督管理部门分别商国务院科学技术行政部门和国务院卫生行政部门制定。

第二十九条

药物临床试验、生产药品和进口药品，应当符合《药品管理法》及本条例的规定，经国务院药品监督管理部门审查批准；国务院药品监督管理部门可以委托省、自治区、直辖市人民政府药品监督管理部门对申报药物的研制情况及条件进行审查，对申报资料进行形式审查，并对试制的样品进行检验。具体办法由国务院药品监督管理部门制定。

第三十条 研制新药，需要进行临床试验的，应当依照《药品管理法》的规定，经国务院药品监督管理部门批准。

药物临床试验申请经国务院药品监督管理部门批准后，申报人应当在经依法认定的具有药物临床试验资格的机构中选择承担药物临床试验的机构，并将该临床试验机构报国务院药品监督管理部门和国务院卫生行政部门备案。

药物临床试验机构进行药物临床试验，应当事先告知受试者或者其监护人真实情况，并取得其书面同意。

第三十一条

生产已有国家标准的药品，应当按照国务院药品监督管理部门的规定，向省、自治区、直辖市人民政府药品监督管理部门或者国务院药品监督管理部门提出申请，报送有关技术资料并提供相关证明文件。省、自治区、直辖市人民政府药品监督管理部门应当自受理申请之日起 30 个工作日内进行审查，提出意见后报送国务院药品监督管理部门审核，并同时将审查意见通知申报方。国务院药品监督管理部门经审核符合规定的，发给药品批准文号。

第三十二条

变更研制新药、生产药品和进口药品已获批准证明文件及其附件中载明事项的，应当向国务院药品监督管理部门提出补充申请；国务院药品监督管理部门经审核符合规定的，应当予以批准。其中，不改变药品内在质量的，应当向省、自治区、直辖市人民政府药品监督管理部门提出补充申请；省、自治区、直辖市人民政府药品监督管理部门经审核符合规定的，应当予以批准，并报国务院药品监督管理部门备案。不改变药品内在质量的补充申请事项由国务院药品监督管理部门制定。

第三十三条

国务院药品监督管理部门根据保护公众健康的要求，可以对药品生产企业生产的新药品种设立不超过 5 年的监测期；在监测期内，不得批准其他企业生产和进口。

第三十四条

国家对获得生产或者销售含有新型化学成分药品许可的生产者或者销售者提交的自行取得且未披露的试验数据和其他数据实施保护，任何人不得对该未披露的试验数据和其他数据进行不正当的商业利用。

自药品生产者或者销售者获得生产、销售新型化学成分药品的许可证明文件之日起 6 年内，对其他申请人未经已获得许可的申请人同意，使用前款数据申请生产、销售新型化学成分药品许可的，药品监督管理部门不予许可；但是，其他申请人提交自行取得数据的除外。

除下列情形外，药品监督管理部门不得披露本条第一款规定的数据：

（一）公共利益需要；

（二）已采取措施确保该类数据不会被不正当地进行商业利用。

第三十五条

申请进口的药品，应当是在生产国家或者地区获得上市许可的药品；未在生产国家或者地区获得上市许可的，经国务院药品监督管理部门确认该药品品种安全、有效而且临床需要的，可以依照《药品管理法》及本条例的规定批准进口。

进口药品，应当按照国务院药品监督管理部门的规定申请注册。国外企业生产的药品取得《进口药品注册证》，中国香港、澳门和台湾地区企业生产的药品取得《医药产品注册证》后，方可进口。

第三十六条

医疗机构因临床急需进口少量药品的，应当持《医疗机构执业许可证》向国务院药品监督管理部门提出申请；经批准后，方可进口。进口的药品应当在指定医疗机构内用于特定医疗目的。

第三十七条

进口药品到岸后，进口单位应当持《进口药品注册证》或者《医药产品注册证》以及产地证明原件、购货合同副本、装箱单、运单、货运发票、出厂检验报告书、说明书等材料，向口岸所在地药品监督管理部门备案。口岸所在地药品监督管理部门经审查，提交的材料符合要求的，发给《进口药品通关单》。进口单位凭《进口药品通关单》向海关办理报关验放手续。

口岸所在地药品监督管理部门应当通知药品检验机构对进口药品逐批进行抽查检验；但是，有《药品管理法》第四十一条规定情形的除外。

第三十八条

疫苗类制品、血液制品、用于血源筛查的体外诊断试剂以及国务院药品监督管理部门规定的其他生物制品在销售前或者进口时，应当按照国务院药品监督管理部门的规定进行检验或者审核批准；检验不合格或者未获批准的，不得销售或者进口。

第三十九条

国家鼓励培育中药材。对集中规模化栽培养殖、质量可以控制并符合国务院药品监督管理部门规定条件的中药材品种，实行批准文号管理。

第四十条

国务院药品监督管理部门对已批准生产、销售的药品进行再评价，根据药品再评价结果，可以采取责令修改药品说明书，暂停生产、销售和使用的措施；对不良反应大或者其他原因危害人体健康的药品，应当撤销该药品批准证明文件。

第四十一条

国务院药品监督管理部门核发的药品批准文号、《进口药品注册证》《医药产品注册证》的有效期为 5 年。有效期届满，需要继续生产或者进口的，应当在有效期届满前 6 个月申请再注册。药品再注册时，应当按照国务院药品监督管理部门的规定报送相关资料。有效期届满，未申请再注册或者经审查不符合国务院药品监督管理部门关于再注册的规定的，注销其药品批准文号、《进口药品注册证》或者《医药产品注册证》。

药品批准文号的再注册由省、自治区、直辖市人民政府药品监督管理部门审批，并报国务院药品监督管理部门备案；《进口药品注册证》《医药产品注册证》的再注册由国务院药品监督管理部门审批。

第四十二条

非药品不得在其包装、标签、说明书及有关宣传资料上进行含有预防、治疗、诊断人体疾病等有关内容的宣传；但是，法律、行政法规另有规定的除外。

第六章　药品包装的管理

第四十三条

药品生产企业使用的直接接触药品的包装材料和容器，必须符合药用要求和保障人体健康、安全的标准，并经国务院药品监督管理部门批准注册。

直接接触药品的包装材料和容器的管理办法、产品目录和药用要求与标准，由国务院药品监督管理部门组织制定并公布。

第四十四条

生产中药饮片，应当选用与药品性质相适应的包装材料和容器；包装不符合规定的中药饮片，不得销售。中药饮片包装必须印有或者贴有标签。

中药饮片的标签必须注明品名、规格、产地、生产企业、产品批号、生产日期，实施批准文号管理的中药饮片还必须注明药品批准文号。

第四十五条

药品包装、标签、说明书必须依照《药品管理法》第五十四条和国务院药品监督管理部门的规定印制。

药品商品名称应当符合国务院药品监督管理部门的规定。

第四十六条

医疗机构配制制剂所使用的直接接触药品的包装材料和容器、制剂的标签和说明书应当符合《药品管理法》第六章和本条例的有关规定，并经省、自治区、直辖市人民政府药品监督管理部门批准。

第七章　药品价格和广告的管理

第四十七条

政府价格主管部门依照《价格法》第二十八条的规定实行药品价格监测时，为掌握、分析药品价格变动和趋势，可以指定部分药品生产企业、药品经营企业和医疗机构作为价格监测定点单位；定点单位应当给予配合、支持，如实提供有关信息资料。

第四十八条

发布药品广告，应当向药品生产企业所在地省、自治区、直辖市人民政府药品监督管理部门报送有关材料。省、自治区、直辖市人民政府药品监督管理部门应当自收到有关材料之日起 10 个工作日内作出是否核发药品广告批准文号的决定；核发药品广告批准文号的，应当同时报国务院药品监督管理部门备案。具体办法由国务院药品监督管理部门制定。

发布进口药品广告，应当依照前款规定向进口药品代理机构所在地省、自治区、直辖市人民政府药品监督管理部门申请药品广告批准文号。

在药品生产企业所在地和进口药品代理机构所在地以外的省、自治区、直辖市发布药品广告的，发布广告的企业应当在发布前向发布地省、自治区、直辖市人民政府药品监督管理部门备案。接受备案的省、自治区、直辖市人民政府药品监督管理部门发现药品广告批准内容不符合药品广告管理规定的，应当交由原核发部门处理。

第四十九条

经国务院或者省、自治区、直辖市人民政府的药品监督管理部门决定，责令暂停生产、销售和使用的药品，在暂停期间不得发布该品种药品广告；已经发布广告的，必须立即停止。

第五十条

未经省、自治区、直辖市人民政府药品监督管理部门批准的药品广告，使用伪造、冒用、失效的药品广告批准文号的广告，或者因其他广告违法活动被撤销药品广告批准文号的广告，发布广告的企业、广告经营者、广告发布者必须立即停止该药品广告的发布。

对违法发布药品广告，情节严重的，省、自治区、直辖市人民政府药品监督管理部门可以予以公告。

第八章 药品监督

第五十一条

药品监督管理部门（含省级人民政府药品监督管理部门依法设立的药品监督管理机构，下同）依法对药品的研制、生产、经营、使用实施监督检查。

第五十二条

药品抽样必须由两名以上药品监督检查人员实施，并按照国务院药品监督管理部门的规定进行抽样；被抽检方应当提供抽检样品，不得拒绝。

药品被抽检单位没有正当理由，拒绝抽查检验的，国务院药品监督管理部门和被抽检单位所在地省、自治区、直辖市人民政府药品监督管理部门可以宣布停止该单位拒绝抽检的药品上市销售和使用。

第五十三条

对有掺杂、掺假嫌疑的药品，在国家药品标准规定的检验方法和检验项目不能检验时，药品检验机构可以补充检验方法和检验项目进行药品检验；经国务院药品监督管理部门批准后，使用补充检验方法和检验项目所得出的检验结果，可以作为药品监督管理部门认定药品质量的依据。

第五十四条

国务院和省、自治区、直辖市人民政府的药品监督管理部门应当根据药品质量抽查检验结果，定期发布药品质量公告。药品质量公告应当包括抽验药品的品名、检品来源、生产企业、生产批号、药品规格、检验机构、检验依据、检验结果、不合格项目等内容。药品质量公告不当的，发布部门应当自确认公告不当之日起 5 日内，在原公告范围内予以更正。

当事人对药品检验机构的检验结果有异议，申请复验的，应当向负责复验的药品检验机构提交书面申请、原药品检验报告书。复验的样品从原药品检验机构留样中抽取。

第五十五条

药品监督管理部门依法对有证据证明可能危害人体健康的药品及其有关证据材料采取查

封、扣押的行政强制措施的，应当自采取行政强制措施之日起 7 日内作出是否立案的决定；需要检验的，应当自检验报告书发出之日起 15 日内作出是否立案的决定；不符合立案条件的，应当解除行政强制措施；需要暂停销售和使用的，应当由国务院或者省、自治区、直辖市人民政府的药品监督管理部门作出决定。

第五十六条

药品抽查检验，不得收取任何费用。

当事人对药品检验结果有异议，申请复验的，应当按照国务院有关部门或者省、自治区、直辖市人民政府有关部门的规定，向复验机构预先支付药品检验费用。复验结论与原检验结论不一致的，复验检验费用由原药品检验机构承担。

第五十七条

依据《药品管理法》和本条例的规定核发证书、进行药品注册、药品认证和实施药品审批检验及其强制性检验，可以收取费用。具体收费标准由国务院财政部门、国务院价格主管部门制定。

第九章 法律责任

第五十八条

药品生产企业、药品经营企业有下列情形之一的，由药品监督管理部门依照《药品管理法》第七十九条的规定给予处罚：

（一）开办药品生产企业、药品生产企业新建药品生产车间、新增生产剂型，在国务院药品监督管理部门规定的时间内未通过《药品生产质量管理规范》认证，仍进行药品生产的；

（二）开办药品经营企业，在国务院药品监督管理部门规定的时间内未通过《药品经营质量管理规范》认证，仍进行药品经营的。

第五十九条

违反《药品管理法》第十三条的规定，擅自委托或者接受委托生产药品的，对委托方和受托方均依照《药品管理法》第七十四条的规定给予处罚。

第六十条

未经批准，擅自在城乡集市贸易市场设点销售药品或者在城乡集市贸易市场设点销售的药品超出批准经营的药品范围的，依照《药品管理法》第七十三条的规定给予处罚。

第六十一条

未经批准，医疗机构擅自使用其他医疗机构配制的制剂的，依照《药品管理法》第八十条的规定给予处罚。

第六十二条

个人设置的门诊部、诊所等医疗机构向患者提供的药品超出规定的范围和品种的，依照《药品管理法》第七十三条的规定给予处罚。

第六十三条

医疗机构使用假药、劣药的，依照《药品管理法》第七十四条、第七十五条的规定给予处罚。

第六十四条

违反《药品管理法》第二十九条的规定，擅自进行临床试验的，对承担药物临床试验的机构，依照《药品管理法》第七十九条的规定给予处罚。

第六十五条

药品申报者在申报临床试验时，报送虚假研制方法、质量标准、药理及毒理试验结果等有关资料和样品的，国务院药品监督管理部门对该申报药品的临床试验不予批准，对药品申报者给予警告；情节严重的，3 年内不受理该药品申报者申报该品种的临床试验申请。

第六十六条

生产没有国家药品标准的中药饮片，不符合省、自治区、直辖市人民政府药品监督管理部门制定的炮制规范的；医疗机构不按照省、自治区、直辖市人民政府药品监督管理部门批准的标准配制制剂的，依照《药品管理法》第七十五条的规定给予处罚。

第六十七条

药品监督管理部门及其工作人员违反规定，泄露生产者、销售者为获得生产、销售含有新型化学成分药品许可而提交的未披露试验数据或者其他数据，造成申请人损失的，由药品监督管理部门依法承担赔偿责任；药品监督管理部门赔偿损失后，应当责令故意或者有重大过失的工作人员承担部分或者全部赔偿费用，并对直接责任人员依法给予行政处分。

第六十八条

药品生产企业、药品经营企业生产、经营的药品及医疗机构配制的制剂，其包装、标签、说明书违反《药品管理法》及本条例规定的，依照《药品管理法》第八十六条的规定给予处罚。

第六十九条

药品生产企业、药品经营企业和医疗机构变更药品生产经营许可事项，应当办理变更登记手续而未办理的，由原发证部门给予警告，责令限期补办变更登记手续；逾期不补办的，宣布其《药品生产许可证》《药品经营许可证》和《医疗机构制剂许可证》无效；仍从事药品生产经营活动的，依照《药品管理法》第七十三条的规定给予处罚。

第七十条

篡改经批准的药品广告内容的，由药品监督管理部门责令广告主立即停止该药品广告的发布，并由原审批的药品监督管理部门依照《药品管理法》第九十二条的规定给予处罚。

药品监督管理部门撤销药品广告批准文号后，应当自作出行政处理决定之日起 5 个工作日内通知广告监督管理机关。广告监督管理机关应当自收到药品监督管理部门通知之日起 15 个工作日内，依照《中华人民共和国广告法》的有关规定作出行政处理决定。

第七十一条

发布药品广告的企业在药品生产企业所在地或者进口药品代理机构所在地以外的省、自治区、直辖市发布药品广告，未按照规定向发布地省、自治区、直辖市人民政府药品监督管理部门备案的，由发布地的药品监督管理部门责令限期改正；逾期不改正的，停止该药品品种在发布地的广告发布活动。

第七十二条

未经省、自治区、直辖市人民政府药品监督管理部门批准，擅自发布药品广告的，药品监督管理部门发现后，应当通知广告监督管理部门依法查处。

第七十三条

违反《药品管理法》和本条例的规定，有下列行为之一的，由药品监督管理部门在《药品管理法》和本条例规定的处罚幅度内从重处罚：

（一）以麻醉药品、精神药品、医疗用毒性药品、放射性药品冒充其他药品，或者以其他药品冒充上述药品的；

（二）生产、销售以孕产妇、婴幼儿及儿童为主要使用对象的假药、劣药的；

（三）生产、销售的生物制品、血液制品属于假药、劣药的；

（四）生产、销售、使用假药、劣药，造成人员伤害后果的；

（五）生产、销售、使用假药、劣药，经处理后重犯的；

（六）拒绝、逃避监督检查，或者伪造、销毁、隐匿有关证据材料的，或者擅自动用查封、扣押物品的。

第七十四条

药品监督管理部门设置的派出机构，有权作出《药品管理法》和本条例规定的警告、罚款、没收违法生产、销售的药品和违法所得的行政处罚。

第七十五条

药品经营企业、医疗机构未违反《药品管理法》和本条例的有关规定，并有充分证据证明其不知道所销售或者使用的药品是假药、劣药的，应当没收其销售或者使用的假药、劣药和违法所得；但是，可以免除其他行政处罚。

第七十六条

依照《药品管理法》和本条例的规定没收的物品，由药品监督管理部门按照规定监督处理。

第十章　附　　则

第七十七条

本条例下列用语的含义：

药品合格证明和其他标识，是指药品生产批准证明文件、药品检验报告书、药品的包装、标签和说明书。

新药，是指未曾在中国境内上市销售的药品。

处方药，是指凭执业医师和执业助理医师处方方可购买、调配和使用的药品。

非处方药，是指由国务院药品监督管理部门公布的，不需要凭执业医师和执业助理医师处方，消费者可以自行判断、购买和使用的药品。

医疗机构制剂，是指医疗机构根据本单位临床需要经批准而配制、自用的固定处方制剂。

药品认证，是指药品监督管理部门对药品研制、生产、经营、使用单位实施相应质量管理规范进行检查、评价并决定是否发给相应认证证书的过程。

药品经营方式，是指药品批发和药品零售。

药品经营范围，是指经药品监督管理部门核准经营药品的品种类别。

药品批发企业，是指将购进的药品销售给药品生产企业、药品经营企业、医疗机构的药品经营企业。

药品零售企业，是指将购进的药品直接销售给消费者的药品经营企业。

第七十八条

《药品管理法》第四十一条中"首次在中国销售的药品"，是指国内或者国外药品生产企业第一次在中国销售的药品，包括不同药品生产企业生产的相同品种。

第七十九条

《药品管理法》第五十九条第二款"禁止药品的生产企业、经营企业或者其代理人以任何名义给予使用其药品的医疗机构的负责人、药品采购人员、医师等有关人员以财物或者其他利益"中的"财物或者其他利益"，是指药品的生产企业、经营企业或者其代理人向医疗机构的负责人、药品采购人员、医师等有关人员提供的目的在于影响其药品采购或者药品处方行为的不正当利益。

第八十条

本条例自 2002 年 9 月 15 日起施行。

附录三 麻醉药品品种目录（2013 年版）

序号	中文名	英文名	CAS 号	备注
1	醋托啡	Acetorphine	25333-77-1	
2	乙酰阿法甲基芬太尼	Acetyl-alpha-methylfentanyl	101860-00-8	
3	醋美沙多	Acetylmethadol	509-74-0	
4	阿芬太尼	Alfentanil	71195-58-9	
5	烯丙罗定	Allylprodine	25384-17-2	
6	阿醋美沙多	Alphacetylmethadol	17199-58-5	
7	阿法美罗定	Alphameprodine	468-51-9	
8	阿法美沙多	Alphamethadol	17199-54-1	
9	阿法甲基芬太尼	Alpha-methylfentanyl	79704-88-4	
10	阿法甲基硫代芬太尼	Alpha-methylthiofentanyl	103963-66-2	
11	阿法罗定	Alphaprodine	77-20-3	
12	阿尼利定	Anileridine	144-14-9	
13	苄替啶	Benzethidine	3691-78-9	
14	苄吗啡	Benzylmorphine	36418-34-5	
15	倍醋美沙多	Betacetylmethadol	17199-59-6	
16	倍他羟基芬太尼	Beta-hydroxyfentanyl	78995-10-5	
17	倍他羟基-3-甲基芬太尼	Beta-hydroxy-3-methylfentanyl	78995-14-9	
18	倍他美罗定	Betameprodine	468-50-8	
19	倍他美沙多	Betamethadol	17199-55-2	
20	倍他罗定	Betaprodine	468-59-7	
21	贝齐米特	Bezitramide	15301-48-1	
22	大麻和大麻树脂与大麻浸膏和酊	Cannabis and Cannabis Resin and Extracts and Tinctures of Cannabis	8063-14-7 6465-30-1	
23	氯尼他秦	Clonitazene	3861-76-5	
24	古柯叶	Coca Leaf		
25	可卡因*	Cocaine	50-36-2	
26	可多克辛	Codoxime	7125-76-0	
27	罂粟浓缩物*	Concentrate of Poppy Straw		包括罂粟果提取物*，罂粟果提取物粉*
28	地索吗啡	Desomorphine	427-00-9	
29	右吗拉胺	Dextromoramide	357-56-2	
30	地恩丙胺	Diampromide	552-25-0	
31	二乙噻丁	Diethylthiambutene	86-14-6	

序号	中文名	英文名	CAS 号	备注
32	地芬诺辛	Difenoxin	28782-42-5	
33	二氢埃托啡 *	Dihydroetorphine	14357-76-7	
34	双氢吗啡	Dihydromorphine	509-60-4	
35	地美沙多	Dimenoxadol	509-78-4	
36	地美庚醇	Dimepheptanol	545-90-4	
37	二甲噻丁	Dimethylthiambutene	524-84-5	
38	吗苯丁酯	Dioxaphetyl Butyrate	467-86-7	
39	地芬诺酯 *	Diphenoxylate	915-30-0	
40	地匹哌酮	Dipipanone	467-83-4	
41	羟蒂巴酚	Drotebanol	3176-03-2	
42	芽子碱	Ecgonine	481-37-8	
43	乙甲噻丁	Ethylmethylthiambutene	441-61-2	
44	依托尼秦	Etonitazene	911-65-9	
45	埃托啡	Etorphine	14521-96-1	
46	依托利定	Etoxeridine	469-82-9	
47	芬太尼 *	Fentanyl	437-38-7	
48	呋替啶	Furethidine	2385-81-1	
49	海洛因	Heroin	561-27-3	
50	氢可酮 *	Hydrocodone	125-29-1	
51	氢吗啡醇	Hydromorphinol	2183-56-4	
52	氢吗啡酮 *	Hydromorphone	466-99-9	
53	羟哌替啶	Hydroxypethidine	468-56-4	
54	异美沙酮	Isomethadone	466-40-0	
55	凯托米酮	Ketobemidone	469-79-4	
56	左美沙芬	Levomethorphan	125-70-2	
57	左吗拉胺	Levomoramide	5666-11-5	
58	左芬啡烷	Levophenacylmorphan	10061-32-2	
59	左啡诺	Levorphanol	77-07-6	
60	美他佐辛	Metazocine	3734-52-9	
61	美沙酮 *	Methadone	76-99-3	
62	美沙酮中间体	Methadone Intermediate	125-79-1	4-氰基-2-二甲氨基-4,4-二苯基丁烷
63	甲地索啡	Methyldesorphine	16008-36-9	
64	甲二氢吗啡	Methyldihydromorphine	509-56-8	
65	3-甲基芬太尼	3-Methylfentanyl	42045-86-3	
66	3-甲基硫代芬太尼	3-Methylthiofentanyl	86052-04-2	
67	美托酮	Metopon	143-52-2	

续表

序号	中文名	英文名	CAS号	备注
68	吗拉胺中间体	Moramide Intermediate	3626-55-9	2-甲基-3-吗啉基-1,1-二苯基丁酸
69	吗哌利定	Morpheridine	469-81-8	
70	吗啡*	Morphine	57-27-2	包括吗啡阿托品注射液*
71	吗啡甲溴化物	Morphine Methobromide	125-23-5	包括其他五价氮吗啡衍生物,特别包括吗啡-N-氧化物,其中一种是可待因-N-氧化物
72	吗啡-N-氧化物	Morphine-N-oxide	639-46-3	
73	1-甲基-4-苯基-4-哌啶丙酸酯	1-Methyl-4-phenyl-4-piperidinol propionate（ester）	13147-09-6	MPPP
74	麦罗啡	Myrophine	467-18-5	
75	尼可吗啡	Nicomorphine	639-48-5	
76	诺美沙多	Noracymethadol	1477-39-0	
77	去甲左啡诺	Norlevorphanol	1531-12-0	
78	去甲美沙酮	Normethadone	467-85-6	
79	去甲吗啡	Normorphine	466-97-7	
80	诺匹哌酮	Norpipanone	561-48-8	
81	阿片*	Opium	8008-60-4	包括复方樟脑酊*、阿橘片*
82	奥列巴文	Oripavine	467-04-9	
83	羟考酮*	Oxycodone	76-42-5	
84	羟吗啡酮	Oxymorphone	76-41-5	
85	对氟芬太尼	Para-fluorofentanyl	90736-23-5	
86	哌替啶*	Pethidine	57-42-1	
87	哌替啶中间体A	Pethidine Intermediate A	3627-62-1	4-氰基-1-甲基-4-苯基哌啶
88	哌替啶中间体B	Pethidine Intermediate B	77-17-8	4-苯基哌啶-4-羧酸乙酯
89	哌替啶中间体C	Pethidine Intermediate C	3627-48-3	1-甲基-4-苯基哌啶-4-羧酸
90	苯吗庚酮	Phenadoxone	467-84-5	
91	非那丙胺	Phenampromide	129-83-9	
92	非那佐辛	Phenazocine	127-35-5	
93	1-苯乙基-4-苯基-4-哌啶乙酸酯	1-Phenethyl-4-phenyl-4-piperidinol acetate（ester）	64-52-8	PEPAP
94	非诺啡烷	Phenomorphan	468-07-5	
95	苯哌利定	Phenoperidine	562-26-5	
96	匹米诺定	Piminodine	13495-09-5	
97	哌腈米特	Piritramide	302-41-0	

序号	中文名	英文名	CAS 号	备注
98	普罗庚嗪	Proheptazine	77-14-5	
99	丙哌利定	Properidine	561-76-2	
100	消旋甲啡烷	Racemethorphan	510-53-2	
101	消旋吗拉胺	Racemoramide	545-59-5	
102	消旋啡烷	Racemorphan	297-90-5	
103	瑞芬太尼 *	Remifentanil	132875-61-7	
104	舒芬太尼 *	Sufentanil	56030-54-7	
105	醋氢可酮	Thebacon	466-90-0	
106	蒂巴因 *	Thebaine	115-37-7	
107	硫代芬太尼	Thiofentanyl	1165-22-6	
108	替利定	Tilidine	20380-58-9	
109	三甲利定	Trimeperidine	64-39-1	
110	醋氢可待因	Acetyldihydrocodeine	3861-72-1	
111	可待因 *	Codeine	76-57-3	
112	右丙氧芬 *	Dextropropoxyphene	469-62-5	
113	双氢可待因 *	Dihydrocodeine	125-28-0	
114	乙基吗啡 *	Ethylmorphine	76-58-4	
115	尼可待因	Nicocodine	3688-66-2	
116	烟氢可待因	Nicodicodine	808-24-2	
117	去甲可待因	Norcodeine	467-15-2	
118	福尔可定 *	Pholcodine	509-67-1	
119	丙吡兰	Propiram	15686-91-6	
120	布桂嗪 *	Bucinnazine		
121	罂粟壳 *	Poppy Shell		

注：1. 上述品种包括其可能存在的盐和单方制剂（除非另有规定）。

2. 上述品种包括其可能存在的异构体、酯及醚（除非另有规定）。

3. 品种目录有 * 的麻醉药品为我国生产及使用的品种。

附录四　精神药品品种目录（2013 年版）

第一类

序号	中文名	CAS 号	备 注
1	布苯丙胺	64638-07-9	DOB
2	卡西酮	71031-15-7	
3	二乙基色胺	7558-72-7	DET
4	二甲氧基安非他明	2801-68-5	DMA
5	(1,2-二甲基庚基)羟基四氢甲基二苯吡喃	32904-22-6	DMHP

序号	中文名	CAS 号	备注
6	二甲基色胺	61-50-7	DMT
7	二甲氧基乙基安非他明	22139-65-7	DOET
8	乙环利定	2201-15-2	PCE
9	乙色胺	2235-90-7	
10	羟芬胺	74698-47-8	N-hydroxy MDA
11	麦角二乙胺	50-37-3	LSD
12	乙芬胺	82801-81-8	N-ethyl MDA
13	二亚甲基双氧安非他明	42542-10-9	MDMA
14	麦司卡林	54-04-6	
15	甲卡西酮	5650-44-2（右旋体）， 49656-78-2（右旋体盐酸盐）， 112117-24-5（左旋体）， 66514-93-0（左旋体盐酸盐）	
16	甲米雷司	3568-94-3	
17	甲羟芬胺	13674-05-0	MMDA
18	4-甲基硫基安非他明	14116-06-4	
19	六氢大麻酚	117-51-1	
20	副甲氧基安非他明	64-13-1	PMA
21	赛洛新	520-53-6	
22	赛洛西宾	520-52-5	
23	咯环利定	2201-39-0	PHP
24	二甲氧基甲苯异丙胺	15588-95-1	STP
25	替苯丙胺	4764-17-4	MDA
26	替诺环定	21500-98-1	TCP
27	四氢大麻酚		包括同分异构体及 其立体化学变体
28	三甲氧基安非他明	1082-88-8	TMA
29	苯丙胺	300-62-9	
30	氨奈普汀	57574-09-1	
31	2,5-二甲氧基-4-溴苯乙胺	66142-81-2	2-CB
32	右苯丙胺	51-64-9	
33	屈大麻酚	1972-08-3	δ-9-四氢大麻酚及其 立体化学异构体
34	芬乙茶碱	3736-08-1	
35	左苯丙胺	156-34-3	
36	左甲苯丙胺	33817-09-3	
37	甲氯喹酮	340-57-8	
38	去氧麻黄碱	537-46-2	
39	去氧麻黄碱外消旋体	7632-10-2	

续表

序号	中文名	CAS 号	备注
40	甲喹酮	72-44-6	
41	哌醋甲酯*	113-45-1	
42	苯环利定	77-10-1	PCP
43	芬美曲秦	134-49-6	
44	司可巴比妥*	76-73-3	
45	齐培丙醇	34758-83-3	
46	安非拉酮	90-84-6	
47	苄基哌嗪	2759-28-6	BZP
48	丁丙诺啡*	52485-79-7	
49	1-丁基-3-(1-萘甲酰基)吲哚	208987-48-8	JWH-073
50	恰特草		Khat
51	2,5-二甲氧基-4-碘苯乙胺	69587-11-7	2C-I
52	2,5-二甲氧基苯乙胺	3600-86-0	2C-H
53	二甲基安非他明	4075-96-1	
54	依他喹酮	7432-25-9	
55	[1-(5-氟戊基)-1H-吲哚-3-基](2-碘苯基)甲酮	335161-03-0	AM-694
56	1-(5-氟戊基)-3-(1-萘甲酰基)-1H-吲哚	335161-24-5	AM-2201
57	γ-羟丁酸*	591-81-1	GHB
58	氯胺酮*	6740-88-1	
59	马吲哚*	22232-71-9	
60	2-(2-甲氧基苯基)-1-(1-戊基-1H-吲哚-3-基)乙酮	864445-43-2	JWH-250
61	亚甲基二氧吡咯戊酮	687603-66-3	MDPV
62	4-甲基乙卡西酮	1225617-18-4	4-MEC
63	4-甲基甲卡西酮	5650-44-2	4-MMC
64	3,4亚甲二氧基甲卡西酮	186028-79-5	Methylone
65	莫达非尼	68693-11-8	
66	1-戊基-3-(1-萘甲酰基)吲哚	209414-07-3	JWH-018
67	他喷他多	175591-23-8	
68	三唑仑*	28911-01-5	

第二类

序号	中文名	CAS 号	备注	序号	中文名	CAS 号	备注
1	异戊巴比妥*	57-43-2		7	喷他佐辛*	55643-30-6	
2	布他比妥	77-26-9		8	戊巴比妥*	76-74-4	
3	去甲伪麻黄碱	492-39-7		9	阿普唑仑*	28981-97-7	
4	环己巴比妥	52-31-3		10	阿米雷司	2207-50-3	
5	氟硝西泮	1622-62-4		11	巴比妥*	57-44-3	
6	格鲁米特*	77-21-4		12	苯非他明	156-08-1	

序号	中文名	CAS号	备注	序号	中文名	CAS号	备注
13	溴西泮	1812-30-2		48	尼美西泮	2011-67-8	
14	溴替唑仑	57801-81-7		49	硝西泮 *	146-22-5	
15	丁巴比妥	77-28-1		50	去甲西泮	1088-11-5	
16	卡马西泮	36104-80-0		51	奥沙西泮 *	604-75-1	
17	氯氮草	58-25-3		52	奥沙唑仑	24143-17-7	
18	氯巴占	22316-47-8		53	匹莫林 *	2152-34-3	
19	氯硝西泮 *	1622-61-3		54	苯甲曲秦	634-03-7	
20	氯拉草酸	23887-31-2		55	苯巴比妥 *	50-06-6	
21	氯噻西泮	33671-46-4		56	芬特明	122-09-8	
22	氯噁唑仑	24166-13-0		57	匹那西泮	52463-83-9	
23	地洛西泮	2894-67-9		58	哌苯甲醇	467-60-7	
24	地西泮 *	439-14-5		59	普拉西泮	2955-38-6	
25	艾司唑仑 *	29975-16-4		60	吡咯戊酮	3563-49-3	
26	乙氯维诺	113-18-8		61	仲丁比妥	125-40-6	
27	炔己蚁胺	126-52-3		62	替马西泮	846-50-4	
28	氯氟草乙酯	29177-84-2		63	四氢西泮	10379-14-3	
29	乙非他明	457-87-4		64	乙烯比妥	2430-49-1	
30	芬坎法明	1209-98-9		65	唑吡坦 *	82626-48-0	
31	芬普雷司	16397-28-7		66	阿洛巴比妥	58-15-1	
32	氟地西泮	3900-31-0		67	丁丙诺啡透皮贴剂 *		
33	氟西泮 *	17617-23-1		68	布托啡诺及其注射剂 *	42408-82-2	
34	哈拉西泮	23092-17-3		69	咖啡因 *	58-08-2	
35	卤沙唑仑	59128-97-1		70	安钠咖 *		CNB
36	凯他唑仑	27223-35-4		71	右旋芬氟拉明	3239-44-9	
37	利非他明	7262-75-1	SPA	72	地佐辛及其注射剂 *	53648-55-8	
38	氯普唑仑	61197-73-7		73	麦角胺咖啡因片 *	379-79-3	
39	劳拉西泮 *	846-49-1		74	芬氟拉明	458-24-2	
40	氯甲西泮	848-75-9		75	呋芬雷司	3776-93-0	
41	美达西泮	2898-12-6		76	纳布啡及其注射剂	20594-83-6	
42	美芬雷司	17243-57-1		77	氨酚氢可酮片 *		
43	甲丙氨酯 *	57-53-4		78	丙己君	101-40-6	
44	美索卡	34262-84-5		79	曲马多 *	27203-92-5	
45	甲苯巴比妥	115-38-8		80	扎来普隆 *	151319-34-5	
46	甲乙哌酮	125-64-4		81	佐匹克隆	43200-80-2	
47	咪达唑仑 *	59467-70-8					

注：1. 上述品种包括其可能存在的盐和单方制剂（除非另有规定）。

2. 上述品种包括其可能存在的异构体（除非另有规定）。

3. 品种目录有 * 的精神药品为我国生产及使用的品种。

附录五　医疗用毒性药品目录

《医疗用毒性药品管理办法》规定了 40 个品种，分中药毒性品种（27 种）和西药毒药品种（13 种）进行管理。

一、中药毒性品种

1. 砒石（红砒、白砒）2. 砒霜 3. 水银

4. 生马钱子 5. 生川乌 6. 生草乌

7. 生白附子 8. 生附子 9. 生半夏

10. 生南星 11. 生巴豆 12. 斑蝥

13. 青娘虫 14. 红娘虫 15. 生甘遂

16. 生狼毒 17. 生藤黄 18. 生千金子

19. 生天仙子 20. 闹阳花 21. 雪上一枝蒿

22. 白降丹 23. 蟾酥　24. 洋金花

25. 红粉 26. 轻粉 27. 雄黄

注：中药毒性药品品种系指原药材和饮片，不包含制剂。

二、西药毒药品种

1. 去乙酰毛花苷丙 2. 洋地黄毒苷

3. 阿托品 4. 氢溴酸后马托品

5. 二氧化二砷 6. 毛果芸香碱

7. 升汞 8. 水杨酸毒扁豆碱

9. 亚砷酸钾 10. 氢溴酸东莨菪碱

11. 士的宁　12. 亚砷酸注射液 13. A 型肉毒毒素

注：西药毒性药品除亚砷酸注射液和 A 型肉毒毒素品种外仅指原料药，不包含制剂。西药品种士的宁、阿托品、芸香碱等包括盐类化合物。

附录六　易制毒化学品的分类和品种目录

第一类

1. 1-苯基-2-丙酮

2. 3,4-亚甲基二氧苯基-2-丙酮

3. 胡椒醛

4. 黄樟素

5. 黄樟油

6. 异黄樟素

7. N-乙酰邻氨基苯酸

8. 邻氨基苯甲酸

9. 麦角酸 *

10. 麦角胺 *

11. 麦角新碱 *

12. 麻黄素、伪麻黄素、消旋麻黄素、去甲麻黄素、甲基麻黄素、麻黄浸膏、麻黄浸膏粉等麻黄素类物质 *

第二类

1. 苯乙酸
2. 醋酸酐
3. 三氯甲烷
4. 乙醚
5. 哌啶

第三类

1. 甲苯
2. 丙酮
3. 甲基乙基酮
4. 高锰酸钾
5. 硫酸
6. 盐酸

说明：

一、第一类、第二类所列物质可能存在的盐类，也纳入管制。

二、带有 * 标记的品种为第一类中的药品类易制毒化学品，第一类中的药品类易制毒化学品包括原料药及其单方制剂。

附录七　含特殊药品复方制剂目录

序号	药品名称	序号	药品名称
1	安嗽糖浆	17	氨酚伪麻美芬片
2	氨苯伪麻片	18	氨酚伪麻美芬片（Ⅱ）
3	氨酚氯雷伪麻缓释片	19	氨酚伪麻美芬片（Ⅲ）
4	氨酚氯汀伪麻片	20	氨酚伪麻那敏分散片
5	氨酚麻美干混悬剂	21	氨酚伪麻那敏胶囊
6	氨酚麻美口服溶液	22	氨酚伪麻那敏咀嚼片
7	氨酚麻美糖浆	23	氨酚伪麻那敏颗粒
8	氨酚美芬伪麻分散片	24	氨酚伪麻那敏泡腾颗粒
9	氨酚美伪麻片	25	氨酚伪麻那敏片
10	氨酚曲麻片	26	氨酚伪麻那敏片（Ⅰ）
11	氨酚伪麻滴剂	27	氨酚伪麻那敏片（Ⅱ）
12	氨酚伪麻分散片	28	氨酚伪麻那敏片（Ⅲ）
13	氨酚伪麻胶囊	29	氨酚伪麻那敏溶液
14	氨酚伪麻咀嚼片	30	氨酚伪麻片
15	氨酚伪麻颗粒	31	氨酚伪麻片（Ⅰ）
16	氨酚伪麻氯汀片	32	氨酚伪麻片（Ⅱ）

序号	药品名称	序号	药品名称
33	氨咖麻敏胶囊	70	复方阿托品麻黄碱栓
34	氨麻苯美片	71	复方氨茶碱暴马子胶囊
35	氨麻美敏口服溶液	72	复方氨酚苯海拉明片
36	氨麻美敏片	73	复方氨酚甲麻口服液
37	氨麻美敏片（Ⅱ）	74	复方氨酚美沙糖浆
38	氨麻美敏片（Ⅲ）	75	复方氨酚愈敏口服溶液
39	氨愈美麻分散片	76	复方氨基比林茶碱片
40	氨愈美麻片	77	复方苯海拉明麻黄碱糖浆
41	白纸扇感冒颗粒	78	复方鼻炎膏
42	贝橘止咳糖浆	79	复方茶碱甲麻黄碱片
43	贝敏伪麻胶囊	80	复方茶碱麻黄碱片
44	贝敏伪麻片	81	复方茶碱麻黄碱糖浆
45	苯酚伪麻片	82	复方茶碱片
46	苯海拉明伪麻黄碱胶囊	83	复方川贝精片
47	鼻炎滴剂	84	复方胆氨片
48	布洛伪麻分散片	85	复方酚咖伪麻胶囊
49	布洛伪麻干混悬剂	86	复方福尔可定口服溶液
50	布洛伪麻缓释胶囊	87	复方福尔可定糖浆
51	布洛伪麻缓释片	88	复方甘草氯化铵糖浆
52	布洛伪麻混悬液	89	复方甘草麻黄碱片
53	布洛伪麻胶囊	90	复方枸橼酸喷托维林颗粒
54	布洛伪麻颗粒	91	复方甲基麻黄碱口服液
55	布洛伪麻片	92	复方桔梗氯化铵糖浆
56	布洛伪麻软胶囊	93	复方桔梗麻黄碱糖浆
57	茶碱麻黄碱胶囊	94	复方桔梗麻黄碱糖浆（Ⅱ）
58	茶碱麻黄碱片	95	复方桔梗枇杷糖浆
59	酚咖麻敏胶囊	96	复方桔梗远志麻黄碱片（Ⅰ）
60	酚麻美敏混悬液	97	复方林非妥片
61	酚麻美敏胶囊	98	复方氯雷他定缓释胶囊（Ⅱ）
62	酚麻美敏咀嚼片	99	复方氯雷他定缓释片
63	酚麻美敏颗粒	100	复方麻黄碱色甘酸钠膜
64	酚麻美敏口服溶液	101	复方麻黄碱糖浆
65	酚麻美敏片	102	复方枇杷氯化铵糖浆
66	酚麻美软胶囊	103	复方氢溴酸右美沙芬颗粒
67	酚美愈伪麻分散片	104	复方妥英麻黄茶碱片
68	酚美愈伪麻口服溶液	105	复方伪麻黄碱口服溶液
69	呋麻滴鼻液	106	复方盐酸甲麻黄碱糖浆

序号	药品名称	序号	药品名称
107	复方盐酸麻黄碱软膏	144	那敏伪麻片
108	复方盐酸伪麻黄碱缓释胶囊	145	萘普生钠伪麻黄碱缓释片
109	复方盐酸伪麻黄碱缓释颗粒	146	扑尔伪麻片
110	复方愈酚麻黄糖浆	147	祛痰平喘片
111	甘草麻黄碱片	148	散痰宁糖浆
112	蒿蓝感冒颗粒	149	沙芬伪麻咀嚼片
113	黄麻嗪胶丸	150	舒肺糖浆
114	甲麻芩苷那敏片	151	双分伪麻胶囊
115	桔远止咳片	152	双扑伪麻分散片
116	咖酚伪麻片	153	双扑伪麻颗粒
117	咳立停糖浆	154	双扑伪麻口服溶液
118	咳痰清糖浆	155	双扑伪麻片
119	良园枇杷叶膏	156	苏菲咳糖浆
120	芦根枇杷叶颗粒	157	痰咳清片
121	氯雷氨酚伪麻缓释片	158	特酚伪麻片
122	氯雷他定伪麻黄碱缓释片	159	特洛伪麻胶囊
123	氯雷伪麻缓释胶囊（Ⅰ）	160	天一止咳糖浆
124	氯雷伪麻缓释胶囊（Ⅱ）	161	伪麻那敏胶囊
125	氯雷伪麻缓释片	162	西替利嗪伪麻黄碱缓释胶囊
126	麻黄碱苯海拉明片	163	西替伪麻缓释片
127	美酚伪麻片	164	息喘丸
128	美敏伪麻咀嚼片	165	息咳糖浆
129	美敏伪麻口服溶液	166	消咳宁片
130	美敏伪麻溶液	167	小儿氨酚伪麻分散片
131	美扑伪麻分散片	168	小儿复方麻黄碱桔梗糖浆
132	美扑伪麻干混悬剂	169	小儿化痰止咳冲剂
133	美扑伪麻胶囊	170	小儿化痰止咳颗粒
134	美扑伪麻颗粒	171	小儿化痰止咳糖浆
135	美扑伪麻片	172	小儿美敏伪麻口服溶液
136	美羧伪麻胶囊	173	小儿清热止咳口服液
137	美羧伪麻颗粒	174	小儿伪麻滴剂
138	美息伪麻拉明分散片	175	小儿伪麻美芬滴剂
139	美息伪麻软胶囊	176	小儿止咳糖浆
140	美愈伪麻胶囊	177	杏仁止咳糖浆
141	美愈伪麻颗粒	178	盐酸奥昔非君片
142	美愈伪麻口服溶液	179	盐酸苯海拉明片
143	那敏伪麻胶囊	180	盐酸甲氧那明片

序号	药品名称	序号	药品名称
181	盐酸麻黄碱苯海拉明片	195	支气管炎片
182	愈酚甲麻那敏分散片	196	止咳祛痰颗粒
183	愈酚甲麻那敏颗粒	197	止咳祛痰糖浆
184	愈酚甲麻那敏糖浆	198	复方地芬诺酯片
185	愈酚伪麻口服溶液	199	复方磷酸可待因口服溶液
186	愈酚伪麻片	200	复方磷酸可待因溶液
187	愈美甲麻敏糖浆	201	愈酚伪麻待因口服溶液
188	苑叶止咳糖浆	202	可愈糖浆
189	镇咳宁滴丸	203	复方磷酸可待因糖浆
190	镇咳宁含片	204	复方可待因口服溶液
191	镇咳宁胶囊	205	愈酚待因口服溶液
192	镇咳宁颗粒	206	复方磷酸可待因溶液(Ⅱ)(进口)
193	镇咳宁口服液	207	复方磷酸可待因口服溶液(Ⅲ)(进口)
194	镇咳宁糖浆		

注：1. 进口品种电子监管工作按照国家局统一部署执行。

2. 该目录为参考目录，具体品种以经国家局批准的处方为准。

附录八　2016 年兴奋剂目录

一、蛋白同化制剂品种

1-雄烯二醇

1-雄烯二酮

4-雄烯二醇

雄甾-4-烯-3α,17α-二醇[4-雄烯二醇(3α,17α)]

雄甾-4-烯-3α,17β-二醇[4-雄烯二醇(3α,17β)]

雄甾-4-烯-3β,17α-二醇[4-雄烯二醇(3β,17α)]

5α-雄烷-3α,17α-二醇(阿法雄烷二醇)

5α-雄烷-3α,17β-二醇[雄烷二醇(3α,17β)]

5α-雄烷-3β,17α-二醇[雄烷二醇(3β,17α)]

5α-雄烷-3β,17β-二醇(倍他雄烷二醇)

5β-雄烷-3α,17β-二醇[5β-雄烷二醇(3α,17β)]

雄甾-4-烯-3,17-二酮(4-雄烯二酮)

雄甾-5-烯-3β,17α-二醇[5-雄烯二醇(3β,17α)]

雄甾-5-烯-3α,17α-二醇[5-雄烯二醇(3α,17α)]

雄甾-5-烯-3β,17β-二醇[5-雄烯二醇(3β,17β)]

雄甾-5-烯-3α,17β-二醇[5-雄烯二醇(3α,17β)]

5-雄烯二酮

雄酮

勃雄二醇

勃拉睾酮

勃地酮

勃二酮 *

芦睾酮

克仑特罗

氯司替勃

达那唑

去氢氯甲睾酮（脱氢氯甲睾酮）

去氧甲睾酮 *

双氢睾酮

屈他雄酮

表双氢睾酮

表睾酮

乙雌烯醇

胆烷醇酮

氟甲睾酮

甲酰勃龙

夫拉扎勃

孕三烯酮

表雄酮（3β-羟基-5α-雄烷-17-酮）

4-羟基睾酮

7α-羟基-普拉睾酮

7β-羟基-普拉睾酮

7-羰基-普拉睾酮

美雄诺龙

美睾酮

美雄酮

美替诺龙

美雄醇

甲基屈他雄酮

甲二烯诺龙 *

甲诺睾酮 *

甲基-1-睾酮

甲睾酮

美曲勃龙

米勃酮

诺龙

19-去甲雄烯二酮

去甲雄酮

诺勃酮

诺司替勃
诺乙雄龙
19-去甲胆烷醇酮 *
羟勃龙
氧雄龙
羟甲睾酮药圈
羟甲烯龙
普拉睾酮
前列他唑 *
奎勃龙
司坦唑醇
司腾勃龙
1-睾酮
睾酮
四氢孕三烯酮
替勃龙
群勃龙
泽仑诺
齐帕特罗

二、肽类激素品种

艾瑞莫瑞林
阿那瑞林
促红素衍生肽 *
唾液酸促红素
布舍瑞林
氨甲酰促红素
绒促性素及促黄体生成素
合成的生长激素释放肽 *
融合蛋白 *
促皮质素类
可的瑞林
达促红素
EPO-Fc 融合蛋白
促红素模拟肽类 *
促红素（EPO）类
缺氧诱导因子-脯氨酸羟化酶抑制剂 *
成纤维细胞生长因子类（FGF）
葛瑞林（脑肠肽）
葛瑞林（脑肠肽）模拟物类
生长激素释放肽类（GHRP）
生长激素释放肽-6
戈那瑞林

生长激素（GH）

生长激素释放激素（GHRH）及其类似物

生长激素促分泌剂（GHS）

肝细胞生长因子（HGF）

缺氧诱导因子（HIF）稳定剂类

缺氧诱导因子（HIF）激活剂类

海沙瑞林

胰岛素类

胰岛素样生长因子1（IGF-1）及其类似物

伊莫瑞林

亮丙瑞林

机械生长因子类

培促红素β

培尼沙肽

血小板衍生生长因子（PDGF）

普拉莫瑞林（生长激素释放肽-2）（GHRP-2）

舍莫瑞林

替莫瑞林

血管内皮生长因子（VEGF）

三、麻醉药品品种大麻制品

可卡因

右吗拉胺

二醋吗啡

芬太尼及其衍生物

大麻脂

氢吗啡酮

大麻

美沙酮

吗啡

羟考酮

羟吗啡酮

哌替啶

四、刺激剂（含精神药品）品种

阿屈非尼

安非拉酮

苯丙胺

安非他尼

阿米苯唑

苯氟雷司

苄非他明

苄基哌嗪

布罗曼坦 *
丁丙诺啡
去甲伪麻黄碱
卡西酮
氯苄雷司
克罗丙胺
克罗乙胺
9-四氢大麻酚
二甲基苯丙胺
肾上腺素
香草二乙胺
乙非他明
依替福林
泛普法宗
芬布酯
芬坎法明
芬咖明
芬乙茶碱
芬氟拉明
芬普雷司
芳妥西坦［4-苯基吡拉西坦（卡非多）］
呋芬雷司
辛胺醇
1,1-二甲基庚基-11-羟基-四氢大麻酚
羟苯丙胺（对羟基苯丙胺）
异美汀
1-戊基-3-(1-萘甲酰基) 吲哚
1-丁基-3-(1-萘甲酰基) 吲哚
左去氧麻黄碱
甲氯芬酯
美芬雷司
4-甲基甲卡西酮
美芬丁胺
美索卡
甲基苯丙胺（右旋）
4-甲氧基甲卡西酮
对甲基苯丙胺
N-甲基亚甲二氧基苯丙胺
甲基己胺（二甲基戊胺）
哌甲酯
莫达非尼
尼可刹米

去乙芬氟拉明

去甲苯福林

奥克巴胺

奥洛福林（甲昔奈福林）

匹莫林

喷他佐辛

戊四氮

苯甲曲秦

苯乙胺及其衍生物

芬美曲秦

苯丙甲胺

芬特明

普尼拉明

普罗林坦

丙己君

α-吡咯烷基苯戊酮

司来吉兰

西布曲明

替苯丙胺（亚甲二氧基苯丙胺）

曲美他嗪

异庚胺

五、药品类易制毒化学品品种

麻黄碱

甲基麻黄碱

伪麻黄碱

六、医疗用毒性药品品种

士的宁

七、其他品种

醋丁洛尔

乙酰唑胺

阿普洛尔

AMP-激活的蛋白激酶

（AMPK）激动剂类：阿卡地新

阿米洛利

氨鲁米特

阿那罗唑

(2S)-3-(4-乙酰氨基苯氧基)-2- 羟基-2-甲基-N-(4-硝基-3-三氟甲基苯基) 丙酰胺

雄-1,4,6-三烯-3,17-二酮（雄三烯二酮）

雄-4-烯-3,6,17-三酮（6-氧代）

阿替洛尔

苄氟噻嗪

倍他洛尔
比索洛尔
布美他尼
布诺洛尔
坎利酮
卡替洛尔
卡维地洛
塞利洛尔
氯噻嗪
氯噻酮
氯米芬
环芬尼
去氨加压素
艾司洛尔
依他尼酸
依西美坦
福美坦
福莫特罗
呋塞米
氟维司群
氢氯噻嗪
吲达帕胺
拉贝洛尔
来罗唑
左布诺洛尔
美度铵
美替洛尔
美托拉宗
美托洛尔
肌抑素抑制剂类
纳多洛尔
依诺波沙
氧烯洛尔
过氧化物酶体增殖物激活受体 δ 氧化物酶体增殖激动剂类
吲哚洛尔
丙磺舒
普萘洛尔
雷洛昔芬
沙丁胺醇
索他洛尔
螺内酯
他莫昔芬

螺内酯
噻吗洛尔
托伐普坦
托瑞米芬
氨苯蝶啶

参 考 文 献

[1] 药考过专家组著. 国家执业药师资格考试药事管理与法规教材精编（2016 年考试专用）. 成都：电子科技大学出版社，2015.

[2] 杨世民. 药事管理与法规. 北京：高等教育出版社，2010.

[3] 徐世义. 药事管理与法规. 西安：第四军医大学出版社，2011.

[4] 杨世民. 药事管理与法规. 北京：人民卫生出版社，2013.

[5] 武昕，樊迪. 药事法规与案例. 第 2 版. 北京：中国医药科技出版社，2013.

[6] 周俭慰. 药事法规知识与案例. 北京：中国医药科技出版社，2008.

[7] 严振. 药事法规实用教程. 北京：化学工业出版社，2009.

[8] 梁毅. 药事管理与法规. 北京：中央广播电视大学出版社，2011.

[9] 邵蓉. 中国药事法理论与实务. 北京：中国医药科技出版社，2010.